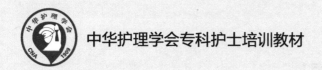中华护理学会专科护士培训教材

耳鼻咽喉头颈外科专科护理

总主编　吴欣娟

主　编　耿小凤　田梓蓉

副主编　韩　杰　席淑新　侯军华　蔡永华

U0284863

人民卫生出版社
·北京·

版权所有，侵权必究！

图书在版编目（CIP）数据

耳鼻咽喉头颈外科专科护理 / 耿小凤，田梓蓉主编

. —北京：人民卫生出版社，2021.10（2024.8 重印）

中华护理学会专科护士培训教材

ISBN 978-7-117-31794-8

Ⅰ. ①耳⋯　Ⅱ. ①耿⋯　②田⋯　Ⅲ. ①耳鼻咽喉科学－外科学－护理学－技术培训－教材②头－外科学－护理学－技术培训－教材③颈－外科学－护理学－技术培训－教材　Ⅳ. ①R473

中国版本图书馆 CIP 数据核字（2021）第 136906 号

人卫智网	**www.ipmph.com**	医学教育、学术、考试、健康，购书智慧智能综合服务平台
人卫官网	**www.pmph.com**	人卫官方资讯发布平台

中华护理学会专科护士培训教材
——耳鼻咽喉头颈外科专科护理

Zhonghuahulixuehui Zhuanke Hushi Peixun Jiaocai
——Erbiyanhou Toujing Waike Zhuanke Huli

主　　编：耿小凤　田梓蓉
出版发行：人民卫生出版社（中继线 010-59780011）
地　　址：北京市朝阳区潘家园南里 19 号
邮　　编：100021
E - mail：pmph @ pmph.com
购书热线：010-59787592　010-59787584　010-65264830
印　　刷：北京盛通数码印刷有限公司
经　　销：新华书店
开　　本：787×1092　1/16　印张：17
字　　数：414 千字
版　　次：2021 年 10 月第 1 版
印　　次：2024 年 8 月第 2 次印刷
标准书号：ISBN 978-7-117-31794-8
定　　价：59.00 元

打击盗版举报电话：010-59787491　E-mail：WQ @ pmph.com
质量问题联系电话：010-59787234　E-mail：zhiliang @ pmph.com

编 委

（按姓氏笔画排序）

王 芳　中南大学湘雅三医院
王宏艳　首都医科大学附属北京朝阳医院
田梓蓉　首都医科大学附属北京同仁医院
宁 菲　中国人民解放军总医院第一医学中心
任晓波　首都医科大学附属北京同仁医院
刘永玲　首都医科大学附属北京同仁医院
刘欣梅　吉林大学第一医院
许立华　黑龙江省医院
李 野　北京中医药大学东方医院
李秀雅　首都医科大学附属北京同仁医院
杨 慧　西安交通大学第二附属医院
吴海彤　中国医学科学院北京协和医院
吴沛霞　复旦大学附属眼耳鼻喉科医院
余 蓉　四川大学华西医院
张淑彩　中国人民解放军联勤保障部队第 980 医院
陈 庆　华中科技大学同济医学院附属协和医院
底瑞青　郑州大学第一附属医院
孟 超　北京大学第三医院
赵 琦　新疆医科大学第一附属医院
胡丽茎　中山大学附属第一医院
南 方　首都医科大学附属北京同仁医院
钟 玲　中国人民解放军联勤保障部队第 920 医院
侯军华　中国人民解放军总医院
耿小凤　北京大学第一医院
席淑新　复旦大学附属眼耳鼻喉科医院
韩 杰　首都医科大学附属北京同仁医院
曾继红　重庆医科大学附属第一医院
谢常宁　中南大学湘雅医院
蔡永华　中国医学科学院北京协和医院

编　委

薛亚琼　江苏省淮安市第一人民医院
薛贵芝　中国科学技术大学附属第一医院（安徽省立医院）

编写秘书（以姓氏笔画为序）
　　宁　菲　中国人民解放军总医院
　　李　野　北京中医药大学东方医院
　　吴海彤　中国医学科学院北京协和医院
　　吴沛霞　复旦大学附属眼耳鼻喉科医院
　　南　方　首都医科大学附属北京同仁医院

序 言

　　健康是促进人类全面发展的必然要求,是社会经济发展的基础条件。2016年中共中央、国务院印发了《"健康中国2030"规划纲要》,要把健康融入所有政策,全方位、全周期保障人民健康,大幅提高健康水平。近年来,我国健康领域成就显著,人民健康水平不断提高,在"共建共享、全民健康"的背景下,护理学科发展面临着前所未有的机遇与挑战。

　　护理工作是医疗卫生事业的重要组成部分。护士作为呵护人民群众全生命周期健康的主力军,在协助诊疗、救治生命、减轻痛苦、促进康复等方面都发挥着不可替代的作用。《全国护理事业发展规划(2016—2020年)》中明确指出,要加强护士队伍建设,建立护士培训机制,发展专科护士队伍,提高专科护理水平,提升专业素质能力。随着医药卫生体制改革的不断深化和人民群众对健康服务需求的日益提高,护理专科化已成为临床护理实践发展的必然方向,专科护士在适应医学发展、满足人民健康需求等方面起到举足轻重的作用。

　　中华护理学会在国家卫生健康委员会的领导下,致力于推进中国护理领域知识的传播与实践,加强和推动护理学科发展,为国家和人民群众培养各专科护理人才,提升护理人员专业水平和服务能力。专科护士培训教材体系建设,是专科护理人才同质化培养的重要保证。本套教材由我国护理专业领域多位知名专家共同编写,内容紧密结合护理专业发展的需要,涵盖了各专科护理领域的新理念、新知识、新技能,突出实用性、系统性和可操作性。教材编写过程中得到了各级领导和专家的高度重视和鼎力支持,在此表示诚挚的感谢!

　　功以才成,业由才广。我们衷心期望本套教材能为我国专科护士培养提供有力的指导,为切实加强护理人才队伍建设和提升专科护理质量作出积极的贡献。

中华护理学会理事长　吴欣娟

2020年3月

前 言

耳鼻咽喉头颈外科专科护理是一门以耳鼻咽喉头颈外科患者为主要服务对象的护理专科领域。为了满足耳鼻咽喉头颈外科患者的身心需求，减轻患者疾苦，耳鼻咽喉头颈外科护理人员应致力于全面提高对患者的专科指导，为患者提供个性化的优质护理。

本书在吸取国内耳鼻咽喉头颈外科护理领域的最新专科护理知识和操作技术的基础上，由多位来自不同省市的护理专家们编写而成，重点强调可操作性。此外，本书为了促进耳鼻咽喉头颈外科的专业发展，培养耳鼻咽喉头颈外科专科护士，还讨论了耳鼻咽喉头颈外科相关管路管理、皮肤管理、疼痛及心理健康管理、耳鼻咽喉头颈外科专科发展模式、耳鼻咽喉头颈外科专科护士的培训体系、耳鼻咽喉头颈外科护理科研与循证护理等内容，融耳鼻咽喉头颈外科护理理论、专科技能、临床实践、康复训练与管理为一体。

全书分为十二章：第一章为总论，探讨耳鼻咽喉头颈外科的范畴和耳鼻咽喉头颈外科专科护士培训体系。第二至七章为专科疾病护理，分别讲述了耳科、鼻科、咽科、喉科、头颈外科、气管食管疾病患者的护理。第八章为耳鼻咽喉头颈外科专科技术操作，介绍了专科技术操作的步骤及评分标准。第九章为耳鼻咽喉头颈外科急危重症应急管理。第十章为耳鼻咽喉头颈外科康复训练，为临床提供指导。第十一章为耳鼻咽喉头颈外科专科辅助检查。第十二章为耳鼻咽喉头颈外科专项管理与护理科研概述。

本书在编写过程中得到许多护理专家及同仁的帮助和指导，得到了编者所在单位的大力支持，在此一并致以衷心的感谢。

本书作为耳鼻咽喉头颈外科专科护士的培训教材，既可以提高耳鼻咽喉头颈外科专科护士的理论和技能，又可以为护理教学和护理研究提供指导。

由于受编写时间所限，难免有不足之处，恳请同道和读者对本书疏漏之处不吝赐教。

耿小凤 田梓蓉
2021 年 9 月

\ 目 录 》

第一章 总 论

学习目标

完成本章内容学习后,学生将能:
1. 了解耳鼻咽喉头颈外科范畴、发展历史;耳鼻咽喉头颈外科专科护士培养的目标和展望。
2. 列出耳鼻咽喉头颈外科专科护士培养的内容。

第一节 耳鼻咽喉头颈外科的范畴

一、耳科学

耳科学主要介绍耳部的应用解剖及生理,耳前瘘管、耳部外伤、耳聋等耳部常见疾病的基本理论和基本知识,并根据现代护理程序的要求,突出评估要点、护理诊断和护理措施,以及外耳道冲洗法等专科护理操作技术。

二、鼻科学

鼻科学主要介绍鼻部的应用解剖及生理,鼻腔炎症、鼻息肉、鼻腔及鼻窦部位的肿瘤等鼻部常见疾病的基本理论和基本知识,并根据现代护理程序的要求,突出评估要点、护理诊断和护理措施,以及剪鼻毛法、鼻腔冲洗法等专科护理操作技术。

三、咽喉科学

咽喉科学主要介绍咽喉部的应用解剖及生理,急性会厌炎、扁桃体周围脓肿、阻塞性睡眠呼吸暂停综合征等咽喉部常见疾病的基本理论和基本知识,并根据现代护理程序的要求,突出评估要点、护理诊断和护理措施,以及雾化吸入法、气管套管维护等专科护理操作技术。

四、头颈外科学

头颈外科学主要介绍头颈部的应用解剖及生理,甲状舌骨囊肿及瘘管、腮裂囊肿及瘘管、颈部炎性疾病等头颈部常见疾病的基本理论和基本知识,并根据现代护理程序的要求,突出评估要点、护理诊断和护理措施。

第二节　耳鼻咽喉头颈外科专科护士培训体系

一、专科护士的定义与发展

1. 专科护士概念及内涵　specialty nurse(SN)中文含义为"专科护士",是广义的专科护士称谓,是指注册护士在充足的专科护理实践经验之外,接受符合规定的继续教育培训,并获得资格认证的护士。美国一般要求专科护士资格认证的申请者需具有本科学历,但不作严格限制。专科护士的培养意在通过提高注册护士在护理专科领域所需的教育和实践水平以提高其临床能力和护理质量,增强执业能力等。但是,随着护理专科的不断分化与护理教育层次的不断提高,涌现了一批以硕士或博士为学历背景、以高级实践护士为代表的高级护理实践专业人才,代替了广义"专科护士"范围中的一部分特殊的人才。高级实践护士(advanced practice nurse, APN)是指在拥有丰富的专科护理实践基础上,通过系统的教育培训获得硕士及以上学历,并通过资格认证的护士。我国目前公认的专科护士主要是指通过中华护理学会或者省级护理学会专科护士培养,并通过严格考核与资格认证,在相应专科领域发挥重要作用的护理实践专业人才。

2. 专科护士的发展简史　美国是专科护理发展最早、最成熟的国家。早在1900年,美国学者 De Witt 率先将 *"specialties in nursing"* 一文在《美国护理学杂志》(*American Journal of Nursing*)发表,讨论了专科护理的问题,开启了专科护理发展的先河。之后,护士延伸角色、扩展角色、专科化等词语均被用来形容过较普通注册护士高一层次的护士,但没有明确的名称,直到20世纪80年代,高级实践护士才开始进入公众视野,目前高级实践护士主要包括高级麻醉护士、高级助产护士、临床护理专家、开业护士等类型。英国也于20世纪90年代开始发展不同层次的护理服务,在1994年明确肯定了以高级及专科为基础的护士注册后的两个进修层次,并于1996年制订了更高层次实践的标准、管理规范、评估机制及推行时间表。官方正式发文声明建立和发展临床专科护理始于2005年卫生部颁发《中国护理事业发展规划纲要(2005—2010年)》。2007年卫生部办公厅印发了《专科护理领域护士培训大纲》,说明了重症监护、手术室、急诊、器官移植、肿瘤专业等领域专科护士培训的培训对象、培训目标、培训时间、培训内容、考核要点等,为我国专科护士培训制订了大致原则,促使其更加规范,但具体操作仍有待细化。《全国护理事业发展规划(2016—2020年)》指出,可选择部分临床急需、相对成熟的专科护理领域发展专科护士,加大培训力度,提高专科护理服务水平。

二、耳鼻咽喉头颈外科专科护士培训目标

越来越多的研究表明专科护士在加快专科发展、保障和提高专科护理质量、提高护理工

作效率、降低医疗费用等方面起着重要的作用。目前,我国专科护士数量尚不能满足人民的健康需求。耳鼻咽喉头颈外科护理有很强的专业性、技术性,耳鼻咽喉头颈外科专科护士需要经过系统的培养才能更好地发挥作用。耳鼻咽喉头颈外科专科护士的培训目标是培养具备耳鼻咽喉头颈外科专科护理知识、理论、技能、实践与应急能力、康复与健康管理能力、科研教学能力的临床专科护士。通过耳鼻咽喉头颈外科专科护士相关教材的编写,规范耳鼻咽喉头颈外科专科护理的行业标准,让耳鼻咽喉头颈外科专科护士在日常工作中有据可依;通过教学基地建设,不断发展和提升师资与教学能力,为专科护士的培养打下坚实的基础;通过耳鼻咽喉头颈外科专科护士的培训,提高耳鼻咽喉头颈外科专科护理的质量、专科管理的规范性以及专业发展的水平,从而使专科护士能够用专业的素养更好地服务于患者,促进患者的康复。

三、耳鼻咽喉头颈外科专科护士培训内容

耳鼻咽喉头颈外科专科护士培养的课程涉及理论培训和临床实践两部分内容。理论培训包括专科疾病护理、专科操作技能、专科检查、急危重症应急管理、康复与功能训练、护理科研及专科的专项管理等。专科疾病护理包含了耳、鼻、咽、喉、头颈、食管、气管相关疾病的护理常规、规范、健康教育与康复指导;专科操作技能包含了需要护士独立完成的专科操作以及需要护士配合的应急操作两部分,例如外耳道滴药法、滴鼻法 / 鼻喷雾法、剪鼻毛法、鼻腔冲洗法、经鼻雾化吸入法、气管切开换药法、环甲膜穿刺法等;专科检查包含了需要护士配合或掌握的专科的各项检查,例如纯音测听、鼻阻力检查、前庭功能检查、皮肤点刺试验、嗓音的声学检测、喉肌电图检查等。急危重症应急管理包含专科危重症和急症的处理、预案及相关专业知识,例如上呼吸道梗阻所致呼吸困难、急性鼻出血、气管异物、甲状腺术后呼吸困难的护理应急预案等;康复与功能训练包含了在专科领域中出现的功能障碍的康复指导与训练,例如无喉发音训练、颈肩功能训练、前庭康复训练、嗓音康复训练等;护理科研包括护理科研与循证护理的概述;专科的专项管理包括相关管路管理、相关皮肤管理、疼痛管理、心理健康管理、肿瘤患者放射治疗和化学治疗管理等。临床实践部分注重理论与实践相结合,通过个案管理培养护士临床护理思维能力;通过专科操作的训练,提高护士的动手和实践能力。在专科护士培养的过程中,也会根据最新的研究结果、临床实践的需求、国家政策的要求,不断地充实、规范和更新耳鼻咽喉头颈外科专科护士培养的内容。

四、耳鼻咽喉头颈外科专科护士培训展望

1. 建立和完善耳鼻咽喉头颈外科专科护士培养体系 作为一个新开展的专科护士培训项目,我们需要学习重症监护、手术室、急诊、器官移植、肿瘤等专业的专科护士培养经验,逐步建立和完善耳鼻咽喉头颈外科专科护士培养体系;制订耳鼻咽喉头颈外科专科护士培训大纲,设置培训课程,编写培训教材,明确培训对象、培训目标、培训时间、培训内容、考核要点等内容;逐步规范和建立耳鼻咽喉头颈外科专科护士临床教学基地,培养教学师资,提高耳鼻咽喉头颈外科专科护士培养的质量。

2. 规范耳鼻咽喉头颈外科专科护士资格认证制度 目前耳鼻咽喉头颈外科专科护士

的培养主要是在个别省、直辖市自行举办,具体培训计划和内容也是自主制订,自行认证并颁发证书,培训内容、培训目标等各异,各机构的认证考核标准也不统一。未来中华护理学会耳鼻喉科专业委员会将在耳鼻咽喉头颈外科专科护士培养体系建立的基础上,进一步规范耳鼻咽喉头颈外科专科护士资格认证,培养具备专业素养的耳鼻咽喉头颈外科专科护士。

3. 规范耳鼻咽喉头颈外科专科护士认证后的使用 目前,在专科护士培养和发展中存在"重"培养、"轻"使用的现象。专科护士的使用与管理缺少相应的政策支持。虽然有不少专科护士活跃在临床一线,但是其管理模式等都还未有统一的政策引导和相应规定。各医院缺乏规范化的专科护士岗位设置,更缺少相应的专科护士职称晋升机制和绩效考核方案。专科护士应该承担临床工作者、教育者、科研者、管理者、咨询者5个角色,但目前,国内大多数专科护士只承担了临床工作者的角色,教育者、科研者、管理者以及作为咨询者的能力被弱化和忽视。未来,耳鼻咽喉头颈外科专科护士培养并取得认证后,我们希望能够建立起耳鼻咽喉头颈外科专科护士使用和考核的建议方案,在认证的同时,为耳鼻咽喉头颈外科专科护士从事的工作和领域指明方向,并希望能建立起耳鼻咽喉头颈外科专科护士复审或考核的机制。

(田梓蓉)

第二章　耳科患者护理

学习目标

完成本章内容学习后,学生将能:

1. 复述耳科相关疾病如先天性耳病、耳外伤、外耳疾病、中耳疾病、内耳疾病、面神经疾病及其他耳科疾病的概念和临床表现。
2. 列出耳科相关疾病如先天性耳病、耳外伤、外耳疾病、中耳疾病、内耳疾病、面神经疾病及其他耳科疾病的评估要点及护理问题。
3. 描述耳科相关疾病如先天性耳病、耳外伤、外耳疾病、中耳疾病、内耳疾病、面神经疾病及其他耳科疾病的护理措施。
4. 应用耳科相关疾病的知识为患者做全面的护理计划及健康指导。

第一节　先天性耳病患者的护理

一、先天性耳前瘘管患者的护理

先天性耳前瘘管为第1、2鳃弓的耳郭原基在发育过程中融合不全所致。家系调查证实其遗传学特征为常染色体显性遗传。根据国内抽样调查发现,该病发病率为1.2%,男女比例为1∶1.7,单侧与双侧发病率之比为4∶1,较少合并其他耳部畸形。瘘管的开口很小,多位于耳轮角前,少数可在耳郭的三角窝或者耳甲腔,平时可无症状,甚至一生无感染或自觉症状。如出现感染,方引起患者注意并接受治疗。

【临床表现】

先天性耳前瘘管为一狭窄的盲管(窦道),一般无症状。按压时可有少许稀薄黏液或乳白色皮脂样物自瘘口溢出,溢出物微臭,瘘口局部微感瘙痒不适。如发生感染,则瘘口局部及其周围组织发生红肿、疼痛,进而形成脓肿,脓肿穿破后溢脓,可如此反复发作形成瘢痕。感染时间长时,瘘口附近皮肤可发生溃烂、出现肉芽,或形成数个溢脓小孔。瘘管较长、伸展较远者,如深部发生感染,可在远离瘘口处发生脓肿。

【评估要点】

1. 健康史

(1)评估患者有无上呼吸道感染史。

(2)评估耳轮脚与耳屏皮肤间有无红肿、疼痛,压之有无疼痛,触之有无波动感。

（3）评估患者有无糖尿病史。

2. 身体状况　观察患者有无体温升高,既往有无反复感染。

3. 心理－社会状况　评估患者及其家属情绪和心理状况,了解患者发病及治疗经过,评估不同年龄、不同文化程度的患者对疾病的认知程度,以及对疾病预后的期望值。

【护理问题】

1. 有感染的危险　与瘘口反复感染有关。

2. 有体温改变的危险　与炎症有关。

3. 有皮肤完整性受损的危险　与瘘管破溃或术后可能遗留瘢痕有关。

4. 疼痛　与瘘口继发感染有关。

5. 焦虑　与担心疾病预后有关。

【护理措施】

1. 脓肿切开的护理

（1）感染形成脓肿时,可在体表触及明显的波动感,且脓肿处皮肤非常薄,甚至可以看见皮下白色的脓汁,此时可行脓肿切开。

（2）切开后将脓腔内的脓血清除,以2%过氧化氢溶液反复冲洗,并以油纱条填充,以达到对空腔起压迫止血的作用。

（3）换药时保证无菌操作,观察脓腔大小及瘘管周围皮肤有无溢脓小孔形成,观察脓液的颜色、量。

2. 用药护理　遵医嘱给予全身应用抗生素。

3. 行手术切除的护理

（1）局部加压包扎以达到止血的目的,观察局部敷料是否清洁、干燥,若渗血较多,请示医生,协助查明出血原因,排除手术原因导致的出血。

（2）密切观察有无淤血、肿胀、外耳道出血、听力下降或面部肌肉运动障碍等面神经损害症状。

（3）术后1~2d体温可能会升高,为外科术后吸收热,但一般不超过38.5℃,不需要特殊处理。若术后3d体温持续升高甚至出现高热,应观察切口有无感染,遵医嘱给予对症治疗。

（4）术后24h内若伤口疼痛明显,可适当应用镇静、止痛药物,并向患者及其家属解释疼痛产生的原因及持续时间,告知患者次日疼痛会逐渐减轻。

（5）解除绷带后要观察有无继发性皮下出血及感染现象,如发现患者耳前皮下有波动感,压痛明显,应及时报告医生。

4. 饮食指导　鼓励患者尽早进高蛋白、高热量、高维生素饮食,食物温度不宜过热,加强食物营养搭配,少量多餐,多饮水,促进伤口愈合。糖尿病患者要注意控制血糖。

5. 心理护理　先天性耳前瘘管患者常反复感染,术前要充分了解患者所担忧的问题,并说明手术的必要性。介绍手术的优点、手术过程、麻醉方式、手术效果及预后,以解除患者的顾虑,使患者保持良好的心态。

6. 生活护理　做好基础护理,促进患者舒适。

【健康指导】

1. 注意观察伤口有无红、肿、痛、渗液等,保持伤口清洁、干燥。

2. 避免用力抓耳郭等不良习惯。

3. 避免挖耳,防止外伤,避免碰撞伤口。

4. 注意保暖,预防感冒。加强营养,饮食应多样化,不挑食、偏食。多进行体育锻炼,增强抵抗力。

5. 糖尿病患者要注意控制血糖,遵医嘱复诊。

二、先天性外耳畸形患者的护理

先天性外耳畸形多指先天性耳郭畸形,又称耳郭发育不全。耳郭在胚胎第 3 周开始由第 1、2 鳃弓发生,第 6 周初具雏形。由于耳郭的各个部分如耳屏、耳垂、对耳轮、对耳屏等是从两个鳃弓上六个分离的小丘状结节为中心衍生发育而成,所以其外形可以有很大的变异,可表现在耳郭的大小、位置和形状三个方面的异常。单侧畸形较多见,为双侧畸形的 3~6 倍,男性比女性多发。

【临床表现】

一般无全身症状,临床中一般分为以下几类:

1. 隐耳畸形　耳郭部分或全部隐藏于颞侧皮下,触诊时于局部皮肤的下面可能触及隐藏耳郭的软骨支架。

2. 移位耳　耳郭向下或向前等各个方向移位,形态基本正常或有轻微畸形。

3. 招风耳　耳郭向前倾斜,颅耳角增大达 150° 或 150° 以上,对耳轮和三角窝消失,舟状窝失去正常形态,耳郭上部扁平,而耳垂和耳屏的位置正常。

4. 杯状耳　对耳轮和三角窝明显内陷,耳轮向前过度弯曲,耳郭形如杯状。

5. 猿耳　耳郭上缘与后缘交界处出现一向后的三角形突起,如猿耳之耳尖,故得此名。

6. 大耳　耳郭的某一部分过度发育。全耳郭肥大少见。

7. 副耳　耳屏前方、颊部或颈部有一个或数个大小不一、形态各异的肉赘样突起,突起内可能有软骨。

8. 小耳　按 Marx 分类法,可将小耳分为 4 度。Ⅰ度:耳郭各部均已发育,但耳郭较小,上半部可向下卷曲;Ⅱ度:耳郭仅为一由皮肤包裹软骨构成的不规则条形突起,有正常耳郭的 1/2 或 1/3 大,附着于颞颌关节后方或后下方,耳屏可正常;Ⅲ度:耳郭处仅有零星而不规则的软组织突起,部分软组织突起内有软骨,位置可前移或下移;Ⅳ度:无耳,无任何耳郭结构,颞侧平滑,罕见。

【评估要点】

1. 健康史

(1)评估患者小耳畸形程度,结合检查评估患者有无合并外耳道闭锁。

(2)评估患者有无上呼吸道感染等。

2. 身体状况　评估患者既往身体状况,有无其他基础疾病。

3. 心理－社会状况　评估患者及其家属的情绪和心理状况,对疾病的了解程度及手术的期望值。

【护理问题】

1. 有感染的危险　与外科手术有关。

2. 疼痛　与取自体游离肋软骨有关。

3. 自我形象紊乱　与先天性外耳畸形有关。

4. 有体液不足的危险　与手术创面渗血较多有关。

5. 焦虑　与担心疾病预后有关。

【护理措施】

1. 扩张皮瓣的观察及护理

（1）皮瓣坏死是术后最严重的并发症,注意观察皮瓣的色泽、温度及毛细血管的充盈反应,尽早发现皮瓣血运障碍并及时通知医生进行处理。

（2）局部皮瓣苍白、毛细血管的充盈反应不明显表明皮瓣供血不足,遵医嘱给予患者改善微循环的药物。若患者皮温低,应遵医嘱给予患者烤灯照射保暖。

（3）观察术区有无渗血,如有出血现象应及时报告医生给予对症处理。

2. 局部压迫止血　制做耳部软骨支架,一般取右胸部第7~8肋软骨。切除软骨后,局部遗留较大的腔隙,易引起出血,引起血肿。因此,术后应给予胸带加压包扎。

3. 负压引流的观察与护理　负压引流管分别置于肋软骨支架及颞浅筋膜供区之下,其外端保持连续负压状态5~6d,使皮肤紧贴于支架表面。如出现漏气现象,要检查连接处是否紧密。密切观察引流液的颜色、性质和量。妥善固定引流管,防止引流管反折、扭曲、脱出。

4. 疼痛的护理　患者术后出现术区和供区疼痛,尤其胸部疼痛比较明显,应及时给予镇痛剂。若伤口疼痛不减轻,且为持续性胀痛,则提示皮瓣有可能发生血运障碍,应及时通知医生,防止皮瓣坏死。

5. 早期活动　鼓励患者早期活动,促进身体康复。指导患者进行呼吸功能锻炼。

6. 用药护理　遵医嘱给予抗生素治疗,早期采用抑制瘢痕的药物。

7. 饮食指导　避免食用辛辣刺激及过硬的食物。

8. 心理护理　针对不同心理状态的患者给予相应的护理干预,对患者进行情绪疏导,使患者建立积极的心态,增强患者的社会应对能力。指导患者及其家属评估小耳畸形的治疗效果。

【健康指导】

1. 为防止切口裂开,术后10d耳部间断拆线,13~15d胸部拆线。注意术区卫生,定期清洁,保持干燥,防止感染。

2. 胸部取肋软骨处用弹性敷料包扎,勿剧烈运动,为防止胸部伤口裂开,应缓慢起身。

3. 避免碰撞、挤压、冻伤、暴晒、烫伤等,保持伤口局部清洁,如有瘙痒感,可用手指轻扣,切忌搔抓,以免术区皮肤破损造成继发感染。

4. 平卧位睡觉或健侧卧位睡觉,合理安排生活及作息时间,注意加强营养,增强免疫力,避免重体力劳动。

5. 再造耳外形刚出院时多较肥厚,与正常耳郭有一定差距,随着时间的延长会进一步改善,应嘱患者不要着急,定期去医院复查。

（宁 菲）

第二节　耳外伤患者的护理

一、耳郭化脓性软骨膜炎患者的护理

耳郭化脓性软骨膜炎是指耳郭损伤后在软骨和软骨膜间形成脓液,疼痛严重,并能造成耳郭软骨坏死及畸形的耳郭软骨膜的急性化脓性炎症。

【临床表现】

因耳郭皮肤与软骨膜紧贴,外伤后发生出血、渗出后引起软骨膜下炎性渗出物积聚,细菌毒素侵入引起软骨坏死,形成瘢痕挛缩、耳郭畸形。早期表现为局部烧灼感、红肿、疼痛,继之整个耳郭弥漫性肿大、疼痛加剧、体温升高。后期脓肿形成后触之有波动感,炎症后期软骨坏死,耳郭失去支架后可发生挛缩变形和畸形。

【评估要点】

1. 健康史

(1)询问患者是否有耳部外伤、烧伤及冻伤史,是否有耳郭血肿病史,是否有耳部手术治疗史。

(2)专科病情评估:耳郭肿胀程度、范围,有无触痛,给予疼痛评估,有无脓肿形成及破溃,有无头晕、头痛。

2. 身体状况

(1)评估患者生命体征,全身有无合并症,既往治疗和用药情况,既往病史,饮食、睡眠、二便情况。

(2)安全评估:评估患者有无听力下降、头晕,以及年龄、精神状况和自理能力,进行跌倒、坠床风险评估。

3. 心理-社会状况

(1)因疼痛及存在耳郭畸形的风险,患者易出现焦虑情绪,护士应了解患者及其家属的心理状态。

(2)疾病认知:评估患者及其家属对疾病及手术的认知程度。

【护理问题】

1. 急性疼痛　与耳郭软骨间形成脓液及炎症有关。

2. 知识缺乏:缺乏疾病相关知识及自我护理知识。

3. 潜在并发症:耳郭畸形。

【护理措施】

1. 观察耳郭红、肿、热、痛情况,脓肿形成的情况,脓肿范围,有无波动感及有无破溃。脓肿形成患者,配合医生行脓肿切开引流及创面换药。

2. 遵医嘱合理应用抗生素,观察用药后反应。

3. 行耳部手术患者,注意观察局部包扎的敷料是否固定在位,敷料有无染血和浸湿。

4. 每日监测患者生命体征,尤其是体温变化。

5. 指导患者进食清淡、高蛋白、高营养、高维生素饮食。

6. 关心、安慰患者,讲解疼痛的原因及本病相关知识,使患者积极配合治疗。

7. 加强与患者的沟通,缓解患者的焦虑情绪,告知患者耳郭感染容易引起软骨液化、坏死,应积极配合诊疗和护理。

8. 行局部理疗时,严格遵守理疗仪的操作规程,合理使用,避免烫伤的发生。

9. 行局部湿敷治疗时,注意观察局部皮肤的颜色及肿胀变化,观察有无皮肤过敏现象。

10. 行耳部手术或耳针治疗时,保持创面及局部敷料的清洁、干燥。

【健康指导】

1. 嘱患者健侧卧位,避免压迫患耳,勿触碰患耳。

2. 保持创面及局部敷料的清洁、干燥。

3. 避免外伤,若耳郭发生外伤应及时彻底清创,避免感染发生。

4. 冬季注意耳部保暖,防止耳郭冻伤的发生。

5. 忌食辛辣、硬、刺激性食物。

二、脑脊液耳漏患者的护理

脑脊液耳漏是指各种原因导致蛛网膜下隙与中耳相通,使脑脊液积聚于中耳内或自外耳、咽鼓管流出。脑脊液耳漏按病因分为先天性和后天性,临床以外伤性脑脊液耳漏多见,多伴发于颅底、颞骨骨折,部分脑脊液耳漏也可由手术等医源性原因引起。

【临床表现】

1. 脑脊液耳漏 多为外伤性脑脊液耳漏。如鼓膜破裂,可见外耳道有清亮水样液体流出;如鼓膜完整,脑脊液在鼓室内积聚后可产生耳内闷胀、耳鸣、耳聋等中耳积液症状。脑脊液可经咽鼓管自鼻腔流出,为水样鼻漏。若脑脊液流出过多,则可因颅内压降低而出现头痛及电解质紊乱。

2. 听力下降 可伴有重度感音神经性耳聋或轻度传导性耳聋。因患者多伴有颅底骨折或颞骨骨折,还可出现外耳道出血、眩晕、头痛等症状。

3. 化脓性脑膜炎 多见于先天性脑脊液耳漏,常表现为脑膜炎反复发作,伴听力减退。外伤性脑脊液耳漏时细菌可逆行感染至颅内,导致化脓性脑膜炎。

4. 并发症

(1)颅内积气:用力咳嗽、屏气等均可使颅内压骤然变化,空气由损伤处逆行入颅腔造成。

(2)脑膜炎、脑炎:脑室穿通伤导致耳漏同时可导致严重脑膜炎或脑炎的发生。

5. 辅助检查

(1)耳镜检查:外伤性脑脊液耳漏可见外耳道出血并有清水样液体流出,鼓膜损伤多呈不规则裂隙状穿孔,边缘有少量血迹或血痂;先天性脑脊液耳漏患者鼓膜多完整,发病时可见鼓膜积液征象,如气液平、气泡等。

(2)听力检查:外伤性脑脊液耳漏为感音神经性耳聋或传导性听力下降;先天性脑脊液耳漏为一侧感音神经性耳聋。鼓膜完整的脑脊液耳漏其声导抗为 B 型曲线。

（3）影像学检查：CT检查可反映颞骨骨折、内耳发育畸形以及鼓室积液等改变。

（4）脑脊液定性检查：收集新鲜漏出液送检,常用方法有葡萄糖定量法、β_2转铁蛋白免疫试验法。

【评估要点】

1. 健康史

（1）评估脑脊液耳漏发生的时间、性状、量。

（2）询问是否有外伤史,了解受伤原因及经过。

（3）评估患者听力情况、活动耐力等。

2. 身体状况　观察患者神志、瞳孔,有无头晕、头痛、意识障碍。询问患者既往身体状况,有无类似情况的发病史。

3. 心理 - 社会状况　因颅骨外伤导致脑脊液耳漏的患者可因突发创伤而产生恐惧心理,若发生耳聋症状则可导致患者情绪焦虑甚至抑郁。因此,护士应及时评估患者的年龄、性别、性格特点、受教育水平、职业及家庭经济状况等,评估其对疾病的认知程度,分析其心理状况。

【护理问题】

1. 急性疼痛　与外伤骨折或并发脑膜炎有关。

2. 感知紊乱　与听力下降、眩晕有关。

3. 有感染的危险　与头部外伤或鼓膜外伤有关。

4. 有受伤的危险　与眩晕有关。

5. 自我形象紊乱　与颞骨骨折或引发面瘫有关。

6. 焦虑　与听力下降、担心预后有关。

7. 知识缺乏：缺乏疾病预防及康复的相关知识。

【护理措施】

1. 绝对卧床休息　患者病情允许给予半卧位或头高位（15°~30°）,促进静脉回流,减轻颅内压;取患侧卧位,促进引流和瘘口愈合,此体位应保持至脑脊液漏停止3~5d。

2. 密切观察病情,发现异常及时通知医生　因脑脊液耳漏常合并颅脑损伤,应密切观察患者神志、瞳孔及生命体征变化,有无头痛、呕吐、颈强直等脑膜刺激征表现。观察脑脊液的颜色、性质和量,若为血性液体且流出不止,考虑可能有再出血。可根据浸湿棉球数量估算漏出液量,如漏出液量逐渐减少,提示伤口逐渐愈合。观察患者有无低颅压症状,如头痛、头晕、视物模糊、尿量过多等。

3. 预防逆行性颅内感染　协助医生做好耳道清洁,可将无菌干棉球放置于外耳道口,浸湿后及时更换。外耳道禁止填塞、滴药及冲洗等。遵医嘱应用抗菌药物。

4. 协助生活护理　给予饮食护理,注意水钠摄入量,多食用富含钾、高蛋白、高维生素的食物。做好口腔护理、皮肤护理。调整饮食结构,保持大便通畅,每日顺时针按摩腹部,促进肠蠕动,如3d未排便可给予开塞露通便,但不宜采用高压大量灌肠。

5. 手术患者参照“耳部手术围手术期护理常规”。

【健康指导】

1. 生活指导

（1）合理安排生活,嘱患者戒烟酒,保持良好的睡眠,避免精神紧张及劳累。

（2）避免提重物、剧烈运动等。

2. 疾病知识指导

（1）向患者及其家属讲解疾病相关知识及自我护理知识,手术患者告知手术方式,介绍成功案例,减轻患者忧虑,使患者积极配合治疗与护理。

（2）告知患者体位控制期间禁止过度低头和压颈动作,防止脑脊液逆流。

（3）告知患者禁止挖耳及堵塞耳道,避免情绪激动、咳嗽、打喷嚏及用力屏气等,防止发生颅内感染或颅内积气。

（刘欣梅　王芳）

第三节　外耳疾病患者的护理

一、外耳道炎及外耳道疖患者的护理

外耳道炎是外耳道皮肤或皮下组织广泛的急、慢性炎症,是耳鼻喉科的常见病、多发病。根据病程可将外耳道炎分为急性弥漫性外耳道炎（<6周）和慢性外耳道炎（>3个月）。外耳道炎的致病菌可因地区不同而有差异,在温带地区以溶血性链球菌和金黄色葡萄球菌多见,在热带地区以铜绿假单胞菌为最多。外耳道疖（furuncle of external acoustic meatus）是外耳道皮肤的局限性化脓性炎症,致病菌绝大多数为金黄色葡萄球菌。

【临床表现】

1. 症状轻者,全身症状可不明显。症状重者,可有体温升高、全身不适。

2. 局部症状

（1）疼痛:外耳道炎发病初期耳内可有灼热感,随着病情的发展,出现耳内胀痛,咀嚼或说话时疼痛可加重,疼痛逐渐加剧,患者甚至坐卧不宁。外耳道疖多为单个,亦可多发,有剧烈疼痛,如外耳道疖在外耳道前壁,则咀嚼或说话时疼痛可加重。若疖肿较大阻塞外耳道时,可有听力减退,疖肿破溃则症状减轻。外耳道疖的部位不同可引起耳前或耳后的淋巴结肿痛。

（2）分泌物:外耳道炎随着病情的发展,外耳道可有分泌物流出,并逐渐增多。初期可为稀薄的分泌物,逐渐变稠成脓性。外耳道疖破溃时,有稠脓流出,内可混有血液。

（3）慢性外耳道炎:患者常感外耳道瘙痒不适,不时会有少量分泌物流出。

（4）坏死性外耳道炎:起病急,表现为持续耳剧痛伴流脓,病变呈进行性加重,晚期常因颅内静脉血栓形成、脑血管意外、脑膜炎、脑脓肿等死亡。

3. 体征

（1）急性外耳道炎:有耳屏压痛和耳郭牵引痛,外耳道弥漫性充血、肿胀、潮湿,有时可见小脓疱;外耳道内有分泌物,早期可为稀薄的浆液性分泌物,晚期可变为黏稠或脓性分泌物;如外耳道肿胀不严重,耳镜可看到鼓膜呈粉红色或大致正常,如肿胀严重,则看不到鼓膜或不能窥其全貌;如病情严重,耳郭周围可见水肿,耳周淋巴结肿胀或压痛。

（2）外耳道疖：有明显的耳屏压痛和耳郭牵引痛。外耳道软骨部可有单个或多个局限性红肿隆起，或在肿胀的中央处有白色脓头，外耳道疖形成后用探针触之可有波动感。如在外耳道后壁，皮肤肿胀水肿可蔓延至耳后，使耳后沟消失，耳郭耸立。

（3）慢性外耳道炎：外耳道多可见皮肤增厚，有痂皮附着，痂皮撕脱后外耳道皮肤呈渗血状。可有少量稠厚的分泌物，或外耳道潮湿并有白色豆渣状分泌物堆积在外耳道深部。

（4）坏死性外耳道炎：可见耳周软组织肿胀；外耳道肿胀，充满脓性或脓血性分泌物。

4. 实验室检查　可有白细胞数升高。

【评估要点】

1. 健康史

（1）评估患者是否有挖耳习惯，有无挖耳或其他原因导致的外耳道皮肤损伤。

（2）评估患者在近期有无游泳、洗头、洗澡，是否有脏水进入外耳道。

（3）评估患者有无中耳炎、糖尿病、慢性肾炎等慢性疾病史。

（4）评估患者是否生活在气温比较高、空气湿度过大的环境。

2. 身体状况　观察患者局部疼痛的部位、性质、程度，是否伴有分泌物流出。

3. 心理－社会状况　评估患者及其家属的心理状况；评估不同年龄、不同文化程度患者对疾病的认知程度。

【护理问题】

1. 疼痛　与外耳道炎症有关。

2. 舒适度改变　与外耳道有分泌物流出有关。

3. 焦虑　与担心疾病预后有关。

4. 知识缺乏：缺乏与本疾病相关的预防和保健知识。

【护理措施】

1. 一般护理

（1）保持外耳及周围皮肤清洁、干燥；耳道有分泌物流出时，应及时拭去，动作轻柔。

（2）卧床休息时，患耳宜在下侧，但应避免使其受压。

（3）外耳道疖肿避免用力挤压。外耳道疖的早期可行局部热敷、理疗，促进炎症消散；未成熟的疖禁忌切开，防止炎症扩散；如疖的顶端有白色脓头时，可轻轻刺破脓头，用棉签轻轻将脓头压出。

（4）如外耳道疖较大，成熟后有明显的波动，可在局麻下行切开引流；如疖已经破溃，用3% 过氧化氢溶液将脓液清洗干净，保持引流通畅。无论是切开引流，还是自行破溃，都要根据病情逐日或隔日换药，直到痊愈。

2. 按医嘱用药

（1）急性外耳道炎外耳道红肿时，局部可予10% 鱼石脂甘油、抗生素软膏单独或与醋酸氢化可的松软膏联合外用；亦可用 2%~3% 的酚甘油、氧氟沙星滴耳液、环丙沙星滴耳液等药液滴耳，可起到消炎止痛的作用。严重的急性外耳道炎需全身应用敏感的抗生素。耳痛剧烈者应给予镇静、镇痛药物。慢性外耳道炎可联合应用抗生素和可的松类药物。坏死性外耳道炎早期全身给予大剂量有效抗生素，有糖尿病者应控制血糖。

（2）严重的外耳道疖肿需口服抗生素，外耳道疖大多数为金黄色葡萄球菌感染，故首选青霉素、大环内酯类敏感的或广谱抗生素。如已做细菌培养和药物敏感试验，则根据试验结果首选敏感的抗生素。

（3）积极治疗慢性全身性疾病。

3. 观察患者外耳道内红肿、疼痛、分泌物情况；注意监测体温变化，若有发热应及时处理；观察治疗效果。

4. **饮食指导** 指导患者进食清淡、易消化、营养丰富的软食，避免辛辣刺激及粗糙坚硬的食物，多吃新鲜蔬菜、水果，多饮水。

5. **心理护理** 注意倾听患者主诉，解释出现疼痛不适的原因，消除紧张、焦虑等负面心理，鼓励患者积极配合治疗与护理，以取得最佳的治疗效果。

【健康指导】

1. 改变不良的挖耳习惯，避免损伤外耳道皮肤而引起感染。

2. 勿在不洁的水中游泳，游泳时可用耳塞，洗头、洗澡时应避免水进入外耳道内，若耳内有进水可将棉签放在外耳道口将水吸出，或患耳向下蹦跳，让水流出后擦干，也可用吹风机干燥耳道。

3. 有中耳炎或伴有糖尿病、慢性肾炎、营养不良等慢性全身性疾病时，要规范治疗。

4. 日常生活中注意劳逸结合、营养平衡、睡眠充足，以增强机体抵抗力。

二、外耳道异物患者的护理

外耳道异物是指体积小的物体或虫类等进入外耳道，常见于儿童在玩耍时将异物塞入外耳道。异物通常分为植物性、动物性及非生物性三类。植物性异物如谷物、种子、棉花、爆米花、纸等；动物性异物如蟑螂、飞虫等昆虫，爬入或飞入耳道内；非生物性异物多见于珠子、纽扣、塑料玩具、橡皮、糖果、蜡笔、纽扣电池、蓝牙设备、小石子等。

【临床表现】

临床表现因异物种类、大小和部位而异：小而无刺激性的异物可长期存留而无任何明显症状；较大异物或植物性异物遇水膨胀易引起患耳胀痛或感染，若异物接近鼓膜可压迫鼓膜致耳鸣、眩晕；动物性异物可因其在外耳道内爬行、扑动而致患者感觉到奇痒难忍、耳内轰鸣，也可因其刺激鼓膜或外耳道后壁迷走神经耳支而引起耳痛和反射性咳嗽；坚硬锐利的异物可损伤鼓膜，导致疼痛明显。耳镜检查可见异物。

【评估要点】

1. 健康史

（1）评估患者年龄。

（2）评估患者是否有将异物塞入耳内史；评估异物的种类。

（3）评估患者有无挖耳习惯或耳外伤史。

（4）评估患者生活环境，是否有飞虫等动物。

2. **身体状况** 观察患者有无耳闷胀感、耳痛和反射性咳嗽等症状；有无外耳道剧烈疼痛、耳内奇痒难忍或轰鸣声；观察患儿是否有不停抓挠患耳、哭闹不止等现象；观察患者耳道有无肿胀、畸形等。

3. **心理-社会状况** 评估不同年龄、不同文化程度患者对本病的认知程度。小儿常因耳内异物致疼痛不适而哭闹不安，令其家属焦虑、担心，应评估患者及其家属的心理状况。

【护理问题】

1. 急性疼痛　与外耳道的异物刺激或感染有关。

2. 有鼓膜损伤的危险　与异物性状或操作不当有关。

3. 知识缺乏：缺乏外耳道异物的预防和处理的相关知识。

4. 恐惧　与耳内疼痛不适有关。

【护理措施】

1. 保持耳部清洁干燥,避免外耳道内进水。

2. 观察患者临床症状,遵医嘱应用抗生素,以预防和控制外耳道感染。对已发生外耳道感染者,待炎症消退后再取出异物或取出异物后积极治疗外耳道炎。

3. 配合医生,根据异物的种类、大小和形状,选择合适器械和正确的方法,及时取出外耳道内异物。

（1）植物性及非生物性异物:用耵聍钩或镊子取出。对已泡发膨胀的豆类异物,先用95% 酒精滴入,待其脱水缩小后再行取出;对于较硬的或圆球形的异物,如小石子、玻璃球等,可沿外耳道与异物之间的缝隙轻轻将耵聍钩伸入异物内侧,边松动边向外拨动以取出异物;如异物较为锐利,在取出的过程中应注意使其尖部避开外耳道皮肤;对于质地较软的异物,可将耵聍钩直接刺入其中轻轻拉出。

（2）动物性异物:先用植物油或酒精、乙醚等滴入耳内,虫子死亡后,再用镊子取出或用冲洗法冲出。

（3）如异物嵌入外耳道皮下或骨质中,则应考虑在麻醉状态下手术取出。对躁动不合作、异物较难取出的小儿,需在全麻状态下进行操作。

4. 饮食指导　宜进软食,避免坚硬、粗糙食物,避免咀嚼牵拉而导致耳部疼痛。

5. 心理护理　关心体贴患者,向患者及其家属讲解疾病相关知识,消除其紧张、恐惧心理。

【健康指导】

1. 教育儿童勿将小玩物塞入耳内;成人应改掉用棉签棒、火柴棍等物品挖耳的习惯,以防异物残留于耳内。

2. 卧室内应消灭蟑螂,尽量不要放置土栽植物等;野外露宿时要加强防护,防止昆虫进入耳内。

3. 告知患者一旦有异物入耳,应及时就医,切勿盲目自行取异物,以免将异物推入耳道深部,甚至损伤鼓膜。

（薛亚琼）

第四节　中耳疾病患者的护理

一、分泌性中耳炎患者的护理

分泌性中耳炎是不伴急性中耳感染的中耳积液,即鼓膜后方形成黏稠或稀薄的液体,也称中耳积液、浆液性中耳炎、非化脓性中耳炎等。此病非常普遍,以至于被称作"儿童早期职业病",因为大约 90% 的儿童在学龄前曾患此病,且年均发作 4 次。分泌性中耳炎可分为急性和慢性两种,急性分泌性中耳炎持续时间达到或超过 3 个月即为慢性分泌性中耳炎。分泌性中耳炎可出现于上呼吸道感染期间,因咽鼓管功能不良而自发,多见于 6 个月到 4 岁的儿童,多数可在 3 个月内自行缓解,较少的情况下破坏鼓膜结构时需要外科干预。

【临床表现】

1. 局部症状

(1)听力减退:听力下降、自听增强。头位前倾或偏向健侧时,因积液离开蜗窗,听力可暂时改善(变位性听力改善)。积液黏稠时,听力可不因头位变动而改变。小儿常因对声音反应迟钝、注意力不集中而就医。若一耳患病,另一耳听力正常,则可能长期不被察觉,只在体检时才被发现。

(2)耳痛:急性者可有轻微耳痛,常为患者的第一症状,可为持续性,亦可为抽痛。慢性者耳痛不明显。

(3)耳鸣:多为低调间歇性,如"噼啪"声、"嗡嗡"声及流水声等。当头部运动或打哈欠、捏鼻鼓气时,耳内可出现气过水声。

(4)耳闷:患耳周围皮肤可有阻塞感、耳内闭塞或闷胀感,反复按压耳屏后可暂时减轻。

2. 专科检查

(1)鼓气耳镜检查:鼓气耳镜是首要诊断方法,可见鼓膜活动度降低,提示中耳腔积液。急性者可见鼓膜充血、内陷,呈淡黄、橙红油亮或琥珀色。慢性者可呈灰蓝或乳白色。有时可见液平面或气泡。

(2)声导抗测试:鼓气耳镜检查无法确诊或不成功时,应行声导抗测试。鼓室图曲线呈 B 型或 C 型。

(3)听力检查:当分泌性中耳炎转为慢性或拟行手术时,需行适于年龄的听力检查,包括常规纯音测听、综合听力学评估和频率特异性听觉诱发电位(短纯音诱发的听性脑干反应或听觉稳态反应)。分泌性中耳炎对听力的影响从正常至中度下降不等(0~55dB HL),平均听力损失为 28dB HL。纯音测听提示单耳在 ≥ 1 个频率上的阈值 >20dB HL。

【评估要点】

1. 健康史

(1)评估患者发病前是否有上呼吸道感染病史和急性化脓性中耳炎病史。

(2)评估是否存在咽鼓管阻塞情况,如腺样体肥大、鼻窦炎、鼻咽肿瘤等。

2. 身体状况 观察患者是否有听力下降、耳痛、耳鸣、耳闷胀感、耳闭塞感。

3. 心理－社会状况 分泌性中耳炎多见于婴幼儿,早期不易发现。儿童出现听力下降、注意力不集中、学习成绩下降后,家长易产生焦虑、自责情绪。慢性患者因病程长、易反复,易产生焦虑情绪。护士应评估患者及其家属的情绪及知识需求,通过相关宣教及心理干预,提高其对疾病的认知,提高配合度。

【护理问题】

1. 感知紊乱 与中耳积液引起的听力下降有关。

2. 语言沟通障碍 与听力下降引起的言语发育迟缓有关。

3. 舒适度改变 与耳痛、耳鸣、耳闷有关。

4. 知识缺乏:缺乏有关分泌性中耳炎的病因、治疗原则及预后等相关知识。

【护理措施】

1. 根据患者的听力下降特点,选择合适方式向患者及其家属介绍本病的原因、治疗原则及预后。

2. 指导患者鼓气的方法,告知患者要积极用药,改善耳部不适症状。

3. 鼓膜切开或置管术后严密观察患者生命体征,耳部有无渗血、渗液及疼痛,如有异常及时通知医生。

4. 指导患者正确的滴鼻、擤鼻方法,保持鼻腔及咽鼓管通畅。

5. 鼓膜切开或置管术后,偶有伤口疼痛、耳内脉搏跳动感和水流声,属正常现象,护士注意观察并做好沟通解释工作。

6. 术后遵医嘱指导患者应用抗生素,减轻炎性渗出,预防感染。

【健康指导】

1. 嘱患者高空飞行上升或下降时,可做吞咽或打哈欠的动作,使咽鼓管两端压力平衡。

2. 指导患者及其家属正确的滴耳方法。

3. 嘱患者积极治疗原发病,如过敏性鼻炎等。

4. 嘱患儿家长定期携带患儿前往门诊随诊,评估患儿听力变化情况。

5. 指导婴幼儿家长喂奶的姿势,避免婴幼儿仰卧位吃奶,母亲应取坐位,斜抱婴儿,吸吮奶汁时头部竖直。

6. 嘱患者在鼓膜置管期间严禁耳道进水,禁用手挖耳,保持用耳卫生,预防急性化脓性中耳炎。暂停水上运动,洗头或沐浴时用干棉球塞住外耳道。

7. 告知患者鼓膜置管期间耳道内有渗液为正常现象,如果渗液性质可疑(颜色、气味异常)应立即就医。

8. 指导患者正确的擤鼻方法,应按压一侧鼻孔,勿同时捏紧双侧鼻孔。

二、慢性化脓性中耳炎患者的护理

慢性化脓性中耳炎是指中耳黏膜、骨膜以及深达骨质的慢性化脓性炎性反应,是耳科常见病之一,以耳内长期间断或持续性流脓、鼓膜穿孔、听力下降为主要临床特点,严重时可引起颅内外并发症。急性化脓性中耳炎病程持续 8 周以上仍未得到控制则转为慢性。

【临床症状】

1. 症状

(1)耳部流脓:呈间歇性或持续性。上呼吸道感染或外耳道感染时流脓增多,分泌物性质为黏液性或黏稠脓性,长期不清理可有臭味。急性发作期可有血性分泌物。

(2)听力下降:患耳出现不同程度的传导性或混合性听力下降。听力下降的程度和性质与鼓膜穿孔的大小和位置、听骨链的连续程度、迷路破坏与否有关。

(3)耳鸣:部分内耳受损的患者可出现耳鸣。

(4)眩晕:较少出现眩晕症状。当急性发作出现迷路破坏时,可有剧烈眩晕。

2. 检查

(1)耳镜检查可见鼓膜穿孔,大小不等,分为中央性和边缘性两种。穿孔处可见鼓室内壁黏膜充血、肿胀、增厚或高低不平,可有肉芽、息肉,外耳道、鼓室内、肉芽周围可见脓性分泌物。

（2）听力检查提示传导性或混合性听力损失,轻重程度不一,少数可为感音性听力下降。

（3）颞骨 CT:若乳突气化、充气良好,则炎症局限于鼓室黏膜,若乳突气房模糊,有软组织影,则有骨质破坏、肉芽生长的可能。

【评估要点】

1. 健康史

（1）评估患者是否有急性化脓性中耳炎病史,是否积极治疗,病程是否超过 8 周。

（2）评估患者是否存在鼻咽部病变,如腺样体肥大、鼻窦炎、慢性扁桃体炎等。

（3）评估患者是否有免疫力低下的情况。

2. 身体状况　观察患者是否有耳部流脓、听力下降、耳鸣、眩晕等症状;是否有颅内感染征象,如头痛、发热、恶心、呕吐等。

3. 心理-社会状况　慢性化脓性中耳炎患者因长期迁延的耳部流脓、听力下降,常表现为焦虑、自卑等负面情绪。护士应评估患者的情绪状况,围绕疾病的相关知识、手术过程、预后情况进行宣教,提高患者配合度。

【护理问题】

1. 舒适度改变　与耳部流脓有关。

2. 感知紊乱　与破坏听小骨引起的听力下降、耳鸣有关。

3. 有颅内感染的危险　与相关并发症有关。

4. 焦虑　与反复发作的流脓、耳鸣症状有关。

5. 知识缺乏:缺乏有关慢性化脓性中耳炎的治疗原则、手术过程及预后等相关知识。

【护理措施】

1. 针对患者的耳鸣、眩晕、急性感染的症状,积极对症处理,遵医嘱给药,并进行用药指导。

2. 根据患者的听力下降特点,选择合适的方式向患者及其家属介绍本病的手术过程、治疗原则及预后。针对负性情绪进行心理疏导。

3. 可疑有颅内感染的患者,头痛时不可给止痛药,以免掩盖病情。

4. 行人工听骨植入的患者,术后应避免头部剧烈运动,以免植入物移位。

5. 术后伤口加压包扎,观察敷料有无渗血、松动。若有异常,及时通知医生予以换药。

6. 密切观察患者有无眩晕、恶心、呕吐、面瘫等并发症,初步鉴别麻药副作用、面神经损伤、颅内并发症,及时通知医生。

7. 部分患者术后出现眩晕,要评估患者眩晕程度,协助患者活动,给予安全宣教,使用床挡,防止患者跌倒或坠床。

【健康指导】

1. 若患者存在鼓膜穿孔或在鼓室成形术后短期内,嘱其不宜游泳,在沐浴和洗头时,用干棉球堵塞外耳道,避免诱发感染。

2. 对患者滴耳、擤鼻的方法进行指导。

3. 若患者行鼓膜修补术,嘱其半年内严禁坐飞机,以免气压影响鼓膜正常愈合。

4. 嘱患者勿用手挖耳,保持耳道清洁,防止感染。

5. 告知患者术后 3 个月内耳道有渗液为正常现象,观察渗液颜色、气味若有异常,及时就医。

三、中耳癌患者的护理

中耳癌是发生在中耳和乳突区的少见恶性肿瘤,病理上以鳞癌最常见。中耳癌多为原发,亦可继发于外耳道、耳郭或鼻咽癌。本病发病率很低,约占耳部恶性肿瘤的 1.5%,好发年龄为 40~60 岁,多数患者有慢性化脓性中耳炎病史。

【临床表现】

1. 局部症状

(1)出血:最早的症状为耳道出血或有血性分泌物,是中耳癌的一个重要信号。

(2)耳痛:早期仅为耳内闷胀感,稍晚出现疼痛,晚期疼痛剧烈。特点为持续性耳道深部刺痛或跳痛,向患侧颞额部、面部、耳后、枕部和颈侧部放射,夜间和侧卧时加重。

(3)听力下降:多数患者原有慢性化脓性中耳炎引起的听力下降,故听力下降不会引起患者的重视。早期为传导性聋,晚期迷路受侵犯后为混合性聋,伴有耳鸣。

(4)眩晕:内耳受侵犯可出现眩晕。

2. 张口困难 早期因炎症、疼痛引起颞下颌关节僵直,晚期因癌细胞侵犯下颌关节、颞肌、三叉神经致张口困难。

3. 神经症状 癌细胞侵犯面神经引起同侧面瘫,侵犯迷路引起迷路炎及感音神经性聋,晚期侵犯脑神经,引起相应症状。

4. 肿瘤转移症状 颈淋巴结肿大,内脏或骨骼出现转移性病灶。

5. 耳镜检查 可见外耳道及中耳腔有肉芽或息肉样组织,可阻塞外耳道,触之较软,松脆易出血,有血脓性分泌物,伴恶臭。肉芽组织去除后可很快复发。

6. CT 及 MRI 检查 提示中耳腔或乳突有不规则软组织病灶,大面积骨质破坏,边缘不整,增强扫描显示不均匀强化。

【评估要点】

1. 健康史

(1)评估患者是否有慢性化脓性中耳炎病史,有无肿瘤家族史。

(2)评估患者是否有疼痛,疼痛的程度、性质如何。

(3)评估患者是否有伴随症状或并发症。

2. 身体状况 观察患者是否有耳部跳痛或刺痛、耳流脓或脓血性分泌物、耳闷、耳鸣、听力减退、眩晕、面瘫等症状。评估患者是否存在平衡障碍、定向功能障碍等情况。

3. 心理－社会状况 中耳癌属罕见恶性肿瘤,手术治疗、放射治疗(简称放疗)、化学治疗(简称化疗)的副作用多,患者及其家属多存在恐惧、绝望的心理。因此,应评估患者及其家属情绪状况、家庭成员关系、社会支持系统等,有利于采取积极的心理干预。

【护理问题】

1. 疼痛 与肿瘤压迫有关。

2. 感知紊乱 与原有的中耳炎引起的听力下降有关。

3. 语言沟通障碍 与听力下降有关。

4. 有跌倒的危险　与眩晕、平衡失调有关。

5. 自我形象紊乱　与疾病所致面瘫及手术创口有关。

6. 预感性悲哀　与疾病晚期患者对治疗和预后丧失信心有关。

7. 知识缺乏：缺乏有关中耳癌的治疗原则、手术过程及预后等相关知识。

【护理措施】

1. 若肿瘤晚期无法行手术切除，应评估患者焦虑程度，利用缓和医疗理念，多与患者交流，安抚患者情绪。根据患者的听力下降特点，选择合适的方式向患者及其家属介绍放疗和化疗的注意事项、疾病治疗原则等。

2. 加强安全教育及生活护理，适当留陪护。

3. 张口困难的患者，根据情况指导患者饮食，保证体液充足。

4. 行肿瘤切除手术的患者，术后密切观察生命体征，观察神志、意识、瞳孔大小、对光反射灵敏度，以及有无颅内高压症状、运动障碍等。

5. 保持术腔引流管通畅，观察引流液颜色、性质、量。

6. 保留脑脊液引流的患者，密切观察脑脊液的量和流速，预防感染。

7. 密切观察手术切口有无异常渗出及皮瓣成活情况。

【健康指导】

1. 嘱患者出院后合理安排日常生活，劳逸结合，戒烟酒，保持良好睡眠。

2. 嘱患者避免噪声的刺激，远离车辆喧嚣、人声喧哗的地方。

3. 嘱患者避免过度使用手机和耳机。

4. 嘱患者遵医嘱按时服药，不可擅自停药、改药。

5. 若患者需行放疗、化疗则给予相关健康指导，保护皮肤和血管，加强营养。

6. 指导患者及其家属调整心态，正确面对疾病，积极配合后续治疗。

（吴海彤）

第五节　内耳疾病患者的护理

一、耳硬化症患者的护理

耳硬化症是一种原因不明的原发于骨迷路的局灶性病变，在骨迷路包裹内形成一个或数个局限性的、富有血管的海绵状新骨来代替原有的正常骨质，故又称"耳海绵化症（otospongiosis）"，以后新骨再骨化变硬，故一般称之为"耳硬化症"。可能的病因包括基因、人类白细胞抗原、自身免疫、病毒、炎症、激素等。临床耳硬化症的发病率随种族和地区不同而有所不同。本病好发于年轻患者，女性较多，男女发病率之比为 1∶1.85，高发年龄为20~50 岁，高峰在 30~40 岁。因病变侵犯的部位和范围不同，临床特征可表现为隐匿型、传导性聋、感音神经性聋及混合性聋，部分伴有眩晕症状，妊娠期加重。耳硬化症是成人后天性引起耳聋的常见原因之一,通常需要依赖手术治疗以恢复患者听力。目前一致公认显微镜下镫骨足板钻孔(包括激光打孔)活塞术为安全有效、并发症少的成熟术式。

【临床表现】

1. **全身症状** 若病灶侵犯前庭神经或因病灶释放的蛋白水解酶等损伤前庭的神经上皮而发生眩晕。本病的眩晕可类似良性阵发性位置性眩晕,即在头部活动时出现短时眩晕。

2. **局部症状**

(1)耳聋:起病隐匿,一般是不知不觉地出现听力障碍,呈缓慢进行性加重,常历时数年至十余年,听力减退多数始于20岁,单侧或双侧缓慢进行性传导性或混合性耳聋,双侧耳硬化症较多,单侧耳硬化症较少,听力下降一般呈典型的传导性聋,耳蜗硬化则表现为感音性聋。双耳发病时,可先后或同时发病。

(2)耳鸣:耳鸣常与耳聋同时存在,耳鸣一般以低音调为主,高音调耳鸣常提示耳蜗受侵犯。耳鸣多为持续性或间歇性,轻者仅在安静环境下感到,重者可使人烦躁不安,比耳聋更使人苦恼。

(3)威利斯听觉倒错(亦称闹市返聪):临床耳硬化症主要表现为传导性聋,在一般环境中分辨言语困难,在嘈杂环境中,患者的听觉反而比在安静环境中灵敏,此现象称为威利斯听觉倒错。这是由于正常人在噪声环境说话需提高声音并超过噪声,而患者由于听力减退,噪声对其干扰不明显,在所听到的语言远高于安静患者的语言时,可有听力提高的感觉。此现象出现率为20%~80%。一旦耳蜗受损,威利斯听觉倒错即消失。

3. **耳部检查** 鼓膜多正常,部分患者鼓膜后半部分即鼓岬呈淡粉红色,即Schwart征,这是由于鼓岬尚未成熟,活性的海绵灶有血管丰富的增厚黏膜所致。

4. **听力检查**

(1)音叉试验:呈Bezold三征,即低频听阈提高、Rinne试验阴性,Schwabach试验骨导延长。

(2)纯音测听检查:不同的病变程度和病变部位可表现为不同的听力曲线,一般可利用气、骨导的差来了解镫骨活动的情况,如差距小于40dB,可作为镫骨部分固定的指征,差距在60dB左右,则可作为镫骨完全固定的指征。骨导听力曲线可在1 000Hz或2 000Hz区呈V形下降,即卡哈切迹,是耳硬化症的特征。

(3)声导抗测试:鼓室导抗图早期为A型,随着镫骨固定程度加重,鼓膜活动受到一定的限制,可出现低峰曲线(As型),镫骨肌声反射消失。

(4)耳声发射试验:畸变产物耳声发射(DPOAE)幅值降低或引不出放射。

(5)听性脑干反应测听:Ⅰ波、V波潜伏期延长或阈值提高。

5. **影像学检查** 颞骨X线断层拍片仅提示无中耳乳突病变,高分辨率CT(high resolution CT, HRCT)和MRI可清晰地显示骨迷路包裹、前庭窗和蜗窗区或内耳道骨壁上出现的病灶。病变主要位于两窗区结构者,HRCT主要表现为两窗区周围密度异常,窗龛增宽或变窄,听骨链异常表现为镫骨底板增厚。病变主要累及耳蜗周围的患者,CT表现为"双环征",即耳蜗周围见环状密度减低影。

【评估要点】

1. **健康史**

(1)评估患者有无听力下降、耳鸣症状,影像学检查和听力检查是否符合耳硬化症的临床表现。

（2）评估患者最近有无免疫力下降、病毒感染、上呼吸道感染、感冒等症状。

（3）评估患者是否有妊娠或内分泌失调。

（4）评估患者有无高血压、糖尿病等基础疾病。

2. **身体状况** 观察患者有无眩晕症状，是否伴恶心、呕吐。

3. **心理-社会状况** 耳硬化症一般病程较长且起病隐匿，刚开始时不易发现，住院前可能已经进行过各种治疗，但效果欠佳，要评估患者焦虑程度，以及对手术的期望值，评估患者的心理-社会状况。

【护理问题】

1. 感知改变：听力减退 与疾病有关。

2. 有感染的危险 与中耳手术有关。

3. 定向力障碍 与眩晕有关。

4. 疼痛 与术后伤口疼痛有关。

5. 焦虑 与担心疾病预后有关。

【护理措施】

1. **卧位护理** 术后给予平卧位或健侧卧位，绝对卧床72h，限制头部的活动，并向患者说明绝对卧床及头部固定的重要性，让患者自觉配合。手术72h后如患者无明显眩晕可适当下床活动，但避免头部晃动及碰撞耳部。

2. **用药护理** 遵医嘱采用止血药、抗生素治疗，如患者出现耳鸣、眩晕、恶心、呕吐等症状应对症处理。

3. **病情观察**

（1）严密观察病情变化，术后监测生命体征，观察伤口敷料包扎及浸湿程度，判断渗液的性质和量，如敷料已污染或渗血、渗液较多，应立即在无菌操作下更换敷料，防止感染。

（2）嘱患者注意保暖，预防感冒，避免剧烈咳嗽、打喷嚏，切忌用力擤鼻，如有必要可适当使用收缩血管的鼻喷剂，改善咽鼓管通气，以免增加中耳腔压力而移动人工镫骨，从而影响听骨链重建的疗效。

（3）观察有无恶心、呕吐及眩晕症状，出现上述症状时协助患者取健侧头高卧位，以防呕吐时引起窒息或呛咳，患者出现头晕时应延长卧床休息时间，减少下床活动，下床时必须有护士或家属的陪伴，预防坠床及摔倒。

（4）观察患者有无眼睑闭合不全、嘴角鼓气漏气、嘴角歪斜、流口水等症状，一旦发现立即报告医生，协助医生给予患者相关治疗。

（5）观察患者有无耳鸣，告知患者术后48h内如感觉有耳内脉搏跳动感、水流声，是正常现象，可自行缓解。术后出现低调性耳鸣，系外耳道明胶海绵填塞、局部包扎所致，若有高调性耳鸣可能与术中耳蜗损伤有关。重视患者主诉，了解耳鸣的性质、音调、持续时间，观察有无头晕、恶心等症状。遵医嘱予扩血管、营养神经等药物治疗，禁止耳毒性药物；保持环境安静，避免噪声刺激；告知患者注意休息，保证充分睡眠，保持心情舒畅，指导患者采用放松疗法，缓解患者心理压力；注意沟通方式，采用非语言沟通技巧。

4. **饮食指导** 全身麻醉术后6h可给予半流质饮食，如稀饭、面条等，3d后改为软食，以后根据患者的情况逐渐改为正常饮食。但要避免大块、硬性食物，减少咀嚼运动，特别是减少患侧牙齿的咀嚼,避免听骨链的脱落。还应避免进食辛辣的刺激性食物,以免引起呛咳,影响手术的效果。

5. 心理护理　根据患者的心理问题,予以针对性的心理疏导,介绍手术治疗的机制、疗效、优点及可能发生的并发症的应对措施,帮助患者摆脱心理阴影,消除患者紧张情绪,使患者积极配合治疗和护理。

6. 生活护理　因患者需卧床 72h,嘱患者注意定时翻身,指导患者翻身时注意保护头部,轻叩胸背部,观察及按摩受压骨突处皮肤,防止坠积性肺炎及压力性损伤的发生。保持皮肤及会阴清洁,每日擦澡及冲洗会阴 1 次,及时更换污染衣物及被服。协助患者床上进食、排便。注意保暖,避免感冒。

【健康指导】

1. 勿用力咳嗽、打喷嚏、捏鼻、鼓气,指导患者正确的擤鼻方法,不可双侧同时擤鼻,半年内避免乘坐飞机。

2. 术后 72h 后适当下床活动,避免头部剧烈晃动,防止听骨移位,如出现高热、红肿、耳内流脓、流血等症状,应立即就诊。注意保护头部,避免碰撞。突发眩晕时立即就诊。

3. 保持伤口周围清洁、干燥,伤口未愈合期间洗头做好防护措施,用棉球填塞外耳道,避免污水流入引起感染。半年内避免游泳、跳水。

4. 注意保护听力,避免高噪声环境,不使用耳机,1 个月后复查听力。

5. 饮食宜清淡、易消化及富含钙质,忌食生硬或辛辣刺激性食物。糖尿病患者注意控制血糖。

6. 注意保暖,预防感冒。按时复查,以便医生了解伤口恢复情况,及时对病症进行处置。

7. 疾病恢复期间保持良好的心理状态,避免紧张、激动情绪,以利于疾病恢复。

二、梅尼埃病患者的护理

梅尼埃病是一种特发性膜迷路积水的内耳疾病,表现为反复发作的旋转性眩晕、波动性感音神经性听力损失、耳鸣和 / 或耳胀满感。该病有明显的眩晕发作期和间歇期,急性发作期患者突然感觉天旋地转、剧烈眩晕,每次持续 20min~12h。本病多发于青壮年,发病高峰为 40~60 岁,一般为单耳发病。本病病因迄今不明,基本病理改变是膜迷路积水。

【临床表现】

1. 典型症状表现　包括发作性眩晕,波动性、渐进性听力下降,耳鸣及耳胀满感。

(1)眩晕:多呈突发旋转性,患者感到自身或周围物体沿一定的方向与平面旋转,或感摇晃、升降、漂浮。眩晕均伴有恶心、呕吐、面色苍白、出冷汗、脉搏迟缓、血压下降等自主神经反射症状。上述症状在睁眼转头时加剧,闭目静卧时减轻。患者神志清醒,眩晕持续短暂,多为 20min 至数小时,通常 2~3h 后转入缓解期,眩晕持续超过 24h 者较少见。在缓解期可有不平衡感或不稳感,可持续数天。眩晕常反复发作,复发次数越多,持续时间越长,间歇期越短。

(2)听力下降:患病初期可无自觉听力下降,多次发作后始感听力下降明显。一般为单侧听力下降,发作期加重,间歇期减轻,呈明显波动性听力下降。听力丧失轻微或极度严重时无波动。听力丧失的程度随发作次数的增加而每况愈下,但极少全聋。患者听高频强声时常感刺耳难忍。有时健耳和患耳能将同一纯音听成音调与音色截然不同的两个声音,临床称为复听。

（3）耳鸣:多出现在眩晕发作之前。初为持续性低音调吹风声或流水声,后转为高音调蝉鸣声、哨声或汽笛声。耳鸣在眩晕发作时加剧,间歇期可减轻,但常不消失。

（4）耳胀满感:发作期患侧耳内或头部有胀满、沉重或压迫感,有时可感到耳周灼痛。

2. 检查

（1）耳镜检查:鼓膜正常,声导抗测试鼓室导抗图正常,咽鼓管功能良好。

（2）前庭功能检查:发作期可观察到或用眼震电图描记到节律整齐、强度不同、开始向患侧继而转向健侧的水平性或旋转水平性自发性眼震,或为位置性眼震,在恢复期眼震转向患侧。动静平衡功能检查结果异常。间歇期自发性眼震和各种诱发试验结果可能正常,多次复发者患耳前庭功能可能减退或丧失。冷热试验可有优势偏向。

（3）听力学检查:呈感音性聋,多年长期反复发作者可能呈感音神经性聋表现。纯音听力图早期为上升型或峰型,晚期可呈平坦型或下降型。长期发作患者的平均言语识别率可降低,平均听阈提高。

（4）脱水剂试验:是通过减少异常增加的内淋巴而检测听觉功能的变化,协助诊断,临床常用甘油试验。本病患者甘油实验常为阳性,但在间歇期、脱水药物治疗期可为阴性。

（5）影像学检查:颞骨 CT、膜迷路 MRI 有时可呈现前庭导水管短、细、直影像。

【评估要点】

1. 健康史

（1）评估患者眩晕及耳鸣发作的特点。严密观察眩晕的性质,是否合并眼震、恶心、呕吐等症状。发作时有无听力下降及其下降的程度。

（2）详细询问病情,了解患者首次发病的年龄,既往有无耳部疾病史、家族史及有无劳累、紧张等诱因。

2. 身体状况　评估患者既往身体状况、类似情况的发病史。

3. 心理-社会状况　评估患者及其家属心理状况,评估不同年龄、文化程度的患者对疾病认识程度。患者可能因眩晕反复发作而焦虑,甚至恐惧;或因疾病影响正常生活和工作而产生悲观情绪。

【护理问题】

1. 感知紊乱　听力损失和耳鸣与膜迷路积水有关。

2. 舒适度改变　与眩晕、恶心、呕吐有关。

3. 焦虑　与眩晕反复发作、听力下降影响生活有关。

4. 知识缺乏:缺乏有关本病相关的预防和保健知识。

5. 有受伤的危险　与眩晕发作、平衡失调有关。

【护理措施】

1. 安全防护　患者发作期间应卧床休息,专人陪护,照顾好患者的起床活动,防止患者跌倒受伤。嘱患者尽可能不做转体活动,以免诱发眩晕导致跌倒受伤。告知患者病情缓解期下床活动时应扶持把手或床沿等,行动要缓慢。

2. 病情观察

（1）严密观察患者神志、面色,以及有无眩晕、眼震及恶心、呕吐等症状,做好记录。

（2）眩晕发作前,耳鸣多为前驱症状,故每遇耳鸣声调突然加大时,应有家属陪护在患者身边,以防眩晕突然发作而摔倒。

（3）观察眩晕发作的次数、程度、持续时间,询问患者发作时的自我感觉,以及有无其他神经系统症状。

（4）如患者恶心、呕吐严重导致脱水或反应剧烈、血压下降时,应立即联系医生,配合急救。

3. 用药指导　目前大部分梅尼埃病患者需依靠药物治疗以控制急性眩晕发作及处理慢性眩晕和头晕。遵医嘱使用镇静剂或自主神经调整药物,使用脱水剂减轻膜迷路积水,使用血管扩张剂改善微循环,使用糖皮质激素等。护士应掌握所用药物的作用、副作用及禁忌证,在使用过程中注意观察药物是否出现副作用,发现药物不良反应,及时处理。

4. 饮食护理　调节好饮食,嘱患者进食营养丰富、易消化的低盐饮食,限制入水量,以减轻迷路水肿。保持大小便通畅。

5. 心理护理　本病心理护理十分重要,护理人员应具有同理心,理解患者的感受,采用关爱、解释、鼓励的方式进行干预,向患者及其家属耐心解释本病的有关知识,以解除其紧张、焦虑情绪,使患者主动配合治疗及护理。指导患者保持良好心态,规律生活,保证充足睡眠,尽量缓解心理压力。

【健康指导】

1. 生活指导　日常生活中规律作息,戒骄戒躁,保持乐观向上的心态。加强锻炼,提高身体抗病能力。嘱患者动作宜慢,防跌倒,不从事高危行业或活动。进食高蛋白、低盐、富含维生素的饮食。

2. 疾病知识指导　在间歇期指导患者进行头部、颈部及躯体运动等前庭康复训练,使患者反复处于易产生眩晕的体位,使其逐渐习惯此体位而消除症状。对于发作频繁、症状较重、保守治疗无效者,可考虑手术治疗。

三、听神经瘤患者的护理

听神经瘤大多起源于第Ⅷ脑神经内耳道段,亦可发自内耳道口神经鞘膜起始处或内耳道底,主要起源于听神经鞘的肿瘤,为良性肿瘤,因此又称听神经鞘瘤,是常见颅内肿瘤之一,临床以桥小脑角综合征和颅内压增高为主要表现。听神经瘤极少来源于真正的听神经（即蜗神经）,而多来自前庭上神经,其次为前庭下神经,一般为单侧,两侧同时发生者较少。

【临床表现】

1. 耳部及面部症状　根据肿瘤大小、生长方向、临床表现可分为四期,见表2-1。分期不同,症状也不同。

（1）肿瘤体积小于 1cm 时,出现一侧耳鸣、听力减退及眩晕,少数患者时间稍长后出现耳聋。耳鸣可伴有发作性眩晕或恶心、呕吐。随着肿瘤体积不断增大（1~2cm）,瘤体对面神经及三叉神经进行压迫,会相应导致面肌抽搐、麻木、疼痛症状,甚至引发面瘫。肿瘤晚期时可能导致偏瘫等神经症状。

表 2-1 听神经瘤分期

分期	肿瘤大小	生长方向	临床表现
Ⅰ期	<1cm	累及前庭、耳蜗神经	出现头晕、眩晕、耳鸣、听力减退和眼震
Ⅱ期	1~2cm	出现面神经和三叉神经损害症状	脑脊液蛋白含量轻度升高,内听道扩大
Ⅲ期	2~3cm	累及舌咽神经、迷走神经、副神经	出现吞咽困难、饮水呛咳、声音嘶哑、耸肩转头无力,累及小脑,引起共济失调
Ⅳ期	>3cm	肿瘤压迫脑干	引起脑干损伤的症状及脑积水、颅内压增高,出现嗜睡、昏迷

（2）肿瘤增大至 2~3cm 时,出现耳内疼痛,涎腺与泪腺分泌改变,舌前味觉异常,半面肌痉挛,肌无力或瘫痪,肿瘤向桥小脑角方向发展,压迫同侧的面神经和三叉神经,出现面肌抽搐及麻木,泪腺分泌减少,痛觉和触觉减退,角膜反射减弱,颞肌和咀嚼肌肌力差、肌萎缩或有轻度周围性面瘫。

2. 后组脑神经症状 听神经瘤瘤体在内耳道内逐渐增大（>3cm）,压迫脑干、小脑及后组脑神经,引起交叉性偏瘫及偏身感觉障碍、小脑性共济失调、步态不稳、发音困难、声音嘶哑、吞咽困难、饮食呛咳等。

3. 颅内压增高症状 若肿瘤与脑干和小脑接触并使之受压,可引起自发性眼震和共济失调,肿瘤过大引起周围静脉回流障碍,发生脑脊液循环受阻,可使颅内压升高,导致头痛、喷射性呕吐、视力减退、视神经盘水肿或继发性视神经萎缩。

【评估要点】

1. 健康史

（1）评估患者有无耳鸣、听力减退、眩晕、头痛及邻近器官出现相应症状等,并写明上述症状持续的时间。

（2）评估患者近期有无外伤史。

（3）评估患者发病以来在何处做过何种治疗。

2. 身体评估 评估患者发病以来的一般情况,如精神、食欲、食量、睡眠、大小便、体重等。

3. 心理-社会评估 评估患者及其家属心理状况,评估不同年龄、文化程度的患者对疾病的认识程度。

【护理问题】

1. 颅内压增高 与颅内水肿有关。

2. 意识障碍 与术后颅内水肿、脑出血有关。

3. 有感染的危险 与颅内通过耳鼻与外界相通有关。

4. 疼痛 与颅内压过高或过低引起头痛有关。

5. 脑脊液漏 与颅底骨折或术中误伤硬脑膜有关。

6. 自我形象紊乱 与面肌瘫痪、口角歪斜有关。

【护理措施】

1. 并发症

（1）后组脑神经损伤

1）舌咽神经损伤:表现为患侧舌后 1/3 的味觉减低或消失,咽上部一般感觉减低或丧

26

失,软腭下垂。在护理患者时,医护人员要注意患者生命体征的变化和保持呼吸道畅通;对舌咽神经损伤较重的患者要及时行鼻饲饮食,及时进行训练,改善其摄食、吞咽功能,尽快恢复其进食能力。

2)迷走神经损伤:单纯的迷走神经损害少见,常与舌咽神经损害同时发生。一侧舌咽、迷走神经或其神经核损害时,可出现同侧软腭麻痹、咽反射消失、呛咳及声音嘶哑等。双侧舌咽、迷走神经或其神经核损害时,患者进食、吞咽、发音均有严重障碍,严重时甚至不能发音、吞咽并有唾液外流等。口腔期吞咽困难表现为咀嚼、食块形成及移送困难,特点是流涎、食物在口腔存留或从嘴角溢出。该期患者一般进食流质较容易,食物宜从温开水开始训练,即使有咳嗽、误咽,温开水对下气道损伤较小。食物顺序宜为温开水—流质—半流质—固体。咽期吞咽困难表现为吞咽反射减弱或消失,特点是易引起呛咳、误吸。该期宜从糊状成团食物开始训练。食物顺序宜为糊状成团—固体—温开水。术后有针对性的训练使患者尽快恢复由口进食,可减少吸入性肺炎及营养不良等并发症的发生。

3)副神经损伤:一侧副神经脊髓支的单独损伤或其脊髓核损害时,同侧胸锁乳突肌及斜方肌瘫痪,并有萎缩。因对侧胸锁乳突肌占优势,故平静时下颏转向患侧,而在用力时向对侧转头无力,患侧肩下垂,不能耸肩,肩胛骨位置偏斜,以及其所支配的肌肉萎缩。因肩胛骨移位,臂丛神经受到慢性牵拉,使患侧上肢上举和外展受限制。双侧副神经损害时,患者头颈后仰及前屈无力。术后应指导患者不要做激烈运动,尽量避免外力撞击。晚间睡觉时尽力不要压迫患侧肢体,以免压迫到神经,不利于康复,但是患侧手臂进行功能训练也是必要的,患者可以每天定时做一些手臂挥动、关节转动等动作,动作要轻而有规律。训练前后给予手臂肌肉按摩,从而放松肌肉与神经。还可给患处热敷,促进患处血液循环。

4)舌下神经损伤:一侧舌下神经麻痹时患侧舌肌瘫痪,伸舌时舌尖偏向患侧,患侧舌肌萎缩;两侧舌下神经麻痹则舌肌完全瘫痪,舌位于口腔底不能外伸,并有吞咽困难,严重时须鼻饲管维持进食。饮食宜清淡、富于营养,注意膳食平衡。忌辛辣刺激性食物,以免造成病情反复。多吃新鲜的蔬菜和水果,多吃提高人体免疫力的食物,以提高机体抗病能力。

(2)脑脊液漏:脑脊液漏发生原因与引流管处留置线缝合不够深,出现切口皮下积液有关。术后嘱患者绝对卧床休息,床头抬高15°~30°,床上适当活动,避免大幅度晃动头部。要注意观察患者的耳部伤口敷料血液渗透情况及引流液颜色、性质及量,询问患者口腔、鼻腔有无液体流出,有无不自主的吞咽及呛咳症状等,监测体温。嘱患者观察有无液体流至咽部,以及夜间有无异常咳嗽症状等。如果耳部伤口敷料出现月晕样淡红色浸渍,应警惕出现脑脊液漏的问题,这种情况应重新包扎切口、加大压力。协助患者取侧卧位或者平卧位,避免压迫切口,保持大便通畅,配合脱水降颅压。

(3)吞咽困难:发生原因与手术中造成舌咽、迷走神经损伤有关。当瘤体向下生长时,会对脑神经造成压迫,术中牵拉时可能造成损伤,导致术后患者发生吞咽困难。术后进食速度宜慢量宜少,进食时取坐位或半坐卧位,选择不易误吸的糊状食物,出现呛咳时应腰、颈弯曲,身体前倾,下颌低至前胸,以防残渣再次进入食管。不能进食者,给予留置胃管,并对咀嚼肌群及咽下肌群进行训练,指导患者进行伸舌、吞咽训练。

(4)面神经损伤:临床表现为眼睑闭合不全,严重时会造成角膜溃疡。护理时帮助患者清除眼部分泌物,纱布覆盖双眼,可给予患者眼药水滴眼,夜间涂抹金霉素眼膏,晚间睡眠时可用眼罩保护眼睛,并对患者进行睁闭眼训练。指导患者按摩患侧面部,每日进行张口、鼓腮、吹气训练。遵医嘱给予患者营养神经的药物。

（5）肺部感染：肺部感染是在听神经瘤手术后比较容易出现的并发症，主要是因为颅内神经受损而导致吞咽功能受到影响，从而咽部的食物容易误咽到气管，长期如此易造成肺部感染。当痰液呈现黄色并且比较黏稠，或者体温不同程度上升，这些都是判断肺部感染的依据。出现肺部感染后嘱咐患者取健侧卧位，每隔2h协助患者翻身1次，提供叩背护理，促进排痰；给予药液雾化吸入护理，稀释痰液，促进痰液排出。

2. 病情观察

（1）密切观察患者情况：听神经瘤切除术后患者，由于肿瘤的位置靠近脑干，术后若发生血肿压迫脑干，易导致脑干移位，从而给患者的生命安全带来威胁。因此在护理观察中，一旦发现患者出现颅内血肿问题，即刻报告医生，并及时手术，清除血肿。

（2）继发颅内出血：护理的关键点在于对患者的严密监护，对患者的意识、瞳孔和生命体征等情况完全掌握。出现以下情况需密切观察患者：术后头痛剧烈，频繁呕吐，烦躁不安，神志不清，血压增高，呼吸深快；术后清醒，但不久又嗜睡或进入昏迷状态，呼吸深而慢；患侧瞳孔散大，对光反射迟钝或消失；若伴有肢体偏瘫和失语，注意颅内感染、出血或血肿的发生，预防颅内压增高和脑疝形成。发现患者对答不切题、嗜睡、呼吸缓慢深大或者出现意识障碍等，提示可能出现了继发性颅内出血，应当及时汇报并进行处理。

（3）注意观察患者的体温变化：调节室内温度和湿度，保持空气流通，必要时采用物理降温或根据医嘱使用药物降温。及时发现和处理高热，嘱患者多饮水，增加液体摄入，维持体液平衡。

3. 用药　术后遵医嘱给予患者抗感染、降颅压、抗水肿等药物以降低颅内压、预防脑水肿，以及营养神经等，向患者讲解药物的作用及注意事项，并观察患者用药后反应。

4. 其他　护理人员应帮助患者了解治疗的目的、方法及预后，以消除患者紧张、焦虑等负面心理，使患者保持情绪稳定，树立信心，积极配合治疗与护理，以取得最佳的治疗效果。注意做好口腔护理，嘱患者进食后用漱口液漱口，预防口腔溃疡、口腔黏膜炎。

【健康指导】

1. 生活指导

（1）合理安排日常生活，戒烟酒，预防感冒，保证良好睡眠。

（2）勿做重体力劳动和过于激烈的体育活动，勿用力打喷嚏，避免情绪激动、剧烈咳嗽，保持大便通畅。

（3）饮食要选择易于在口腔内移送和吞咽的食物，要选择柔软、密度及形状均一、有适当黏度、不易松散、不易粘在黏膜上的胶冻样食物。

（4）避免挖耳、抠鼻等，保持口腔清洁。

（5）加强营养，提高机体免疫力。

2. 疾病知识指导

（1）告知患者术后采取正确的体位，全麻术后4~6h去枕平卧，避免呕吐物误吸。全麻清醒后可采取床头抬高15°~30°，减少患者水肿问题的发生，降低颅内压。

（2）保持伤口清洁干燥，控制感染，定时复查，如出现炎症反应加重应及时就诊。

（3）面瘫患者注意保护眼部卫生，给予眼药水及眼药膏，保护眼角膜。指导患者锻炼面部肌肉群，眼周皮肤、肌肉进行按摩和热敷，增强血液循环，必要时可行理疗。患侧面颊部痛温觉消失者指导患者注意饮食温度,以防烫伤。进食后清洁口腔,以免食物残留发生口腔炎。

(4)耳鸣、眩晕患者,指导患者下床时遵循"三步起床法",预防跌倒和坠床,保持环境安静、整洁,避免噪声及强光刺激,避免剧烈活动头部,保持充足的睡眠,保持心情舒畅,指导患者使用放松疗法,缓解患者心理压力,注意沟通方式,采用非语言沟通技巧。

(5)注意观察是否有清亮液体经口、鼻流出,夜间是否有呛咳及不自主的吞咽动作,如出现上述情况应及时就诊。

(宁 菲 曾继红)

第六节 面神经疾病患者的护理

一、周围性面瘫患者的护理

周围性面瘫是指由于面部神经的非特异性炎症而导致的患者周围性面肌出现的一种瘫痪症状。一类是面神经炎性疾病、损伤和肿瘤导致的面瘫,另一类是以面部抽搐为特征的面肌痉挛。

【临床表现】

周围性面瘫的主要特征就是发病急、发病原因不明确。临床表现为患侧额纹、鼻唇沟变浅或消失,蹙额、抬眉、闭目、耸鼻等动作不完全或完全受限,口角向健侧歪斜,不能鼓腮,言语不清,或同时伴随患侧乳突部疼痛、舌前 2/3 味觉减退或消失、听觉过敏等。

1. 急性期 在面瘫发病 2 周内出现患侧面瘫,伴面部呆滞、耳后疼痛或牵涉性头痛,患侧舌体麻木,也可出现听觉障碍。

2. 静止期 在周围性面瘫出现后 2 周至 3 个月,此期周围性面瘫临床症状相对稳定。在一侧面瘫逐渐恢复基础上,患者面部表情呆滞,耳后疼痛减轻或消失。

3. 后遗症期 为发病 3 个月以后。患者在此阶段面部表现为无力、麻木、畏风甚至面部水肿、面肌抽搐等。

【评估要点】

1. 健康史

(1)评估患者有无手术史及颅内外肿瘤病史。

(2)评估患者近期有无过度劳累、受凉、外伤史。

2. 身体状况 观察患者有无局部症状。

(1)额部检查:额部皮肤皱纹是否变浅或消失,是否能够皱眉,两侧皱眉幅度是否一致。

(2)眼检查:检查眼裂的大小,两侧是否对称,上眼睑是否下垂,下眼睑是否外翻,是否有眼结膜充血,是否有流泪、眼干涩酸胀的症状,闭眼时眼睛闭合的程度。

(3)茎乳突检查:茎乳突是否疼痛或一侧颞部、面部是否疼痛。

(4)听力检查:是否有耳鸣、听力下降。

（5）鼻及面部检查：鼻唇沟是否变浅、消失或加深；面部是否感觉发紧、僵硬。

（6）口角检查：口角是否对称、下垂、上提或抽搐；人中是否偏斜，有无鼓腮漏气的情况。

（7）舌检查：舌前2/3味觉有无障碍，说话有无不清晰等。

3. 心理－社会状况 评估患者及其家属心理状况，评估不同年龄、文化程度的患者对疾病认识程度。

4. 面瘫程度评价的主观指标 临床上常用 House–Brackmann 面神经评级系统进行评价，见表2–2。

表 2–2 House–Brackmann 面神经评级系统

分级	症 状
1级	各区面部功能正常
2级	轻度功能异常 总体：仔细检查才可看到轻度的面肌无力，可能有非常轻度的联动 静态：双侧运动基本对称 抬眉：中度至正常功能 闭眼：轻微用力即可完全闭合 口角：轻度不对称
3级	中度功能异常 总体：明显面瘫但不影响双侧对称，可见到不严重的联动、挛缩和/或半面痉挛 静态：双侧运动基本对称 抬眉：有轻至中度的运动 闭眼：需要用力才能完全闭合 口角：用力后患侧轻度无力
4级	中重度功能异常 总体：明显的面肌无力和/或不对称的面部变形（严重联动） 静态：双侧运动基本对称 抬眉：不能抬眉 闭眼：眼睑闭合不全 口角：用力时患侧仍无力，双侧明显不对称
5级	重度功能异常 总体：仅存轻度的眼和口角运动 静态：明显不对称运动 抬眉：不能抬眉 闭眼：眼睑闭合不全 口角：仅存轻度的口角运动
6级	完全麻痹 患侧面肌无运动

【护理问题】

1. 感觉障碍 与面部感觉减退或消失有关。

2. 焦虑 与疾病导致外形受损有关。

3. 自我形象紊乱 与面瘫有关。

4. 知识缺乏：缺乏疾病诊断及治疗相关知识。

5. 潜在并发症：溃疡性角膜炎。

【护理措施】

1. 心理护理　由于周围性面瘫直接对患者容貌产生影响，特别是对于女性和交际类工作者而言，影响非常大，患者很容易产生焦虑、烦躁等不良情绪，影响治疗效果。护理人员要积极与患者进行沟通，让患者了解周围性面瘫的病理知识，使患者认识到良好的情绪可以提高治疗效果，帮助患者快速康复，督促患者积极配合治疗，提高治疗效果。

2. 面瘫的护理

（1）观察：观察患者面部的情况，如有无面肌痉挛，能否皱眉、抬额、鼓腮，鼻唇沟有无变浅，眼睑能否完全闭合等。

（2）基础护理：日常活动时注意对面部的保护，减少不必要的外出，必须外出的情况下，需要使用棉布口罩对面部进行保护，避免空气中的污染物对面部进行刺激。洗脸水温度控制在25~35℃，每天早晨和睡前使用热毛巾敷脸，可以起到改善面部血液循环的作用。必要时，使用抗生素眼膏防止角膜干燥导致的溃疡或结膜炎。保证充足睡眠，切记不要熬夜。

（3）饮食护理：患者饮食要清淡，不吃油炸食品和过于油腻的食品，多吃一些富含维生素B的水果和蔬菜，可以通过豆制品和牛奶适当补充钙元素和蛋白质。

（4）用药护理：遵医嘱应用糖皮质激素、抗生素等，注意观察患者用药效果及不良反应。

（5）功能锻炼：指导患者进行患侧面部肌肉运动，如皱眉、闭眼、鼓气等，防止面部肌肉萎缩。

【健康指导】

1. 生活指导

（1）注意保暖，进食高蛋白、高热量、富含维生素及易消化的食物，保持口腔清洁，避免口腔内的食物残渣。

（2）房间内定时通风，注意面部保暖，避免吹冷风及冷水洗脸，外出时戴口罩或帽子保暖。

（3）面部锻炼指导：通过播放视频、发放训练手册、现场展示指导患者对镜进行皱眉（有节律地将双眉抬起）、闭眼（有节律地用力挤眼、闭合上下眼睑）、启齿（有节律地张开牙齿）、鼓腮（鼓起双腮）、呲嘴（用力吸呲双颊）、吹口哨（噘起嘴唇吹口哨）、浴面运动（搓热双手按摩额部、眼部、面颊部位）等动作训练，每次训练时间为8min，每天训练3次。

2. 疾病知识指导

（1）向患者讲解疾病康复需要一个过程，嘱其坚持治疗、规范用药、按时进行按摩和理疗。

（2）注意保护眼睛，正确用药，预防角膜干燥。

（3）嘱患者定期复查，如有不适随时就诊。

二、面神经肿瘤患者的护理

原发于面神经的肿瘤主要为面神经鞘瘤和面神经纤维瘤，也包括血管瘤、血管纤维瘤、肉瘤等。面神经肿瘤多为良性，生长缓慢，恶性肿瘤极为罕见。临床上以面神经鞘瘤最为常见。面神经鞘瘤属于上皮源性良性肿瘤,从施万细胞发生,有完整包膜,生长缓慢,很少恶变。面神经纤维瘤来源于神经内膜、神经束膜或神经外膜,无包膜,可为多发性,可恶变。本病常见于中年女性,起病隐匿,早期无症状。

【临床表现】

1. 症状

（1）面瘫:进行性面瘫是本病的主要症状,常为出现最早或唯一的症状,个别患者可突然发生或反复发作。面瘫前可出现面肌痉挛。

（2）听力减退:肿瘤侵犯中耳时导致传导性聋,肿瘤侵犯内耳时导致神经性聋,常伴耳鸣。

（3）眩晕、平衡失调。

（4）其他:如面部、耳部疼痛,耳内流脓,溢泪,味觉异常,唾液分泌减少等。

2. 耳下、耳周、颈部上段可见包块,边界清楚。

3. 耳镜检查可见外耳道后壁新生物,或透过鼓膜见鼓室内新生物。

4. 颞骨 CT、MRI 提示面神经管骨质破坏,中耳乳突内软组织影。

【评估要点】

1. 健康史

（1）评估患者的面瘫情况,有无进行性,严重程度如何,有无行保守治疗。

（2）评估患者听力损失的程度。

2. 身体状况　观察患者是否有眩晕、听力下降等症状。

3. 心理－社会状况评估　面神经肿瘤大部分会导致面瘫症状,使患者自身形象受损,患者常表现为自卑等负面情绪。护士应评估患者的情绪状况,围绕疾病的相关知识、手术过程、预后情况进行宣教,提高患者配合度。

【护理问题】

1. 自我形象紊乱　与面瘫有关。

2. 感知紊乱　与听力下降有关。

3. 焦虑　与担心手术预后有关。

4. 知识缺乏:缺乏有关面神经肿瘤的治疗原则、手术过程及预后等相关知识。

【护理措施】

1. 观察患者眼睑闭合不全、口角歪斜、伸舌歪斜等症状的程度及进展。指导患者进行言语训练及锻炼面部肌肉群,对眼周皮肤和肌肉进行按摩、热敷,增强血液循环,必要时行理疗。

2. 应用眼罩及润眼药减少眼部刺激,保护角膜。

3. 面颊部痛温觉消失者注意饮食温度,以防烫伤。进食后清洁口腔,以免食物残留导致口腔炎。

4. 术后观察患者伤口敷料是否清洁、干燥,有无清亮液体流出,警惕术后脑脊液漏的发生。

5. 密切观察患者有无颅内并发症征象,如头痛、头晕、发热、呕吐等。

6. 眩晕患者予安全宣教,预防跌倒和坠床,必要时遵医嘱给予药物缓解症状。

7. 术后给予抗生素等药物进行治疗,并给予用药指导。

8. 护士应就面瘫的发生、发展、相关治疗等进行健康宣教,消除患者焦虑情绪,安抚患者,减轻患者心理压力。

【健康指导】

1. 嘱面瘫患者避免进食过烫、过硬的食物,鼓励患者使用健侧缓慢进食。

2. 嘱面瘫患者外出时佩戴墨镜,避免阳光直射,减少泪液蒸发,防止沙尘进入眼内。若为眼睑闭合不全患者,可指导其用金霉素眼膏保护角膜。

3. 面神经功能逐渐恢复后,鼓励患者练习患侧随意运动,如鼓腮、吹气、张口等,预防肌肉萎缩。必要时配合理疗、针灸。

4. 指导患者正确认识疾病,调整心态,保持心情愉悦。

5. 若已发生脑脊液漏,则嘱患者卧床休息,避免挖耳,监测体温变化,保持大便通畅。

(王宏艳　吴海彤)

第七节　其他耳科疾病患者的护理

一、搏动性耳鸣患者的护理

搏动性耳鸣根据病因分为两类:血管性和非血管性。搏动性耳鸣由胸腔、头颈及颅内血管或其他的一些结构所产生,患者的感受是通过骨结构或血管、血流传到耳蜗所致。血管性搏动性耳鸣由血流速度加快、血管管腔狭窄、血管病变畸形引起。非血管性搏动性耳鸣主要由肌痉挛导致。血管性搏动性耳鸣按血管起源分为动脉性和静脉性。

【临床表现】

1. 动脉性搏动性耳鸣　耳鸣和心脏跳动一致,多不伴有明显的听力下降。常引起动脉搏动性耳鸣的原因有颅内外动静脉畸形、硬脑膜动静脉瘘和动脉瘤、颈动脉粥样硬化症、颈外动脉狭窄、鼓室内异位颈动脉、镫骨肌动脉未闭、听神经受血管压迫、耳硬化症等。

2. 静脉性搏动性耳鸣　静脉性搏动性耳鸣不仅可由静脉异常引起,也可因颅内压升高、动脉搏动传送到硬脑膜静脉窦导致。良性颅内高压综合征是其常见病因之一,患者多表现为头痛、视神经盘水肿、视觉紊乱、低频听力下降、耳闷胀感、眩晕等。

3. 非血管性搏动性耳鸣　此类耳鸣与心跳节律无关,腭肌痉挛患者单耳或双耳可听到不规则的咯咯声,耳鸣的节律与软腭痉挛性收缩同步。中耳肌(包括镫骨肌、鼓膜张肌)痉挛性收缩亦可产生有典型节律的咔嗒声。

【评估要点】

1. 健康史

(1)评估患者耳鸣发生前有无其他耳部疾病,有无诱因。患者常会将耳鸣描述为自己的心跳声或非常大的噪声。

(2)评估耳鸣发生的时间、性质、持续时间,以及节律是否与心跳、呼吸节律一致。偶尔患者不把搏动性作为耳鸣的特征来描述,导致医护人员忽略了这个重要的信息。

（3）评估患者有无高血压、高血脂、糖尿病病史。

2. 身体状况　观察患者有无头痛、眩晕、视力障碍、耳鸣及自听增强现象。

3. 心理－社会状况　评估患者及其家属有无紧张、焦虑、烦躁、抑郁等心理状况，有无睡眠障碍；评估不同年龄、文化程度的患者对疾病的认识程度，以及社会和家庭支持情况。

【护理问题】

1. 睡眠型态紊乱　与耳闷胀感、耳鸣、眩晕、头痛有关。

2. 知识缺乏：缺乏与搏动性耳鸣相关的预防和保健知识。

3. 焦虑　与睡眠紊乱、担心疾病预后有关。

【护理措施】

1. 心理护理　护理人员应主动关心患者病情，倾听患者的主诉，理解患者的主观感受，积极与患者沟通，帮助患者了解疾病的发病原因，治疗目的、方法及预后，以解除患者及其家属的心理负担。

2. 用药护理　遵医嘱采用镇静、抗焦虑药物，并观察患者有无不适，评估患者呼吸、睡眠状况。

3. 病情观察　对由颈静脉球体瘤、颅底和颞骨血管瘤、耳硬化症等引起的搏动性耳鸣，应积极治疗原发病，密切观察患者病情变化并记录。

4. 围手术期的护理

（1）术前护理：采取手术、介入治疗的患者，护士协助患者完善术前相关检查，做好各项术前准备，如术区准备、胃肠道准备准备、个人卫生、健康教育，尤其要做好患者的心理护理，协助患者建立合理的期望值，指导患者正确面对疾病。

（2）术后护理：术后护士应观察患者伤口情况，查看敷料松紧度，有无渗出，观察渗出液的色、量、质，如果出现清水样分泌物应警惕脑脊液耳漏；评估患者意识、呼吸、心率、血压、血氧饱和度、疼痛情况；嘱患者做抬眉毛、闭眼、鼓腮动作，判断是否出现面瘫；重点要观察耳鸣较术前是否有改变，评估耳鸣发生的时间、性质、持续时间、声音、节律等，记录并报告医生。护士与患者做好沟通，了解患者的心理变化，给予患者疾病知识的支持、健康教育和心理疏导。

5. 生活护理　护理人员帮助患者养成良好的生活习惯，向患者讲解睡眠质量的重要性，使患者保证充足的睡眠，指导患者低盐、低脂饮食。

【健康指导】

1. 生活指导　指导患者分散注意力，合理安排日常生活，劳逸结合，保证充足睡眠，保持情绪稳定，以消除紧张、焦虑等负性情绪；避免精神紧张或过度疲劳；平时应加强锻炼，增强机体抵抗力。

2. 疾病知识指导　指导患者对疾病正确认知，教会患者预防或减少耳鸣发生的保健动作，如摩耳轮、拔双耳、摩双耳。

二、突发性耳聋患者的护理

突发性耳聋也称急性特发性感音神经性听力损失，指 72h 内突然发生的、原因不明的感音神经性听力损失，至少在相邻的两个频率听力下降 ≥ 20dBHL（dBHL 是指分贝听力水平，全称为"decibel hearing level"），是耳鼻喉科常见急症。大多数人病因不详，任何年龄均可发病,近年来有逐渐年轻化趋势,多为单耳发病,有一定自愈倾向,推测可能与感染、内耳供血障碍、创伤、精神心理因素、自身免疫反应等因素有关。

【临床表现】

1. 局部症状

（1）听力下降:突然发生,在数分钟或数小时达到最低点,多发生于一侧,极少数可同时或先后两耳发病。程度轻重不一,多为中重度感音神经性聋。患者多能回忆起明确的时间和环境。

（2）耳鸣:90%患者出现耳鸣,多严重而顽固,给患者带来困扰。

（3）耳闷胀感:先出现耳鸣、耳闷,继之出现听力下降,也可同时或在耳聋后发生。

（4）眩晕:部分患者出现眩晕,少数患者表现为不稳感,常见于血管原因所致突发性耳聋,多伴恶心、呕吐等自主神经功能紊乱症状。持续时间长,眩晕减退后不再发作。

（5）耳周感觉异常,如耳周麻木、沉重感等,多见于全聋患者。

（6）听觉过敏或重听。

2. 精神心理症状　如焦虑、睡眠障碍。

3. 听力图显示中重度感音神经性聋,甚至全聋。听力图可以呈以高频下降为主的下降型（陡降型或缓降型）曲线,或以低频为主的上升型曲线,也可呈平坦型曲线。

4. 冷热实验、眼震电图显示符合外周性病变。

【评估要点】

1. 健康史

（1）评估患者发病前是否有感冒、过度劳累、睡眠不足、情绪激动等情况。

（2）评估患者是否存在病毒感染性疾病及耳毒性药物用药史。

（3）评估患者是否存在颅脑外伤史。

2. 身体状况　观察患者是否有恶心、呕吐、眩晕、耳鸣等症状,了解患者听力下降的程度。

3. 心理－社会状况评估　突发性耳聋患者听力突然丧失,患者易产生恐惧、焦虑情绪,护士应评估患者的情绪及知识需求,通过相关宣教及心理干预,提高患者对疾病的认知,提高患者的配合度。

【护理问题】

1. 感知紊乱　与听力突然下降有关。

2. 语言沟通障碍　与听力下降有关。

3. 有跌倒的危险　与眩晕有关。

4. 恐惧　与耳鸣、耳聋有关。

5. 知识缺乏:缺乏有关突发性耳聋的病因及预后等相关知识。

【护理措施】

1. 根据患者听力下降的特点,选择合适的方式向患者及其家属介绍本病的病因、治疗原则及预后,消除患者及其家属顾虑和恐惧心理。

2. 因本病与精神心理因素密切相关,故需安抚患者情绪,转移其注意力,利用听音乐等方式使患者保持情绪稳定。患者应保证充足睡眠,可遵医嘱适当给予患者镇静安眠药物。

3. 针对眩晕患者予以安全宣教,使患者尽量卧床休息,防止跌倒和坠床的发生。

4. 针对恶心、呕吐患者,嘱其取半卧位、侧卧位,及时清除呕吐物。

5. 治疗期间应用糖皮质激素和改善血液循环的药物,注意给予用药指导,观察药物不良反应,尤其注意有无胃肠道反应、血压变化、面色潮红、皮下出血等。

6. 眩晕患者注意采用清淡、少盐、低脂饮食。

【健康宣教】

1. 指导患者正确认识此疾病,讲解引起突发性耳聋的病因,嘱患者出院后保持情绪稳定,保证充足睡眠,避免过度劳累。

2. 嘱患者远离噪声,避免在噪声过大的场所停留过久,避免内耳听细胞受损。

3. 嘱患者遵医嘱服用糖皮质激素、扩血管类药物,不可擅自停药、改药。

4. 嘱患者积极治疗基础病,如高血压、糖尿病等。

5. 嘱患者避免突然用力和改变体位,如用力排便、剧烈呕吐、咳嗽、打喷嚏、游泳、潜水、高空飞行等。

6. 若患者需行高压氧舱治疗,则给予相关注意事项讲解。

三、感音神经性聋患者的护理

感音神经性聋是指内耳螺旋器毛细胞、听神经或各级神经元受损,致使声音的感受与神经冲动的传导发生障碍,引起听力下降或消失。由毛细胞病变引起的听力下降,称感音性耳聋;病变位于听神经及其传导路径者,称神经性耳聋;病变发生于听中枢者,称中枢性耳聋。由于初步的听力学检查不能将感音性耳聋、神经性耳聋和中枢性耳聋区分开来,因此统称感音神经性聋,如老年性聋、耳药物中毒聋及梅尼埃病、迷路炎、噪声损伤、听神经瘤等。随着临床听力学技术的发展,进一步的听力学检查配合 CT、MRI 等影像学检查可以帮助区分感音性耳聋、神经性耳聋和中枢性耳聋,例如耳声发射、耳蜗电图、听性脑干反应、中潜伏电位、40Hz 听觉诱发电位检查等。目前人工耳蜗植入术是治疗重度或极重度感音神经性聋的主要方法之一。

【临床表现】

1. **耳聋** 早期患者常不自觉,一般在发作期可感听力减退,多为一侧性。患者虽有耳聋但对高频音又觉刺耳,甚至听到巨大声音即感十分刺耳,此现象称重振。在间歇期内听力常恢复,但当再次发作听力又下降,即出现一种特有的听力波动现象。晚期,可呈感音神经性聋。

2. **耳鸣** 绝大多数病例在眩晕前已有耳鸣,但往往未被注意。耳鸣可为低频音或高调音,轻重不一。一般在眩晕发作时耳鸣加剧。

3. **眩晕** 特点是突然发作,剧烈眩晕,呈旋转性,即感到自身或周围物体旋转,头稍动即觉眩晕加重。同时伴有恶心、呕吐、面色苍白等自主神经功能紊乱症状。数小时或数天后眩晕减轻而渐消失。间歇期可为数周、数月或数年,一般在间歇期内症状完全消失。

4. **其他** 眩晕发作时可有患侧耳胀满感,头部沉重、压迫感。

5. 听力检查及影像学检查有助于诊断。

【评估要点】

1. **健康史**

(1)评估患者出生史,是否为先天性聋。

（2）评估患者疾病史,是否有外伤史或内耳畸形、大前庭导水管综合征、肿瘤、迷路炎等相关疾病。

（3）评估患者用药史,有无应用过耳毒性药物。

（4）评估患者家族史,家族中是否有类似疾病患者。

2.　**身体状况**　观察患者有无眩晕、耳鸣等症状。

3.　**心理－社会状况**　评估疾病对患者生活、工作及心理和情绪的影响程度,以及患者的年龄、文化层次、经济状况和对疾病的认知程度等。

【护理问题】

1.　**感知改变**　与听力减退有关。

2.　**焦虑**　与耳聋及担心预后等有关。

3.　**知识缺乏**:缺乏有关耳聋的防护知识。

4.　**有感染的危险**　与植入人工耳蜗电极有关。

【护理措施】

1.　**心理护理**　医护人员多与患者接触,耐心倾听患者谈话,跟患者及其家属讲解人工耳蜗相关知识,帮助患者及其家属树立治疗信心,消除负面心理。注意沟通方式,对重度耳聋患者,可借助沟通手册、写字板、手势或肢体语言等进行交流。

2.　**用药护理**　禁用耳毒性药物,遵医嘱按时用药,观察用药后反应。

3.　**选配助听器**　药物治疗无效可协助患者选配合适的助听器。

4.　**手术治疗的护理要点**

（1）术前护理要点

1）协助检查:协助患者完成各项常规检查和专科检查,如纯音测听（助听听阈）、声阻抗、听性脑干反应、耳声发射、多频稳态反应、耳蜗电图、硬性耳内镜检查、耳部 CT、耳部 MRI 等。如果患者年龄小,不配合检查,可遵医嘱使用镇静剂。

2）皮肤准备:手术前一天剃发,范围达术侧耳郭周围 5~7cm,小儿或男性患者可剃光头。

（2）术后护理要点

1）休息与活动:术后给予平卧位头偏向健侧或健侧卧位,勿压迫术区,避免头部剧烈运动和下颌运动,以防电极脱落或植入物移位。术后当天患者应卧床休息,第 2~3 天无眩晕等不适可在床边活动,但注意不要过猛、过快转动头部。限制跑、跳等剧烈运动,避免碰撞术耳。

2）用药护理:遵医嘱应用抗生素预防感染,有眩晕者适当使用止晕、镇静等药物治疗。

3）饮食指导:给予患者高蛋白、高维生素、易消化饮食,由半流质饮食过渡到普食。避免用力、过度咀嚼。

4）病情观察:密切观察患者瞳孔、意识及生命体征情况,体温过高时应注意观察有无颅内感染症状;观察有无面瘫、耳鸣、眩晕、恶心等症状;观察局部有无皮下血肿以及伤口敷料有无松脱、渗血、渗液等情况。发现异常及时报告医生并协助处理。

5）对症护理:发热时及时给予物理降温,必要时按医嘱使用退热药;有面瘫症状时,指导患者进行面部按摩及表情肌锻炼,或行理疗、针灸等。

6）安全护理:对于虚弱、眩晕、需绝对卧床等特殊患者,应做好跌倒风险或压力性损伤风险评估,并落实相关防护措施。

7)生活护理:根据患者的病情和护理级别给予相应的生活护理。

【健康指导】

1. 生活指导

(1)注意勿用力擤鼻、打喷嚏等,保持大便通畅,积极治疗和预防上呼吸道疾病,防止内耳逆行感染。

(2)不要过猛、过快转动头部,不可做剧烈的头部运动,限制跑、跳,避免碰撞术耳,以避免头部受到强烈震动,以防电极脱落、移位或电子耳蜗内部的接收刺激器损坏,导致电子耳蜗装置失灵。

(3)注意保持助听器外部语言处理器的洁净,要防止被雨淋湿,并应远离高电压、强磁场,禁止做 MRI 检查,定期更换电池。

(4)适当锻炼身体,均衡营养,保证身心健康,增强机体抵抗力。

2. 疾病知识指导

(1)助听器开机调试及听觉语言康复训练:术后 2~4 周助听器开机调频,由弱渐强,定期调试直至稳定。开机后 1 个月患者即可到专门的语言康复中心接受系统的听觉语言康复训练。

(2)出院后定期随访。

（底瑞青　吴海彤　胡丽茎）

第三章　鼻科患者护理

学习目标

完成本章内容学习后，学生将能：
1. 复述慢性鼻-鼻窦炎的分类；鼻出血、鼻骨骨折、脑脊液鼻漏、鼻部脑膜脑膨出、鼻源性并发症的概念、临床表现及阳性体征。
2. 列出各类慢性鼻-鼻窦炎、鼻出血、鼻骨骨折、脑脊液鼻漏、鼻部脑膜脑膨出、鼻源性并发症的治疗要点及护理评估要点。
3. 描述鼻科各种疾病常见的护理问题及围手术期的护理措施。
4. 应用本章所学知识为鼻科患者制订全面护理计划，并实施恰当的护理措施和健康指导。

第一节　慢性鼻-鼻窦炎患者的护理

慢性鼻-鼻窦炎为鼻窦黏膜的慢性化脓性炎症，病程超过 12 周。可单发于某一鼻窦，但多数为两个以上鼻窦同时或先后罹患。

【临床表现】

1. 全身症状　精神不振、乏力、咳嗽、记忆力减退、注意力不集中。

2. 局部症状　有黏性或者脓性鼻涕和持续性鼻塞，可有嗅觉减退或消失，少数患者伴有视力障碍。

3. 前鼻镜及鼻内镜检查　可见来源于中鼻道、嗅裂的黏性或黏脓性分泌物；鼻黏膜充血、水肿或有息肉形成。

4. 口腔和咽部检查　牙源性上颌窦炎者可见牙齿病变；后组鼻窦炎者咽后壁可见到脓液或干痂附着。

5. 影像学检查　不作为诊断的必要条件。鼻窦 CT 扫描显示窦口鼻道复合体和/或鼻窦黏膜炎性病变，推荐使用 Lund-Mackay 评分法对鼻窦 CT 扫描结果进行评分。MRI 检查能够精准观察鼻腔和鼻窦内软组织占位性病变范围、性质及与周围组织的解剖关系。

【护理评估】

1. 健康史

（1）评估患者有无急性鼻窦炎反复发作，急性鼻窦炎、鼻炎治疗不当，或牙源性上颌窦炎病史。

（2）评估患者是否为特应性体质。

（3）评估患者鼻腔有无分泌物及分泌物的性质和量。

2. 身体状况　观察患者有无乏力、咳嗽、注意力不集中及流脓涕、鼻塞、头痛、嗅觉减退或消失等表现。

3. 心理-社会状况　因病程长且反复发作，鼻塞、流脓涕、头痛、记忆力减退等影响正常工作、生活且导致患者学习成绩及工作效率下降，患者易产生焦虑、抑郁心理，对治疗失去信心或期望值过高。护士应评估患者的情绪状况、年龄、文化层次、对疾病的认知程度。

【护理问题】

1. 术前护理问题

（1）舒适度改变　与流涕、鼻塞、头痛有关。

（2）知识缺乏：缺乏与本病相关的知识。

（3）焦虑　与疾病影响正常工作、学习有关。

2. 术后护理问题

（1）急性疼痛　与鼻面部充血、肿胀有关。

（2）有潜在并发症（出血、眶蜂窝织炎、球后视神经炎、脑脊液鼻漏）的危险　与手术并发症有关。

（3）舒适度改变　与鼻腔填塞、鼻部肿胀、张口呼吸有关。

（4）知识缺乏：缺乏本病治疗、护理相关知识。

【护理措施】

1. 术前护理

（1）指导患者正确使用鼻用糖皮质激素、黏膜促排剂以改善鼻腔通气和引流。

（2）鼻腔冲洗：1~2 次 /d，清除鼻腔内分泌物。

（3）指导患者练习张口呼吸，教会患者掌握正确的擤鼻方法，即用手指压住一侧鼻孔，稍用力向外擤鼻，对侧鼻孔的鼻涕即被擤出。用同法再擤另一侧。

（4）向患者及其家属介绍疾病相关知识，手术目的、意义，以及术后注意事项，使患者及其家属了解病情，重视治疗，消除焦虑、紧张心理，积极配合治疗。

2. 术后护理

（1）卧位：协助患者取半坐卧位，可减少鼻腔渗血、减轻局部肿胀以利于呼吸；观察鼻部肿胀情况，对肿胀部位给予局部冷敷。

（2）评估疼痛的部位、性质、程度，讲解引起疼痛的原因、持续时间及缓解方法，必要时遵医嘱给予镇静、止痛药物。

（3）病情观察：观察鼻腔渗血情况，渗液的量、性质及颜色，有无活动性出血；避免用力咳嗽、打喷嚏、擤鼻、过分低头，防止鼻腔填塞物脱出导致出血。

（4）口腔舒适的护理：保持口腔清洁，漱口液漱口，少量多次饮水，必要时可用湿纱布覆盖口部，口唇干燥者涂润唇膏。

（5）饮食指导：给予清淡、无刺激、温凉的半流质饮食（如稀饭、馄饨、烂面条、鸡蛋羹）等。

（6）用药护理：遵医嘱给予抗生素、糖皮质激素、止血药物等，注意观察用药效果及药物反应并做好记录。

（7）并发症的观察

1）观察患者鼻腔及口腔分泌物的性质、颜色、量。

2）观察患者体温、脉搏、呼吸、血压变化及有无头痛、恶心、呕吐和意识改变。

3）观察眶周淤血或青紫情况，注意有无视力减退或失明、复视、溢泪、视野缺损，眼球有无外突或眼球有无运动障碍等异常表现。

（8）讲解鼻内镜术后相关知识及鼻腔冲洗注意事项。

【健康指导】

1. 生活指导

（1）饮食指导：注意食物的温度，避免进食辛辣、刺激性食物，进食富含维生素、蛋白质的饮食；戒烟酒。

（2）避免挖鼻、碰撞鼻部，用正确方式擤鼻。

（3）预防上呼吸道感染，避免出入污染重的公众场合，必要时戴口罩。

2. 疾病知识指导

（1）告知患者鼻腔填塞后所致的一系列症状，如鼻源性头痛、溢泪、张口呼吸、口咽干燥、吞咽困难、耳闷等，24~48h 后取出填塞物后症状即可缓解。

（2）指导患者填塞物取出后 2h 内宜卧床休息，减少活动，防止出血。

（3）术后鼻腔填塞时，患者用口呼吸而致口咽干燥，嘱其多次少量饮水。

（4）加强口腔护理，选择适当的漱口液漱口，进食前后及睡前进行口腔清洁。

（5）嘱患者出院后遵医嘱坚持用药，向患者介绍鼻内镜术后随访的重要性，告知患者定期复诊及进行鼻腔清理。

（赵　琦）

第二节　真菌性鼻窦炎患者的护理

真菌性鼻窦炎是指鼻窦黏膜组织甚至骨质的真菌感染性疾病，或鼻窦黏膜对真菌的反应性疾病，或真菌在鼻窦内呈团块状积聚的一类鼻窦常见的炎性疾病，主要发生于患有慢性鼻窦炎和鼻息肉的特异性免疫活性患者中。

真菌性鼻窦炎从病理学角度分为侵袭型及非侵袭型两类。侵袭型真菌性鼻窦炎可分为急性侵袭性和慢性侵袭性；非侵袭型真菌性鼻窦炎可分为真菌球和变应性真菌性鼻窦炎。

【临床表现】

1. 全身症状　侵袭型真菌性鼻窦炎有发热、头痛、恶心、呕吐、面瘫、颅内高压、意识障碍等。

2. 局部症状

（1）真菌球：单侧鼻塞，有血涕、恶臭脓性涕，有面部疼痛、头痛等。

（2）变应性真菌性鼻窦炎：鼻塞，有奶酪状黏涕和疼痛，病变向眶内发展致突眼、眼球运动受限、视力障碍,也可向颅内发展引起神经系统症状。

（3）慢性侵袭性真菌性鼻窦炎:早期症状不典型,后期眼眶、颅内、翼腭窝、硬腭、眶尖部位出现侵袭性症状或出现海绵窦综合征。

（4）急性侵袭性真菌性鼻窦炎:起病急、快。早期症状有发热、眶面部肿胀及疼痛;进展期症状有头痛、恶心、呕吐、眼球突出、动眼障碍、视力下降等;晚期症状有严重的组织坏死。

3. 专科检查

（1）真菌球:鼻内镜下可见干酪性分泌物;病理学病变(真菌块)内有大量互相缠绕成团的真菌菌丝聚集,鼻窦黏膜无真菌。

（2）变应性真菌性鼻窦炎:病变内见变应性黏蛋白、大量嗜酸性粒细胞、夏科 – 莱登结晶,菌菌丝散布于黏蛋白周围,组织内并无真菌。

（3）慢性侵袭性真菌性鼻窦炎:鼻内镜下可见黄色或黑色块状物。病理学组织内(鼻窦黏膜)可见真菌及重度炎症和坏死。

（4）急性侵袭性真菌性鼻窦炎:鼻内镜下可见鼻黏膜呈黑色,有褐色或黑色干痂。病理学组织内可见大量真菌菌丝或孢子,以及坏死组织。

【评估要点】

1. 健康史　评估患者现病史及既往史。了解患者有无家族过敏史、支气管哮喘疾病史、糖尿病史、高血压病史等;了解患者是否长期使用广谱抗生素、免疫抑制剂,是否经常接触土壤、家禽等。

2. 身体状况　评估患者鼻部情况及有无周围组织被侵犯的症状;评估患者有无头痛、鼻塞、涕中带血等症状;对侵犯范围大的真菌性鼻窦炎患者,评估有无眶部肿胀、视力下降、眼球突出、眼部活动受限等症状;评估患者是否存在剧烈头痛、视力下降等。

3. 心理 – 社会状况　评估患者及其家属的心理状况。真菌性鼻窦炎患者常伴有头痛,侵袭性真菌性鼻窦炎患者常伴有剧烈头痛,患者会产生紧张、焦虑等情绪,术前要了解患者及其家属的心理状态。

【护理问题】

1. 舒适度改变　与鼻黏膜水肿、鼻塞、流涕有关。

2. 疼痛　与疾病所致的头痛有关。

3. 体温过高　与炎症反应有关。

4. 知识缺乏:缺乏真菌性鼻窦炎相关知识。

【护理措施】

1. 术前护理

（1）评估:影响患者舒适度的局部因素和全身因素。

（2）疼痛的护理

1）评估疼痛的部位、性质及程度,指导患者分散注意力缓解疼痛的方法。

2）关心体贴患者,必要时遵医嘱给予镇痛剂。

（3）监测体温及生命体征变化:体温高于38.5℃可给予物理降温或药物降温,加强病情观察。

（4）指导患者正确使用药物,如鼻用糖皮质激素、黏液促排剂;生理盐水冲洗鼻腔

1~2 次 /d。

（5）向患者及其家属讲解本病相关知识、治疗方法、手术目的及术后注意事项。

（6）心理护理：了解患者心理状态,给予心理支持。侵袭性真菌性鼻窦炎患者由于预后差,心理负担重,应鼓励、安慰患者,使患者保持良好的心态和稳定的情绪,积极配合手术。

（7）教会患者正确滴鼻及口腔含漱的方法。

（8）有龋齿或残根的患者,尤其是第 2~3 磨牙应在手术前妥善治疗,并注意口腔卫生。

2. 术后护理

（1）病情观察

1）观察患者鼻腔及口腔分泌物的性状、颜色、量,体温、脉搏变化,有无头痛、恶心、呕吐、意识改变、眶周淤血或青紫情况,有无眼球外突或眼球运动障碍等。

2）观察鼻腔填塞物的松弛度,嘱患者不要用力咳嗽或打喷嚏,保持大便畅通。

3）观察患者面部肿胀程度,严重者下眼睑可发生皮下淤血肿胀,不能睁眼,一般术后 1 周内消退,如肿胀不退、体温升高、局部压痛明显,应立即通知医生及时处理。

（2）疼痛护理

1）给予患者半坐卧位,观察鼻部肿胀情况,对鼻面部肿胀明显的患者给予鼻额部冷敷。

2）评估患者疼痛的部位、性质及程度,必要时遵医嘱给予镇静、止痛药物。

3）讲解引起疼痛的原因、持续时间及应对方法,告知患者术后注意事项,教会患者自我放松的方法。

（3）口腔护理：及时清除口腔分泌物,保持口腔清洁,饭前、饭后漱口,少量多次饮水,必要时湿纱布覆盖口唇,口唇干燥者可涂抹润唇膏。

（4）饮食护理：术后给予高热量、高蛋白、温凉、半流质饮食,多饮温开水。

（5）用药护理：遵医嘱指导患者正确用药,并做好药物不良反应的监测。

1）真菌球术后不需要配合抗真菌药物治疗。

2）变应性真菌性鼻窦炎术后必须用糖皮质激素类药物控制病情,临床多采用口服泼尼松或鼻内使用糖皮质激素。

3）侵袭性真菌性鼻窦炎术后必须用抗真菌药物,告知患者用药后会出现恶心、呕吐、眩晕等不良反应。较常用的抗真菌药物有伊曲康唑和两性霉素 B,其他有克霉唑、制霉菌素及 5– 氟胞嘧啶等。伊曲康唑对曲霉菌敏感,副作用小。

【健康指导】

1. 生活指导

（1）保持室内温湿度适宜,注意通风,保持室内空气新鲜,防止感冒。

（2）疾病恢复期应禁烟酒,忌辛辣刺激性食物,选择营养丰富、富含维生素和蛋白质的饮食,增强体质,促进疾病康复。

（3）春秋冬季节外出时,可戴口罩以减少花粉、冷空气对鼻黏膜的刺激。

2. 疾病知识指导

（1）用药指导：侵袭性真菌性鼻窦炎患者,出院后需继续遵医嘱使用口服抗真菌药,如氟康唑、伊曲康唑等；变应性真菌性鼻窦炎患者遵医嘱继续应用糖皮质激素,正确使用滴鼻剂、鼻喷雾剂,告知患者药物副作用。

（2）鼻腔冲洗：保持鼻腔清洁湿润,避免用力擤鼻和挖鼻,告知患者鼻腔冲洗的目的及重要性,冲洗液用 0.05% 两性霉素 B 溶液时,原液需低温保存,严格避光。

(3)介绍鼻内镜术后随访的重要性,定期复诊及进行鼻腔清理。

(赵 琦)

第三节 变应性鼻炎患者的护理

变应性鼻炎是发生在鼻黏膜的变态反应性疾病,普通人群患病率为 10%~25%,以鼻痒、打喷嚏、鼻分泌亢进、鼻黏膜肿胀等为主要特点。变应性鼻炎分为常年性变应性鼻炎和季节性变应性鼻炎,后者又称"花粉症"。变应原是诱发本病的直接原因。季节性变应性鼻炎主要由树木、野草、农作物在花粉播散季节播散到空气中的植物花粉引起。常年性变应性鼻炎主要由屋尘螨、屋尘、真菌、动物皮屑、羽绒等引起。某些食物性变应原如牛乳、鱼虾、鸡蛋、水果等也可引起本病,应予注意。本病发病机制属于 I 型变态反应,但与细胞因子、细胞间黏附分子 –1 及部分神经肽的相互作用密切相关。

【临床表现】

1. 全身症状 季节性变应性鼻炎症状相对较重,发病时可伴有胸闷、喉痒、咳嗽、哮喘发作,持续数周,季节一过,症状缓解,不治而愈,次年相同季节再次发作。常年性变应性鼻炎者症状相对较轻,呈间歇性或持续性发作,发作时间不定,但常在打扫房间、整理被褥或衣物、嗅到霉味、接触宠物时发作。由于鼻黏膜水肿明显,鼻塞一般较重,加之鼻分泌物较多,严重者夜不能寐或发生阻塞性睡眠呼吸暂停低通气综合征。

2. 局部症状

(1)鼻痒及鼻塞:多数患者有鼻痒,有时伴有软腭、眼和咽部发痒。

(2)多次阵发性喷嚏:每天常有数次阵发性喷嚏发作,每次少则 3 至 5 个,多则十几个,甚至更多。

(3)大量水样涕:水样鼻涕,擤鼻次数增多,鼻塞轻重程度不一。在花粉播散期,患者每天清涕涟涟,眼部红肿。

3. 鼻镜检查 常年性变应性鼻炎患者鼻黏膜为苍白、充血或浅蓝色。季节性变应性鼻炎患者在花粉播散期鼻黏膜明显水肿。这些变化以下鼻甲处最为明显。

4. 变应原检查 疑为常年性变应性鼻炎的患者可做特异性皮肤试验、鼻黏膜激发试验和体外特异性 IgE 检测。疑为"花粉症"者应以花粉浸液做特异性皮肤试验。

【评估要点】

1. 健康史

(1)评估患者是否长期处于空气污染较重的环境中。

(2)评估患者是否为过敏体质,既往有无接触某种变应原的病史及过敏史。

2. 身体状况

(1)评估患者鼻痒、阵发性喷嚏、水样鼻涕和鼻塞的严重程度,有无嗅觉减退,季节性鼻炎可伴有眼痒和结膜充血。

（2）评估患者有无支气管哮喘和分泌性中耳炎等并发症的发生。

3. **心理 - 社会状况**　了解疾病是否影响正常的工作、学习、生活及社交，有无焦虑，了解患者及其家属对疾病的认知和期望。

【护理问题】

1. **舒适度改变**　与鼻痒、鼻塞、喷嚏和大量清水样鼻涕有关。

2. **潜在并发症**：变应性鼻窦炎、支气管哮喘和分泌性中耳炎等。

3. **知识缺乏**：缺乏变应性鼻炎的自我护理及预防知识。

4. **清理呼吸道无效**　与鼻黏膜水肿、分泌物增多有关。

【护理措施】

1. 遵医嘱指导患者正确用药，缓解症状。

（1）糖皮质激素类：常用的药物有丙酸氟替卡松鼻喷剂、丙酸倍氯米松等，注意用药后的反应。

（2）抗组胺药：常用氯雷他定片。第一代抗组胺药如马来酸氯苯那敏有中枢抑制作用，因此从事精密机械操作和司乘人员应慎用。

2. **特异性免疫治疗和护理**　目前，国际上常规使用的剂量递增方式为每周注射 1 次，逐渐增加剂量，一般在 3~4 个月达到维持剂量。行特异性免疫治疗者，护士要密切观察有无不良反应的发生，根据欧洲变态反应学与临床免疫学学会推荐的指南将全身反应分为 0~ Ⅳ 级，最严重的为变应性休克。护士应为患者发放跟踪治疗卡，详细记载治疗间隔时间，告知患者必须连续、长期进行治疗，才能显效。

3. **其他护理**　有研究表明可以通过热敏灸、穴位注射等中医疗法治疗变应性鼻炎；生理盐水鼻腔冲洗可以推荐作为治疗变应性鼻炎的辅助治疗方法；经鼻雾化吸入用于变应性鼻炎的患者也是安全有效的。护理人员应根据治疗方法采用相应的护理措施和指导，促进疾病的康复。

【健康指导】

1. 生活指导

（1）合理安排日常生活，劳逸结合，建议患者戒烟酒，保证良好睡眠，避免精神紧张或过度疲劳。加强锻炼，增强机体抵抗力。

（2）避免接触致敏物：常年性变应性鼻炎患者应积极查找致敏变应原并避免接触致敏物，如动物皮革、羽毛制品、化妆品等。

（3）保持环境和家庭卫生，勤晒衣服、被褥，保持室内通风、清洁、干燥；若在空气污染较严重的环境中工作，应注意改善工作环境或调整工种。

（4）在花粉散播的季节，外出时应佩戴口罩。

2. 疾病知识指导

（1）指导患者正确滴鼻、喷鼻及擤鼻涕。

（2）指导患者正确进行鼻腔冲洗和经鼻雾化吸入。

（田梓蓉）

第四节 鼻出血患者的护理

鼻出血是指血液经鼻腔流出,是临床常见的症状之一,可由鼻部及全身疾病引起。冬季好发,可能与上呼吸道感染的机会增多及暖气房间加热后的干燥空气有关。多数鼻出血表现轻微,出血量较少的情况下多能自止或压迫鼻翼后止血,而严重的大量出血可危及患者的生命。小儿及青少年鼻出血大多在鼻腔的前部,具体为鼻中隔前下方,即利特尔区,此处血管丰富,吻合支多,容易受伤及受空气干燥影响导致血管破裂而出血。40岁以上的中老年人鼻出血常发生在鼻腔后部鼻-鼻咽静脉丛以及鼻中隔后部的动脉。

【临床表现】

鼻出血是鼻部常见症状之一,而不是一个独立的疾病。鼻出血多为单侧出血,亦可为双侧出血,出血可表现为间歇性反复出血,亦可表现为持续出血。出血量多少不一,轻者仅鼻涕中带血,重者可因出血量较大而导致失血性休克,反复性鼻出血亦可导致贫血。发生鼻出血的病因很多,有直接性的和间接性的,概括起来可分为两类:局部因素和全身因素。

1. 局部因素

(1)外伤及机械性刺激:为鼻出血最常见的原因,包括鼻腔、鼻窦的外伤和医源性损伤,不良挖鼻习惯。

(2)解剖结构异常:鼻中隔偏曲导致鼻腔空气气流改变,出血常发生于偏曲凸面或其附近。若出血点发生于偏曲的后面,则不易发现,且难于控制。

(3)炎症:各种鼻腔和鼻窦的非特异性或特异性感染均可因鼻腔黏膜充血、干燥、糜烂、结痂,导致细菌繁殖、黏膜糜烂、肉芽组织形成、血管脆性增加而出血。变应性鼻炎是儿童鼻出血常见的原因。

(4)异物:常见于儿童及智力障碍者,可因异物锋利边缘或化学物质等造成出血,亦可因异物周围炎性改变及肉芽组织形成而导致出血。

(5)肿瘤:鼻腔、鼻窦及鼻咽部的良、恶性肿瘤均可以发生鼻出血。恶性肿瘤早期常发生反复少量鼻出血及涕中带血,晚期可因肿瘤侵蚀大血管而发生致命性鼻出血。血管性良性肿瘤常引起大量鼻出血,常见于鼻咽纤维血管瘤、鼻中隔毛细血管瘤等。

(6)动脉瘤:硬膜外或颈内动脉海绵窦处的动脉瘤破裂,可以造成致命性的鼻出血。

2. 全身因素

(1)循环系统疾病:高血压、动脉硬化是老年鼻出血的重要原因,患者小动脉玻璃样变,脆性高,弹性差,易破裂出血,且血管收缩力弱,长时间出血不止,不易治疗。

(2)血液疾病:凝血机制异常的疾病,如血友病、纤维蛋白形成障碍等;血小板量或质异常的疾病,如白血病等。

(3)遗传性出血性毛细血管扩张症:由于血管壁缺乏收缩成分,导致出血后难以自行止血。

（4）急性传染病：流行性感冒、流行性出血热、伤寒、疟疾、百日咳、猩红热、鼻白喉、麻疹和风湿热等，均可出现鼻出血症状，多因高热、鼻黏膜充血及毛细血管中毒性损害而引起。

（5）肝肾疾病：严重的肝病患者出现鼻出血，与肝合成凝血因子减少有关；肾衰竭尿毒症患者，血管内毒素积累，抑制了骨髓造血功能和血小板黏附、聚集，凝血功能下降，纤维蛋白降解产物增加，激活了纤溶系统。

（6）营养障碍及维生素缺乏：维生素 C 缺乏可使血管壁及其他组织的胶原蛋白合成减少，血管脆性和通透性增加而易出血。维生素 K 的作用是维持凝血因子的活性。

（7）化学物质及药物中毒：化学物质可破坏造血系统，长期服用水杨酸类药物可致血内凝血酶原减少。

（8）内分泌失调：女性在月经前或月经期内出现鼻出血，俗称"倒经"，妊娠期、绝经期前及绝经期均可出现鼻出血，有时出血剧烈，危及生命。

【评估要点】

1. 病情评估

（1）出血病因及既往史评估

1）了解患者鼻部开始出血的时间、频率、出血量，有无鼻部外伤、手术、不良挖鼻习惯等局部因素。

2）了解患者有无高血压、凝血功能障碍、使用抗凝药等全身性因素；有无有出血倾向的家族史。

3）了解患者既往有无鼻出血，此次出血有无自觉病因，有无便秘等其他伴随症状等。

（2）出血状况评估：准确评估出血量。血红蛋白数值是反映出血量的重要指标，密切观察患者面色、神志、生命体征变化等，以辅助评估患者的出血量。

1）少量出血：出血量 ≤ 50ml，患者表现为鼻腔滴血、流血，可无其他体征变化。

2）出血量较多：出血量 ≥ 50ml，患者表现为鼻腔不停地流出鲜血或反复出血，可有新鲜渗血从口中吐出、呕出。患者可出现头晕、恶心、口渴、乏力、面色苍白等症状。

3）大量出血：出血量 ≥ 200ml，患者可表现为从口鼻涌出大量鲜血，当出血达 500~1 000ml 时，可出现出汗、血压下降、脉速无力等，若收缩压低于 80mmHg，提示血容量已损失约 1/4。

2. 安全评估　评估患者是否存在护理安全问题，是否因失血过多引起头晕、四肢活动无力、误咽、误吸甚至窒息等。

3. 心理评估　评估患者及其家属的心理状态。患者因鼻腔出血多有恐惧、紧张等情绪，护士要做好患者的心理评估，了解患者及其家属的心理状态。

【护理问题】

1. 潜在并发症：失血性休克　与长时间、多量、多次出血有关。

2. 潜在并发症：感染　与出血、全身状态、鼻腔创面未完全愈合有关。

3. 疼痛　与患者鼻腔填塞纱条有关。

4. 焦虑　与鼻出血及担心疾病预后有关。

5. 恐惧　与鼻出血及缺乏战胜疾病的信心有关。

6. 有体液不足的危险　与鼻出血量较多有关。

7. 自理能力缺陷　与失血过多或体质虚弱有关。

【护理措施】

1. 生命体征观察　严密观察患者生命体征变化,观察患者有无脉搏细弱、心率过快、血压升高或下降等变化,患者有头痛、头晕等不适主诉时需及时测量血压,必要时遵医嘱行心电监护,如有异常及时通知医生。

2. 出血量观察　根据患者每次从口腔吐出、鼻腔内流出的血量,填塞物及污物袋中呕吐出的血量,以及患者的血压、脉搏、一般症状综合评估出血量。填塞止血过程中,严密观察患者神志及面色,有无休克症状,患者休克时,鼻腔出血常可自止,切不可单纯误以为出血症状好转。

3. 活动与体位　嘱患者卧床休息,协助患者取半坐位,根据身体状况适当下床活动。如果患者虚弱,可采取平卧位,增加回心血量,防止休克发生;头偏向一侧,防止误吸;有活动性出血时,应绝对卧床休息。

4. 局部冷敷　给予患者冰袋冷敷额部。冷疗可使患者局部血管收缩,以减少出血。出血严重者,可酌情双侧颈部外侧予以冰敷。

5. 鼻腔填塞观察　观察患者鼻腔填塞效果,是否仍有活动性出血。填塞物一般于48~72h拔除,注意观察填塞物有无松动、脱落,避免填塞物意外脱落导致出血或患者窒息。填塞期间,患者常会出现头痛、头晕、口腔黏膜干燥等不适,应给予有针对性的护理,以减轻患者的痛苦。

6. 积极配合医生进行鼻腔止血

(1)迅速备齐物品及药品,如准备负压吸引器、鼻内镜及光源、止血药及填塞敷料等,必要时给予开放静脉通路。

(2)配合医生止血,注意观察患者面色、神志,保持患者呼吸道通畅,安抚患者勿紧张,嘱其张口呼吸,将血轻轻吐出,勿将血液咽入胃中,避免引起恶心、呕吐等胃部不适。

(3)嘱患者鼻腔填塞时要配合医生,如有特殊不适应以手势示意,不要活动头部,避免意外发生。

7. 加强口腔护理　漱口液漱口,每日3次,保持口腔清洁,防止口腔感染,增加患者的舒适度。

8. 安全护理　根据患者身体状况和自理能力,做好安全指导,大量出血的患者常伴有头晕、四肢乏力等症状,容易发生跌倒、碰撞。生活自理能力受限时,护士应勤巡视病房,及时发现患者的生活需求,协助患者如厕、活动等,确保安全。

9. 饮食指导　禁食过热、酸辣刺激性饮食,给予清淡、易消化、温凉、富含粗纤维的软食,保持大便通畅,避免因排便用力而导致鼻腔再次出血。

10. 基础护理　做好基础护理,及时协助患者清洁鼻面部血渍,保持清洁。注意保持床单位清洁,衣服、被褥等被血渍污染时及时更换,保证患者舒适。

11. 心理护理　了解患者心理状态,给予心理支持。护士应加强与患者的沟通,耐心安慰患者,消除其恐惧、焦虑等情绪,防止患者因情绪波动加重出血。使患者保持良好心态,积极配合治疗。同时做好家属的解释工作。

【健康指导】

1. 观察出血的指导　指导患者正确配合出血的观察。嘱患者口腔如有渗血时,要吐出,勿咽下,以利于出血量的观察,同时也可避免血液刺激胃黏膜引起恶心、呕吐。有血液从前鼻孔流出时要及时用柔软的纸巾擦拭,嘱患者将擦拭后的纸巾放入指定的医疗垃圾袋内,以便正确评估出血量。

2. 鼻腔填塞指导　告知患者鼻腔填塞期间可能产生的不适及注意事项。告知患者鼻腔填塞期间可能会有溢泪、畏光、头痛等症状,在撤出纱条后可逐渐缓解。指导患者鼻腔填塞期间尽量避免打喷嚏,以免鼻腔填塞物的松动脱落,告知患者不要随意抽出鼻腔填塞物。填塞期间指导患者张口呼吸,协助和指导患者用湿纱布覆盖口鼻、多饮水,以缓解不适。

3. 保持鼻腔黏膜湿润　注意鼻腔加湿,避免因黏膜干燥导致鼻腔再次出血。填塞物取出后,可给予湿纱布遮盖口鼻,黏膜干燥时可遵医嘱给予红霉素软膏或磺胺冰片、复方薄荷滴鼻剂等涂抹。

4. 活动指导　指导患者下床活动的正确方法。首先从床上坐起 1min,无头晕、乏力等不适,可在床边站立 1min,若无不适,可以在病房内适当活动,嘱患者勿剧烈运动。

5. 积极控制原发病　密切监测血压变化,避免因血压升高而导致鼻腔出血;过敏季节积极控制鼻部症状,加强鼻腔冲洗及局部治疗。

6. 不良生活习惯　改掉大力擤鼻、抠鼻、挖鼻等不良习惯。

（刘永玲）

第五节　鼻骨骨折患者的护理

鼻是面部最突出的部位,容易受外力所伤,鼻骨骨折是耳鼻喉科常见的外伤,约占耳鼻喉科外伤疾病的 50%。外鼻骨架由一对较薄的鼻骨及部分上颌骨额突构成,突出于面部,易遭受外界暴力或机械性的创伤而发生鼻骨骨折。鼻骨骨折常累及上颌骨和鼻中隔,也可累及鼻、眼眶和口腔,更严重时与颅脑外伤同时存在。发生鼻骨骨折后鼻部肿胀疼痛以及呼吸、睡眠改变等会给患者带来强烈的不适。

【临床表现】

根据外伤的程度不同,鼻骨骨折患者可能会出现以下部分或全部表现:

1. 外鼻畸形　表现为鼻梁塌陷或偏斜。暴力来自一侧时,同侧鼻梁下陷,对侧隆起。正面暴力常使两侧鼻骨骨折,同时可并发鼻中隔和筛骨损伤,形成鞍鼻畸形。伤后 2~3d 内,鼻部软组织肿胀、淤血,可掩盖畸形。

2. 鼻出血　鼻腔内鼻黏膜撕裂可引起鼻出血,发生频率较高。鼻中隔撕裂或脱位可以出现鼻中隔血肿。皮下出血可出现淤斑或血肿。

3. 皮下气肿　如有鼻腔黏膜撕裂,擤鼻时气体经撕裂的鼻腔黏膜进入眼或颊部皮下组织,可出现伤侧下眼睑、颜面部皮下气肿。

4. 通气功能障碍　鼻黏膜肿胀、鼻中隔偏曲、鼻中隔血肿时可出现鼻塞。

5. 疼痛　鼻骨骨折早期会出现明显的鼻部疼痛,如果出现头痛、意识丧失等症状,警惕有颅脑损伤的可能。

6. 眼部损伤 视力下降及复视,眶壁及视神经受损。

【评估要点】

1. 健康史

（1）评估患者既往有无外伤史。

（2）评估患者近期有无过度劳累、头痛、头晕等症状。

（3）评估患者有无高血压、糖尿病、眩晕性疾病等病史。

（4）评估患者年龄、精神状况,手术配合程度。

2. 病情评估

（1）评估鼻骨骨折发生的时间:一般于外伤后 1 周左右肿胀消退后进行修复,不宜超过 2 周,2 周后骨痂形成,增加了修复的难度。

（2）评估鼻腔肿胀情况:外鼻有无畸形、肿胀、淤血,眼眶有无水肿,颜面部有无皮下气肿。

（3）评估眼部损伤情况:眼球有无移位,视力有无变化,眼球活动是否正常等。

（4）评估鼻腔分泌物的性质:评估鼻腔黏膜是否有出血,评估鼻腔分泌物的颜色、性质和量,特别关注是否有清亮液体或清水样液体流出。

（5）评估患者有无颅脑损伤:有无头痛、头晕、恶心、呕吐等颅脑损伤的表现。

3. 心理－社会状况 评估患者及其家属心理和情绪状况,评估不同年龄、文化程度的患者对疾病的认识程度,评估患者的配合程度,了解患者的期望值。

【护理问题】

1. 疼痛 与鼻外伤有关。

2. 潜在的感染 与出血有关。

3. 有出血的风险 与鼻腔外伤鼻黏膜撕裂有关。

4. 鼻腔通气不畅 与鼻中隔偏曲或移位、血肿、鼻腔黏膜肿胀形成有关。

5. 自我形像紊乱 与外伤有关。

6. 焦虑 与担心鼻骨骨折预后有关。

【护理措施】

1. 鼻腔填塞固定 鼻骨复位后鼻腔内填塞凡士林纱条,利于鼻骨外形固定和止血,鼻腔填塞物一般于术后 24~48h 抽出,填塞期间嘱患者避免剧烈活动,尽量避免搓鼻、打喷嚏、用力擤鼻涕、咳嗽等,以免填塞物脱出引起出血。在此期间,患者会感到头胀、鼻部胀痛、通气障碍,这时需向患者做好宣教工作,如可以张口呼吸,口上覆盖湿纱布缓解干燥,并保持室内温湿度适宜。

2. 疼痛护理 鼻腔填塞期间,头部轻微疼痛或鼻部胀痛属正常现象,做好告知和心理护理。疼痛较重不能耐受的患者,必要时可遵医嘱使用镇痛药。

3. 饮食指导 以清淡、易消化食物为主,不宜食用酸辣、过热、过硬等刺激性食物。

4. 感染 密切监测体温变化,观察伤口有无感染征象。若有体温升高,患者主诉伤口突然异常疼痛,鼻腔分泌物性质发生改变,应及时通知医生予以处理。

5. 出血 观察患者鼻腔及口腔分泌物的颜色、性质及量。术后患者如出现鼻腔渗血情况,应密切观察出血量,并及时给予填塞固定。

6. 心理护理 患者常会担心预后,应倾听患者主诉,多鼓励患者,针对患者存在的心理问题及时给予解释和帮助,使其正确面对疾病。正确引导患者关于预后的期望值。

【健康指导】

1. **鼻部护理**　鼻骨骨折复位术后可行鼻腔填塞固定,鼻腔局部避免受压、碰撞;保持鼻面部清洁,及时清除鼻腔周围渗血、渗液;禁止热敷。

2. **预防上呼吸道感染**　鼻内镜手术后短期内避免上呼吸道感染,避免因鼻腔分泌物增加而加重鼻堵甚至导致感染,减少对鼻腔的强烈刺激。

3. **活动安全**　告知患者4~6周内适当活动,勿做剧烈运动。

4. **心理护理**　良好的心理状态有利于疾病的康复。

5. **鼻腔填塞时间**　鼻腔填塞一般需要2~3d取出,最长者则需要1周或更长时间,对于粉碎性、复合性鼻骨骨折,填塞时间更长,但最长一般不超过2周。填塞期间患者张口呼吸,注意口鼻加湿,防止黏膜干燥不适。

（刘永玲）

第六节　脑脊液鼻漏患者的护理

脑脊液鼻漏是颅底骨质、硬脑膜和蛛网膜破裂缺损后,颅腔与鼻窦或鼻腔相通,导致蛛网膜下隙脑脊液自破裂口经鼻腔流出。脑脊液鼻漏根据病因可分为外伤性、医源性、自发性、先天性和肿瘤源性五类。其中,外伤性脑脊液鼻漏最为常见,通常发生在外伤后48h内,亦可在伤后延迟发生。急性期外伤性脑脊液鼻漏经保守治疗大部分能自愈,保守治疗时间根据损伤程度和瘘口大小确定,一般为2~4周,2~4周若仍未愈合再考虑手术治疗。筛顶、筛板和蝶窦的脑脊液鼻漏为最佳手术适应证,关于手术时机,应视病史、漏液量、漏口直径及是否有并发症等而定。

【临床表现】

1. **症状**　一侧或双侧鼻孔持续或间歇性流出清亮、水样液体,向一侧倾斜,低头或压迫颈静脉时症状加重。也有患者仅表现为反复颅内细菌性感染,鼻漏并不明显。一般发病多在颅脑外伤、手术后,少数患者仅有轻微颅脑外伤史或喷嚏后发生鼻漏。

（1）脑脊液鼻漏根据有无外伤史,临床表现不同:外伤性脑脊液鼻漏患者常有外伤史,多在伤后48h内出现,95%的患者在受伤后3周内最明显,少数患者甚至在数年后出现症状。可伴有血性液体自鼻孔流出,其痕迹的中心呈红色而周边清澈,或鼻孔流出的无色液体干燥后不呈痂状。外伤性脑脊液鼻漏最常见于筛窦、筛板、额窦。非外伤性脑脊液鼻漏常见于筛骨水平板或蝶窦。

（2）脑脊液鼻漏根据不同的瘘口位置,临床表现亦不同:瘘口位于单侧筛板者,临床可表现为嗅觉丧失或单侧视力障碍;位于蝶窦者,表现为鼻孔流出液体随头位变动而改变或单侧视力障碍;位于额窦者,表现为眶上神经分布区感觉消失;位于鞍结节者,表现为单侧视力障碍;位于颅中窝者,表现为三叉神经上颌支分布区感觉消失。

2. **鼻内镜检查**　脑脊液持续外流时,鼻内镜能直接发现脑脊液鼻漏的部位;脑脊液漏液量少或间断流出时,可以配合使用鞘内注射荧光素,以便发现漏口。检查时压迫双侧颈内静脉致颅压升高,有利于观察到漏口。

3. 葡萄糖氧化酶检测　检测鼻腔漏出液中葡萄糖的浓度,并与血清中葡萄糖的浓度进行比较,若比值为 0.50~0.67,在排除其他可引起脑脊液和血清中葡萄糖浓度变化的因素下(如血糖、血脑屏障的通透性等),该漏出液很可能是脑脊液。如漏出液中葡萄糖浓度大于 1.7mmol/L,亦可明确诊断。

【评估要点】

1. 健康史

(1)评估患者有无外伤史及肿瘤病史等。

(2)评估患者近期有无鼻内镜手术或颅底手术。

2. 身体状况　评估漏出液的性质、颜色、量,既往身体状况,类似情况的发病史。长期不愈者,有无细菌性脑膜炎发作。

3. 心理 – 社会状况　评估不同年龄、文化程度的患者及其家属对疾病认识程度、心理状况。

【护理问题】

1. 有感染的危险　与脑脊液漏有关。

2. 活动受限　与体位要求有关。

3. 焦虑　与担心疾病预后有关。

4. 睡眠型态紊乱。

5. 潜在并发症:细菌性脑膜炎、脑积水、癫痫等。

【护理措施】

1. 术前护理

(1)生活护理:早期漏出量较多时,患者取平卧位或患侧卧位,随着漏出量减少可改为半卧位,但一般床头抬起不超过 45°。告知患者保持鼻腔洁净和通畅,勿做低头、压颈动作,睡眠时保持头高位,避免用力咳嗽和擤鼻,勿捏鼻鼓气,勿自行填塞鼻孔和局部点药,防止病原菌逆行造成颅内感染。

(2)脑脊液漏定位的观察:观察患者鼻腔漏液时的体位及漏液速度,判断鼻漏发生与体位的关系、漏液量及漏液性状,以明确漏口位置。如漏口在蝶窦,鼻腔清水样涕早晨最多;如上颌窦积液,则头偏向对侧时流量最多。脑脊液漏定位诊断非常重要,关系到治疗方案的选择,护理人员与患者接触密切,收集到的信息十分重要。

(3)颅内压及颅内感染症状观察:观察患者的生命体征、瞳孔、意识,有无头痛、呕吐、颈项强直以及四肢活动情况,以了解有无颅内感染或颅高压。

(4)肺部感染症状观察:观察患者有无高热、咳嗽、两肺湿性啰音等肺部感染症状。因部分患者(尤其儿童)脑脊液漏经鼻咽、气管流入肺部,可出现夜间刺激性咳嗽,并导致肺部感染。

(5)并发耳漏的观察:观察有无清亮液体从耳部流出;检查患者有无耳闷、耳痛、听力下降等症状;检查鼓膜完整度及有无红肿、积液。如有上述情况,报告医生,暂缓手术。

(6)心理护理:护理人员应以高度的责任心和同情心,热情耐心地做好患者心理疏导工作,详细解释该病的原因及术前准备、术中配合、术后护理的要点,介绍成功经验,以取得患者信任,使其树立战胜疾病的信心,密切配合医疗护理工作。

2. 术后护理 脑脊液鼻漏近几年主要在鼻内镜下经鼻修补,对脑组织损伤小,但手术部位毗邻重要的脑神经和血管,有可能发生脑水肿、颅内感染、出血、血肿、脑疝以及脑脊液再漏等并发症,因此术后护理至关重要。

(1)脑部症状观察:由于术前脑脊液长期外流,患者多已适应低颅压状态。手术修补后因脑脊液不再外流,颅内压回升至正常水平,出现相对高颅压状态。因此,术后应严密观察脑部症状,观察瞳孔大小、对光反射、视物是否模糊、球结膜有无水肿,观察精神方面有无烦躁、嗜睡、昏迷症状,有无剧烈头痛、喷射状呕吐、颈项强直及四肢感觉运动障碍等情况,若有异常立即报告医生,对症处理。

(2)脑脊液漏观察:术后观察是否有脑脊液外流,如出现以下情况,说明瘘口未修补好或修补物脱落致脑脊液再漏。

1)伤口有血性渗出物伴有无色透明液体渗出,或血性渗出物痕迹的中心呈红色而周边清澈。

2)鼻腔流清水样涕,低头加压时流速加快,或鼻孔流出的无色液体干燥后不结痂。

3)睡眠时有咸味液体流经口咽部,伴有异样反复呛咳。

(3)卧位护理:若患者出现无创伤性休克,则卧床时应当将床头抬起15°~30°,仰卧位或患侧卧位,以促进上腔静脉回流,缓解颅内压力,同时也可以在重力作用下保证脑组织贴附和堵塞于颅底脑膜缺损处,有效避免漏出液回流而引发的颅内逆行感染。卧床休息6d,床上轻微活动,7d后下床轻微活动,逐步增加活动量,避免活动量过大。

(4)局部护理:局部护理可以有效预防脑脊液颅内逆行感染。应当保证局部区域的清洁干燥,当患者出现耳鼻漏时,不能包扎、堵塞、冲洗,避免被污染的脑脊液逆流而造成颅内感染。外耳道以及鼻前庭血迹、污垢可使用无菌生理盐水棉球或棉签清理,局部皮肤应当采用生理盐水进行冲洗,并用碘伏进行消毒,操作时要严格执行无菌操作。

(5)生活护理:关注口腔护理,在疾病早期指导患者多食用清淡、易消化的流质、半流质食物,保持出入量平衡,当病情好转后根据患者的实际情况,给予一定量的高热量、高蛋白、高维生素食物。保持大便通畅,必要时可以给予一定的缓泻剂,避免便秘时用力过度导致颅内压升高或漏液增多。禁止患者进行擤鼻、挖鼻等行为。辅助患者进行日常生活起居,预防感冒,尽量不要进行咳嗽、打喷嚏等行为,避免颅内压增高导致鼻漏再次发生。

(6)环境护理:根据患者的情况适当安排单人病房,保证病房内床单、空气、地面的清洁,温度控制在18~20℃,湿度控制在50%~60%,每天进行紫外线消毒,降低交叉感染的发生率。保证病房内灯光的柔和,避免强光对患者造成刺激,为患者营造一个良好的康复环境。

【健康指导】

1. 生活指导

(1)指导患者术后半年内避免重体力劳动和过于激烈的体育活动。

(2)养成良好的生活习惯,增强机体抵抗力,预防感冒。

(3)避免情绪激动、剧烈咳嗽,保持大便通畅。

2. 疾病知识指导

(1)教会患者家长识别脑脊液漏。

（2）向患者及其家属说明遵医嘱用药及术后随访的重要性，定期门诊复诊。如出现脑脊液漏症状立即返院治疗。

（底瑞青）

第七节 鼻部脑膜脑膨出患者的护理

鼻部脑膜脑膨出是脑膜和／或部分脑组织经过未发育完善或钙化不全的颅底骨质疝至鼻部而形成的先天性畸形，多见于幼儿，男性多于女性。在新生儿中发病率为1/（3 000~10 000），可并发脑积水、脑脊液漏和脑膜炎等。临床上根据膨出部位不同，可分为以下类型：

（1）额筛型：由筛骨鸡冠前方之盲孔处疝至鼻根部或眶内部，分为鼻额、鼻筛及鼻眶3型。

（2）基底型：经筛骨鸡冠之后疝出，分为蝶咽、蝶眶、蝶筛、筛骨（鼻内）及蝶颌5型。

（3）枕后型。

前两型约占全部脑膜膨出的25%。其中，额筛型占15%，基底型占10%。额筛型患者发病年龄小，基底型多以脑脊液鼻漏、反复发作性脑膜炎为首发症状，多有外伤史。水样鼻分泌物是鼻部脑膜脑膨出的重要体征。

【临床表现】

1. 鼻外型 新生儿鼻外上方近中线处或稍偏一侧有一圆形"肿块"，表面光滑，随年龄增长而增大。啼哭或压迫颈内静脉时，该"肿块"变大，但若骨缺损较小时，则此种表现不明显。

2. 鼻内型 新生儿鼻不通气，哺乳困难，鼻腔或鼻咽部可见表面光滑的"肿块"，其根蒂位于鼻顶部。

【评估要点】

1. 身体状况

（1）评估患者头部有无包块，哭闹时包块有无增大。

（2）评估患者头围大小、智力发育、视力等情况。

（3）评估患者鼻部是否持续或间断流出水样液体。

2. 心理－社会状况 评估不同年龄、文化程度的患者及其家属对疾病的认识程度和心理状况。

【护理问题】

1. 有感染的危险 与脑膜膨出有关。

2. 有皮肤完整性受损的危险 与膨出物破溃有关。

3. 焦虑 与担心疾病预后有关。

4. 活动受限 与体位要求有关。

5. 潜在并发症：细菌性脑膜炎。

54

【护理措施】

1. 术前护理

（1）保护膨出物表面皮肤：膨出物表面皮肤薄，易发生破溃，因此，要做好膨出物表面皮肤的保护。膨出物表面覆盖一次性灭菌凡士林纱布，凡士林为油性基质，在皮肤上形成一层保护膜，可缓解局部垂直压力、减轻压迫、减少擦伤，从而防止表面损伤的发生。膨出物平坦安置，并保持顺位，勿使其受到牵拉、扭曲或挤压。膨出物与床垫接触部位垫无菌纱布，无菌纱布需平整铺置、无皱褶，定时更换，如有污染及时更换。修剪患者指甲，并戴好小手套，以防止其上肢活动时抓伤膨出物的囊壁而引发感染。

（2）提供安全、舒适的环境：将患者置于舒适卧位，四肢自然屈曲，室温适宜，婴幼儿病室室温应控制在 30℃，以减少其耗氧量，提供安抚奶嘴或抚触，以减少患儿剧烈哭闹，避免椎管内压力增高导致原有的裂口增大及膨出物增多，从而降低膨出物破裂的危险。同时，亦可防止膨出物的囊壁因反复摩擦床垫而引起破裂，发生感染。

（3）给予家长心理支持：本病发病率低，属先天畸形，患者家长会出现难以接受现实的心理，并对患者的治疗和预后产生忧虑和紧张。护理人员要为患者家长讲解该病的相关知识，使其明白手术的必要性、可行性和可能的风险，以及术前、术后不同阶段治疗和护理的要点，并为其术后能参与到治疗、护理工作中来做好准备，以改善家长的心理状态，积极配合治疗和护理。

2. 术后护理

（1）预防颅内压升高的护理：术后严密观察患者有无头痛、呕吐、视神经盘水肿的症状，防止因脑水肿引起颅内高压。

1）密切观察意识、瞳孔、生命体征、四肢活动、面色、吸吮、反应、哭声、口唇的情况。

2）密切注意头部和前囟的变化，如有头颅异常增大、前囟隆起、张力高、搏动消失，则可能发生了颅内压增高或颅内感染，应及时报告医生，及时处理。

3）持续低流量给氧，改善脑缺氧，遵医嘱使用甘露醇等脱水剂，同时准确记录 24h 出入量。

4）清淡、低盐、粗纤维饮食，保持大便通畅，防止颅内压升高。

5）嘱患者勿剧烈咳嗽、打喷嚏等。

（2）预防颅内感染的护理：密切监测意识、瞳孔，有无头痛、头晕、视物模糊、尿量过多等症状及体温变化。遵医嘱按量用抗生素抗感染。嘱患者避免用力咳嗽、屏气，防止逆行感染。伤口敷料及鼻腔填塞棉球及时更换，严格无菌操作。病房定时消毒，物品表面用消毒液擦拭，限制探视人员。

（3）预防脑脊液鼻漏：卧床时应当将床头抬起 15°~30°，观察患者有无单侧鼻腔流清水样液体，低头时加重。当出现鼻腔流出少量清亮液体，立即告知医师，并进行血液生化检查。

（4）用药与饮食：术后预防出血，必要时给予止血药物；静脉输注营养神经药物。术后第 1 天试喂葡萄糖，并给予肠外营养支持，待其肠道耐受后逐步过渡到全肠道内营养。其间保持患者大便通畅，必要时给予开塞露通便，以避免颅内压增高。

（5）心理护理：护理人员应以高度的责任心和同情心，热情耐心地做好患者及其家属心理疏导工作，详细解释该病的原因及护理的要点，介绍科室的成功经验，以取得患者信任，使其树立战胜疾病的信心，密切配合医疗、护理工作。

【健康指导】

1. 生活指导

（1）指导患者术后3个月内不可用力咳嗽、屏气，半年内避免过于激烈的体育活动。

（2）避免情绪激动、剧烈咳嗽，保持大便通畅。

2. 疾病知识指导

（1）教会患者家长避免腹内压骤升的方法。

（2）向患者及其家属解释说明遵医嘱用药及术后随访的重要性，定期门诊复诊。如出现呕吐、睡眠异常等症状立即返院治疗。

（底瑞青）

第八节　鼻源性并发症患者的护理

鼻源性并发症是鼻腔及鼻窦的炎性病变直接蔓延到邻近组织或器官，或经淋巴循环途径引起各种并发症，如沿着淋巴管道下行而影响呼吸与消化，可引起咽炎，扁桃体炎，儿童与成人的顽固性气管炎、支气管炎和支气管扩张，胃肠功能紊乱及类似溃疡病的症状等。咽鼓管受累或感染传到中耳，可导致非化脓性或化脓性中耳炎。因眼眶、颅底与鼻腔解剖关系密切，感染扩散可引起鼻源性眶内和颅内并发症。

一般认为，以额窦炎与筛窦炎引起者最多，蝶窦炎次之，上颌窦炎引起者最少。多由革兰氏阳性菌（如链球菌、金黄色葡萄球菌、流感嗜血杆菌等）、真菌等感染所致。

一、鼻源性眶内并发症患者的护理

鼻和鼻窦感染可经解剖学途径侵入眶内。机体免疫力降低，鼻息肉、中鼻甲肥大和鼻中隔高位偏曲妨碍鼻窦引流，以及鼻窦外伤、手术操作损伤眶壁，是鼻窦感染引发眶内并发症的重要原因。

鼻源性眶内并发症按疾病发生和演变过程分为五种类型：眶周蜂窝组织炎、眶壁骨膜下脓肿、眶内蜂窝织炎和眶内脓肿、球后视神经炎，后两者是最严重的并发症。眶内并发症可由相应静脉系统经眶上裂等结构引起并发展为颅内并发症，如海绵窦血栓性静脉炎、脑膜炎等。

【临床表现】

1. 全身症状　发热、全身不适等中毒症状。

2. 局部症状

（1）眶周蜂窝组织炎：又称眶内炎性水肿。首起症状是眼睑水肿和轻压痛，筛窦炎引起者水肿始于内眦，上颌窦炎引起者始于下睑，额窦炎引起者则始于上睑。无眼球运动受限、眼球突出、眼球移位和视力减退等症状。眶周蜂窝组织炎属于鼻源性眶内并发症的最初阶段，是最轻、最早的鼻源性眶内并发症。

（2）眶壁骨膜下脓肿：发生在与鼻窦相隔之骨壁。前组鼻窦炎引起者可表现为眼睑充血、肿胀和压痛。筛窦炎引起者以内眦为重，上颌窦炎引起者以下睑为重。额窦炎引起者则以上睑为重。后组鼻窦炎引起者以视力减退、眼球突出和眼球运动障碍为主。少数蝶窦炎引起者可出现眶尖综合征（即眶周皮肤麻木、上睑下垂、眼裂缩小、眼肌麻痹、复视甚至失明等症状）。眼球移位，其移动方向和程度视感染的来源、脓肿的部位和大小而定。若治疗及时，可使脓肿局限于骨膜下而治愈，或穿透隔膜，自眼睑溃破，脓液引流而自愈。否则，引起眶内蜂窝组织炎，后果严重。

（3）眶内蜂窝织炎和眶内脓肿：局部表现为眼球明显突出、眼球运动受限、视力下降迅速、球结膜水肿和眶深部剧痛。全身症状较重，可出现高热和白细胞增多。炎症侵入眼球，则发生眼球炎导致视力丧失；炎症如沿眶内静脉向后发展则可引起海绵窦血栓性静脉炎和脑膜炎。

（4）球后视神经炎：一般是源于蝶窦和后筛窦，表现为视神经盘水肿而致视力下降，甚至失明。眼底检查可见视神经盘充血或苍白。本并发症不出现眶内炎症所表现的眼球突出、移位和充血等症状。

以上眶内并发症可相互转化，眼球突出和视力下降程度是估计病情、转归的依据。

3. 专科检查

（1）眼部检查：①瞳孔对光反射检查，患眼瞳孔直径比健眼大，对光反射比健眼迟钝；②眼底检查，可见视神经盘充血或苍白；③视野检查，可见中心暗点与视野向心性缩小；④视觉诱发电位（VEP）可出现 P100 波潜伏期延长，波幅值下降等视神经受累表现等。

（2）CT 扫描或 MRI 检查：CT 扫描或 MRI 检查对选择治疗方案及进行预后判断有参考意义。对疑有鼻源性眶内并发症者，应早期、及时行鼻窦、眼的影像学检查。

（3）实验室检查：白细胞计数升高，中性粒细胞增多，细菌培养阳性。

根据急性鼻窦炎病史、症状和体征（包括鼻窦 X 线检查结果）以及眼部症状和体征，不难作出诊断。

【评估要点】

1. 健康史

（1）评估患者有无急性或慢性鼻腔及鼻窦的感染史，有无鼻息肉、中鼻甲肥大和鼻中隔高位偏曲等妨碍鼻窦引流的相关疾病，有无咽炎、扁桃体炎、中耳炎、气管与支气管炎等。

（2）评估患者近期有无机体免疫力降低、鼻窦外伤、异物存留、鼻内镜手术操作相关眶壁史。

（3）评估患者有无胃炎、消化道功能紊乱或溃疡病、糖尿病病史。

2. 身体评估　观察患者有无鼻塞、流脓涕、嗅觉障碍、局部疼痛、压痛及头痛、高热、眼睑水肿、眼球运动受限、眼球突出、眼球移位、复视、视力减退或失明、眶尖综合征等。了解既往身体状况，有无类似情况的发病史。

3. 心理－社会状况　患者及其家属心理状况，评估不同年龄、文化程度的患者对疾病认知和期望程度。

【护理问题】

1. 急性疼痛　与鼻腔及鼻窦、眶内的感染、损伤有关。

2. 感知觉紊乱　与视神经受累有关。

3. **焦虑** 与担心疾病预后有关。

4. **身体意向紊乱** 与局部肿胀、眼球移位有关。

5. **知识缺乏**:缺乏本病的防治知识。

【护理措施】

1. **体位护理** 取半卧位,保持鼻腔引流、通气畅通。遵医嘱进行滴鼻及喷鼻、滴眼治疗。

2. **监测视力** 每小时监测视力一次,若 24h 不见好转,视力继续下降,则须手术引流。注意预防眼部撞击,做好避光保护。

3. **用药护理** 指导患者遵医嘱用药。使用足量抗生素,加强鼻窦通气引流,手术前后全身进行抗生素和类固醇激素治疗,以控制感染和减轻视神经盘水肿并促进视力改善。用药期间注意观察药物的不良反应。

4. **病情观察** 密切观察病情发展及生命体征的变化。出现发热、鼻塞、流脓涕、面部肿胀、眼痛、眼睑水肿时,应考虑鼻源性眶内并发症的可能。鼻源性眶内并发症各期病变可在治疗期间互相转化。体温、白细胞计数、眼球突出度、视力和眼球活动度,为估计病情轻重的依据。

5. **眶周蜂窝组织炎** 主要侧重于积极治疗急性鼻窦炎,如为急性上颌窦炎引起,可行上颌窦穿刺引流、冲洗及窦腔内注射药物治疗。对行切开引流术的患者要严格伤口换药,预防交叉感染,积极促进感染消退。

6. **饮食指导** 指导患者选择清淡、易消化、富含维生素、无刺激的半流质或普通饮食。

7. **生活护理** 做好生活护理,协助患者生活自理。

8. **安全护理** 及时进行风险评估,高风险患者落实各项防跌倒、坠床护理措施,严防意外发生。

【健康指导】

1. 生活指导

(1)积极治疗原发病,注意锻炼身体,增强体质。

(2)对视力损伤者,嘱家属协助其生活自理。外出时要有人陪同,注意护眼、避光,必要时戴防护镜,防止跌倒或其他意外发生。交代患者生活中的注意事项,督促其改正不良的生活方式。

(3)适度卧床休息,勿疲劳,保证充足的睡眠。

2. 疾病知识指导

(1)正确服药:出院后持续服药 3~6 个月者,嘱其坚持按时服药,注意用药反应。

(2)正确使用滴眼、滴鼻或喷鼻药物治疗,掌握使用方法。嘱患者滴眼、鼻时注意手卫生及药液瓶、鼻喷剂药瓶喷头的保护与清洁。

(3)正确掌握生活中视力变化的监测方法,鼻腔分泌物与通气情况的观察方法,以及大致转归的评估。

(4)定期复诊:出院后 1 个月内每周复诊 1 次,1 个月后每 1~2 个月复诊 1 次,坚持半年以上。

(5)告知患者发生异常或意外时医院及医务人员的联系方式。

二、鼻源性颅内并发症患者的护理

鼻和鼻窦在解剖学上与颅底密切相关,是鼻源性颅内并发症的基础。鼻腔顶壁(筛板)、筛窦顶壁和额窦后壁均是前颅底结构,这些结构有时存在先天缺损,致鼻和鼻窦黏膜与硬脑膜相贴。额窦黏膜的静脉与硬脑膜和蛛网膜的静脉相通。额骨板静脉汇入上矢状窦,蝶骨板障静脉汇入海绵窦。嗅神经鞘膜是硬脑膜的延续。因此,鼻腔鼻窦感染可经上述解剖途径进入颅内。鼻源性颅内并发症为较严重的颅内病变,一旦发生,后果严重,甚至可以导致死亡,因此应以预防为主。

按鼻源性感染途径和病情程度的不同,引起的颅内并发症包括硬脑膜外脓肿、硬脑膜下脓肿、化脓性脑膜炎、脑脓肿、海绵窦血栓性静脉炎等。

【临床症状】

1. 全身症状　发热、全身不适等感染中毒症状。

2. 局部症状

(1)硬脑膜外脓肿:常继发于急性额窦炎和额骨髓炎。除原发病灶症状外,头痛加重,卧位时头痛更加剧烈,并有呕吐、脉缓等颅内压增高表现。由颅骨骨髓炎引起者,前胸部出现波特状隆起。脑脊液检查一般无异常或仅有 C 反应蛋白增多。

(2)硬脑膜下脓肿:为脑膜下腔弥漫性或包裹性积脓。有头痛、发热和颅内压增高等症状,脑脊液细胞数和蛋白量增加。

(3)化脓性脑膜炎:因颅面外伤、手术损伤或在感冒时游泳引起者一般发病较急,由鼻窦炎引起者有时发病缓慢。症状和体征与其他原因所致的脑膜炎基本相似。本病缺乏特异症状,需借助 CT 扫描或 MRI 检查确诊。

(4)脑脓肿:临床表现为头痛、呕吐、视神经盘水肿和视神经萎缩。有时首起症状为性格改变或后天获得性复杂动作障碍,如书写不能、失读症等。小脑受累时出现眩晕、运动失调、轮替运动不能、自发性眼震和对侧迷路冷热实验反应增强等。前中央回受累时则出现对侧肢体抽搐或瘫痪。CT 扫描对脑脓肿诊断有重要价值。

(5)海绵窦血栓性静脉炎:本病以鼻疖引起者多见,蝶窦炎和鼻源性眶内并发症亦可引起本病。先出现脓毒血症症状,进而出现眼静脉回流受阻症状和第Ⅰ～Ⅵ对脑神经麻痹症状,晚期可累及对侧。最后引起化脓性脑膜炎者,死亡率较高。

3. 专科检查

(1)腰椎穿刺:可测定颅内压,进行脑脊液生化检查与微生物检查。

(2)影像检查:鼻窦、颅内 CT 扫描、MRI 检查、X 线摄片等,可显示颅内病变征象,进而判断病因和确定病变部位。对疑有鼻源性颅内并发症者,应及早行鼻窦、颅内影像学检查。

【评估要点】

1. 健康史

(1)评估患者有无急性或慢性鼻腔及鼻窦感染史;有无鼻内息肉、中鼻甲肥大和鼻中隔高位偏曲等妨碍鼻窦引流的相关疾病;有无咽炎、扁桃体炎、中耳炎、气管与支气管炎等。

(2)评估近期有无机体免疫力降低、鼻窦外伤、异物存留;有无鼻内镜手术操作相关颅底史;有无鼻塞、流脓涕、面部红肿。

（3）评估患者有无胃炎、消化道功能紊乱或溃疡病、糖尿病史。

2. 心理－社会状况 评估患者及其家属的心理状况,评估不同年龄、文化程度的患者对疾病的认知程度。

【护理问题】

1. 疼痛 与颅内压增高有关。

2. 体温调节无效 与颅内感染导致的全身感染中毒有关。

3. 有颅内病变的可能 与鼻源性颅内感染有关。

4. 清理呼吸道无效 与颅内感染导致的意识障碍有关。

5. 语言沟通障碍 与颅内感染及脓肿形成有关。

6. 有外伤的危险 与颅内感染有关。

【护理措施】

1. 按鼻内镜术后护理常规做好原发鼻窦病灶的引流或根治术后护理。鼻腔和鼻窦填塞不应超过48h,要及时撤除填塞物,使鼻腔分泌物得到充分引流,严密观察分泌物的色、质、量及鼻腔手术伤口恢复情况,保持鼻腔畅通。

2. 一般护理 保持气道通畅,保护呼吸和血液循环功能。遵医嘱给予以下措施:①持续或间断氧气吸入。②确保呼吸道通畅,必要时协助医生行支气管镜吸痰或气管切开,并做好气管切开护理。③保证静脉通畅,但须限制液体的摄入量,防止脑水肿。④抬高脑部15°~30°,自由卧位,头、颈呈直线。意识障碍患者取侧卧位。⑤监测有无颅内压增高、体温上升、休克、癫痫发作、呼吸困难等情况。⑥配合医生行腰椎穿刺,放出适量脑脊液以降低颅内压。

3. 用药护理 遵医嘱用药,并观察不良反应。

（1）全身支持疗法:降低颅内压,保持水电解质平衡。

（2）适当给予白蛋白、激素。

（3）海绵窦血栓性静脉炎须使用抗凝剂。

（4）抗生素治疗:使用足量、可透过血脑屏障的抗生素控制感染。

（5）遵医嘱给予滴鼻及喷鼻用药治疗。

4. 病情观察

（1）密切观察病情变化:观察患者的意识状态、生命体征、瞳孔及对光反射、肢体活动与感觉、语言能力等。

（2）做好心电图、血压、血氧饱和度、颅内压监测。

（3）观察有无中枢性高热、顽固性呃逆等症状。

（4）注意有无上消化道出血、颅内感染加重或呼吸系统、泌尿系统感染等表现。

5. 饮食指导 意识清醒、能进食且胃肠功能正常者术后第1天可进食流质饮食,第2~3天可进食半流质饮食,逐步过渡到普食,但应限制钠盐摄入。否则,应实施管饲,管饲时应预防反流和误吸。

6. 症状护理

（1）高热:定时测量体温,如为中枢性高热,应采用冬眠疗法。

（2）呕吐:做好口腔护理,防止误吸。

（3）头痛:给予镇静、镇痛药物。若为颅内压高引起的头痛应遵医嘱给予脱水药、糖皮质激素等降低颅内压。

（4）躁动：查明原因后给予对症处理，不可强制约束，以免患者挣扎致颅内压升高。

（5）顽固性呃逆：必要时行胃肠减压，也可采用压迫眶上神经、刺激咳嗽等方法抑制呃逆。

7. 引流管护理　根据病情术中可能安放窦腔引流管、硬脑膜外引流管、脓腔引流管等，各引流管均应妥善固定、保持通畅，要观察引流液的颜色、性状和量，严格无菌操作。一般引流管应高于侧脑室10~15cm，以维持颅内压。

8. 生活护理　做好基础护理，预防压力性损伤、跌倒、坠床的发生。

【健康指导】

1. 生活指导　向患者说明预防本病的重要性。平时注意增强体质，避免过度疲劳，戒除烟酒，预防感冒，及时治疗鼻－鼻窦的各种疾病。

（1）注意改善生活和工作环境，养成良好的生活行为方式，防止意外伤害事件发生。

（2）上呼吸道感染时切忌游泳和跳水。

（3）交代生活中的注意事项。

2．疾病知识指导

（1）身体的各种严重感染要及时治疗，防止病变的再次发生。

（2）用药指导：遵医嘱按时服药，告知患者正确的滴鼻与喷鼻方法。

（3）出院后进行病情跟踪观察，掌握正确的观察颅内高压的方法，如果出现严重头痛、高热、呕吐、颈项强直，应引起高度重视，立即就近就诊。

（4）鼻腔和鼻窦急性感染应避免鼻部手术。

（5）告知患者保持鼻腔引流、通气通畅方法。

（钟　玲）

第四章 咽科患者护理

学习目标

完成本章内容学习后,学生将能:
1. 了解咽科常见疾病的概述。
2. 描述咽科常见疾病的临床症状。
3. 列出咽科常见疾病患者的评估要点及常见护理问题。
4. 应用咽科常见疾病的护理措施对患者进行护理。
5. 应用咽科常见疾病的健康知识对患者进行健康教育。

第一节 慢性咽炎患者的护理

慢性咽炎为咽部黏膜、黏膜下及淋巴组织的慢性炎症,常为上呼吸道慢性炎症的一部分,各年龄段均可患病,且无明显地域性,是临床常见病、多发病。慢性咽炎病程长,症状顽固,较难治愈,可分为单纯性咽炎、慢性肥厚性咽炎、萎缩性及干燥性咽炎三种类型。

【临床表现】

1. 全身症状　一般均不明显。

2. 局部症状　咽部异物感、痒感、灼烧感、干燥感、微痛感及刺激感。咽分泌物或多或少,黏稠,常附于咽后壁,患者经常清嗓,晨起时常出现频繁咳嗽伴恶心等咽反射亢进,可无痰或仅有颗粒状藕粉样物咳出。用嗓过度、受凉或疲劳时加重。

3. 检查

(1)单纯性咽炎:黏膜充血,血管扩张,呈暗红色,咽后壁有散在的淋巴滤泡,少量黏稠分泌物附着于黏膜表面。

(2)慢性肥厚性咽炎:黏膜充血肥厚,咽后壁淋巴滤泡显著增生,有散在突起或融合成片,咽侧索充血肥厚。

(3)萎缩性及干燥性咽炎:黏膜干燥,萎缩变薄,颜色苍白发亮,常附有黏稠分泌物或带臭味的黄褐色痂皮。

【评估要点】

1. 健康史

(1)询问患者发病前是否有急性咽炎反复发作、鼻病、牙病、上呼吸道及全身慢性疾病等。

(2)了解患者职业状况、生活和工作环境及有无烟酒嗜好。

（3）了解有无导致本疾病复发或加重的诱因,如受凉、疲劳、用嗓过度、烟酒及辛辣食物过度刺激等。

2. **身体状况**　观察患者有无咽部不适感、晨起频繁咳嗽伴恶心等咽反射亢进等状况。

3. **心理-社会状况**　患者因咽部不适、异物感久治不愈而焦虑、烦躁,甚至产生恐癌心理,常表现为失眠、多疑、求医心切并到处诊治。护士应评估患者年龄、性别、文化层次、职业、饮食习惯、工作环境、生活环境及心理状况,以及对疾病的认知程度等情况。

【护理问题】

1. 舒适度改变:咽部轻微灼痛　与慢性炎症有关。

2. 焦虑　与长期不愈的咽部不适感有关。

3. 知识缺乏:缺乏疾病相关知识。

【护理措施】

1. 药物指导

（1）中医中药:中医认为慢性咽炎系阴虚火旺所致,应滋阴清热,可用金银花、麦冬、胖大海等中药代茶饮。

（2）漱口液:含漱可以清洁咽后壁,减轻患者的咽部不适感。应注意正确的含漱方法,每次饭后及睡前均应漱口。

（3）中成药含片:各种含片均有清热利咽的功效,且有一定的杀菌、抑菌作用,其清凉的口味能明显减轻患者咽部的不适感,注意不宜过量服用。

2. **物理治疗的护理**　咽后壁增生明显的患者,激光、微波等物理治疗(简称理疗)方法有很好的效果,但治疗后会出现疼痛症状,指导患者进食低温流质饮食或半流质饮食,并注意漱口。

3. **饮食护理**　进食清淡、易消化的饮食,避免冷饮及辛辣刺激性食物。

4. **注意鼻腔及口腔卫生保健**　早晚刷牙、饭后漱口;避免长时间大声说话。

5. **心理护理**　耐心向患者介绍慢性咽炎发生、发展以及转归过程,使其消除烦躁、焦虑心理,树立信心,积极治疗。同时要让患者了解慢性咽炎的致病因素,重视病因治疗。

【健康指导】

1. 生活指导

（1）注意口腔卫生,经常漱口;积极治疗口腔炎、鼻炎、气管炎、支气管炎等呼吸道慢性炎症及其他全身性疾病。

（2）饮食注意清淡,戒辛辣刺激性食物,戒除烟酒。

（3）改善生活和工作环境,保持室内空气清新,避免接触有害气体及变应原。

（4）坚持户外活动,增强体质,提高抗病能力,防止急性咽炎反复发作。

（5）避免大声喊叫与长时间过度用声。

2. 疾病知识指导

（1）积极治疗可能引起慢性咽炎的局部相关疾病,如鼻腔、鼻窦、鼻咽部慢性炎症,腺样体肥大、鼾病等阻塞性疾病,慢性扁桃体炎,口腔炎,胃食管反流。

（2）积极治疗可能引发慢性咽炎的全身相关疾病,如贫血、消化不良、胃食管反流、心脏病、慢性支气管炎、支气管哮喘、风湿病、肝肾疾病等。

（赵　琦）

第二节　慢性扁桃体炎患者的护理

慢性扁桃体炎是扁桃体的持续性感染性炎症,多由急性扁桃体炎反复发作或因腭扁桃体隐窝引流不畅,隐窝内细菌、病毒滋生感染而演变为慢性炎症,是临床上常见疾病之一,多发生在大龄儿童及青年。慢性扁桃体炎在一定诱因及机体抵抗力低下时已形成病灶,发生变态反应,产生各种并发症,如风湿性关节炎、风湿热、心肌炎、肾炎、长期低热等,因此常被视为全身其他部位感染的"病灶"之一,称为"病灶扁桃体"。

【临床表现】

1. 全身症状　扁桃体隐窝脓栓被咽下,或隐窝内细菌、病毒等被吸收,可导致消化不良、头痛、乏力、低热等反应。

2. 局部症状

(1) 咽痛:发作时可有咽干、发痒、异物感及刺激性咳嗽等。

(2) 口臭:扁桃体隐窝内潴留干酪样腐败物或有大量厌氧菌感染时可出现口臭。

(3) 呼吸不畅:扁桃体过度肥大时可致睡眠打鼾、呼吸不畅、吞咽或言语共鸣障碍等。

3. 体格检查　可见扁桃体和腭舌弓慢性充血,黏膜呈暗红色。隐窝口可见黄色或白色干酪样点状物;这些点状物有时需要用压舌板挤压腭舌弓才能自隐窝内排出。扁桃体大小不定,儿童、青年的扁桃体增生肥大,成人扁桃体多已缩小,表面可见瘢痕,凹凸不平,与周围组织常有粘连。下颌角淋巴结常肿大。

4. 实验室检查　检查血沉、抗链球菌溶血素、血清黏蛋白、心电图等,在"病灶"扁桃体(即在急性发作后出现并发症,如肾炎、心肌病、风湿性关节炎、低热等)病例中结果异常。

【评估要点】

1. 健康史

(1) 评估患者发病前有无反复咽痛、感冒、急性扁桃体炎及相关并发症(如肾炎、风湿热、心脏病等)发作史。

(2) 了解有无受凉、劳累、工作环境不良、内分泌及自主神经功能异常等诱因。

2. 身体状况

(1) 观察患者有无急性扁桃体炎反复发作史或扁桃体周围脓肿病史,有无咽干、发痒、异物感、微痛及刺激性咳嗽等。

(2) 评估患者是否出现睡眠打鼾、呼吸不畅、吞咽或言语共鸣障碍等。

(3) 呼吸系统疾病流行季节及凝血功能障碍、发热、咳嗽、月经期、妊娠期患者不宜手术。

3. 心理-社会状况　慢性扁桃体炎平时无明显症状,患者多不重视。疾病反复发作,有并发症发生或者准备手术时,患者往往表现出紧张或恐惧等心理状况。因此,护士应评估患者及其家属对疾病的认知程度及情绪状况。了解患者的年龄、饮食习惯,生活和工作环境,有无理化因素的长期刺激等。

【护理问题】

1. 焦虑　与不了解相关疾病知识、害怕术后疼痛及担心手术效果有关。

2. 知识缺乏：缺乏疾病预防、治疗、康复知识。

3. 有出血的危险　与手术创伤、剧烈咳嗽有关。

4. 有感染的危险　与患者免疫力下降或不注意口腔卫生有关。

5. 疼痛　与手术创伤或继发感染有关。

【护理措施】

1. 术前护理

（1）疾病宣教：向家属及患者介绍睡眠打鼾、呼吸不畅、吞咽或言语共鸣障碍的原因及导致并发症的危害。

（2）心理护理：向患者及其家属介绍扁桃体切除手术目的、意义及注意事项。

（3）遵医嘱完善相关检查，如血常规、凝血功能、心电图等。

（4）术前保持口腔清洁，每日刷牙、漱口液漱口。

2. 术后护理

（1）保持呼吸道通畅：扁桃体切除术后，全麻者术后取平卧位，头偏向一侧，局麻者可取半卧位。及时吐出口腔内的唾液、血液，防止误吸或窒息。

（2）病情观察

1）密切监测生命体征变化：给予心电监测，监测血压、脉搏、呼吸，观察面色情况并做好记录。

2）观察出血情况：嘱患者少说话，避免咳嗽，将口内分泌物及时吐出，不要咽下，一般在唾液中混有少量血丝为正常现象，如持续口吐鲜血则提示有活动性出血，应立即检查手术部位，采取止血措施，注意出血量及颜色，观察患儿有无频繁的吞咽动作，如有异常应立即告诉医生及时处理。给予患者冰袋冷敷两侧颌下部，减少出血，减轻疼痛。

（3）咽痛的护理：评估疼痛程度，鼓励患者采取分散注意力的方法缓解疼痛；可行两侧颌下部冰敷、针刺或穴位按摩，避免剧烈咳嗽，必要时遵医嘱给予镇静剂减轻疼痛；术后第2天鼓励患者多说话，多进食，促进切口愈合，防止瘢痕挛缩。

（4）饮食指导：全麻清醒后进食冷流质饮食，术后1~3d进食流质饮食，4~6d进食半流质饮食，7~14d进食软食，2周后方可进食正常饮食。避免辛辣刺激、带渣、生硬、过热食物。

（5）生活护理：术后当天不漱口，口中分泌物轻轻吐出，口腔残留的血性分泌物用棉签或棉球清除，术后24h开始漱口，注意保持口腔清洁，漱口时冲洗力度不可过大，以免损伤创面，向患者解释术后24h扁桃体窝会形成一层具有保护作用的白膜，勿用力擦拭，以免出血，口腔内分泌物带有少量血丝属正常现象，无须担心，做好口腔护理，可用1∶5 000的呋喃西林漱口液漱口，防止口腔感染影响术后伤口愈合。

【健康指导】

1. 生活指导

（1）以无渣、无刺激性饮食为主，加强营养，1个月内忌食辛辣刺激、带渣饮食。

（2）增强体质，防止感冒引起的咳嗽，1个月内避免剧烈运动、大声说话。

2. 疾病知识指导

（1）保持口腔清洁，每日早晚刷牙，餐后可用漱口液漱口或淡盐水漱口。

（2）术后建议抗生素治疗 3~5d。

（3）告知患者术后 7~10d 后覆盖在创面上的白膜会脱落,有时会有少量的出血,可口咽部含冰块止血,若出血多时要及时就诊。

（4）与患者及其家属建立微信、短信联系,解答扁桃体切除术后患者在家庭中出现的疼痛等问题,促进患者康复。

（赵 琦）

第三节 腺样体肥大患者的护理

正常生理情况下,儿童 6~7 岁时腺样体发育最大,10 岁以后逐渐萎缩,到成人则基本消失。若腺样体增生肥大且引起相应症状者称为腺样体增殖或腺样体肥大。本病多发生在 3~5 岁儿童,成年人罕见。本病常见原因为鼻咽部及其毗邻部位或腺样体自身炎症反复刺激,使腺样体发生病理性增生。

【临床表现】

1. 全身症状 主要为慢性中毒及反射性神经症状,表现为营养不良、反应迟钝、注意力不集中、夜惊、磨牙、遗尿等症状。

2. 局部症状

（1）耳部症状:咽鼓管咽口受阻,将并发分泌性中耳炎,导致听力减退和耳鸣,有时可引起化脓性中耳炎。

（2）鼻部症状:常并发鼻炎、鼻窦炎,有鼻塞及流鼻涕等症状。说话时呈闭塞性鼻音,睡眠时发出鼾声、张口呼吸。严重者可引起阻塞性睡眠呼吸暂停低通气综合征。

（3）咽、喉及下呼吸道症状:分泌物刺激呼吸道黏膜,常引起阵咳,易并发气管炎。

（4）长期张口呼吸,可影响面颌骨发育,出现上颌骨变长、腭骨高拱、牙列不齐、上切牙突出、唇厚、缺乏表情,出现所谓"腺样体面容"(adenoid face)。

3. 检查

（1）可见部分患者呈"腺样体面容"。咽部充血,咽后壁附有脓性分泌物,硬腭高而窄,常伴有腭扁桃体肥大。

（2）间接鼻咽喉镜检查可见鼻咽部红色块状隆起,鼻咽部顶后壁有柔软的淋巴组织团块,不易出血。鼻咽 X 线侧位片、CT 扫描、纤维鼻咽镜检查有助于诊断。

【评估要点】

1. 健康史 评估患者有无急慢性鼻咽炎反复发作史,是否存在慢性扁桃体肥大及炎症反应。

2. 身体状况 评估患者鼻腔通气情况,有无呼吸困难、张口呼吸、说话含混不清。既往患儿有无喂养困难表现。

3. 心理－社会状况 评估患者及其家属心理状况,评估不同年龄、文化程度的患者对疾病的认识程度。

【护理问题】

1. 照顾者角色紧张　与缺乏照顾患儿健康知识有关。

2. 有出血的危险　与手术创伤有关。

【护理措施】

1. 术前护理

（1）体位指导：嘱患者睡眠时取侧卧位或抬高床头 15°~30°，以减轻或缓解阻塞症状；如儿童患者憋气时间过长，应将其推醒。

（2）呼吸方式指导：指导患者正确的擤鼻方法，睡眠时伴张口呼吸患者可湿化空气以避免口腔干燥带来的不适。

（3）用药指导：指导患者及其家属正确鼻腔点药方法，告知用药名称及目的。

2. 术后护理

（1）观察鼻腔伤口渗血情况：如为少许淡红色或带血丝分泌物，属正常现象；若出现大量新鲜血液不断流出，提示为大量活动性出血，应安抚患者，给予床头抬高及冷敷前额部并立即通知医生，遵医嘱给予止血药，备好抢救物品及药品，必要时协助医生准备急诊手术探查止血。

（2）避免术后剧烈咳嗽或打喷嚏：指导患者将口鼻腔分泌物轻轻吐出，勿咽下，以便观察分泌物颜色、性质及量；观察患者有无频繁吞咽动作，以防术后出血。

（3）意识清醒后给予半卧位，保持呼吸道通畅，遵医嘱使用缓解鼻塞症状的滴鼻剂。

（4）全麻术后意识清醒者可进食温凉半流质饮食。

3. 心理护理　做好患者及其家属的心理疏导工作，讲解相关疾病知识，减轻患者及其家属的顾虑。

【健康指导】

1. 生活指导　增强机体抵抗力，多饮水，注意保暖，预防上呼吸道感染，术后 2 周内避免剧烈运动。注意口腔卫生，禁烟酒及辛辣刺激性食物，选择富含维生素和蛋白质的饮食。

2. 疾病知识指导　保持鼻腔通畅，必要时可遵医嘱使用缓解鼻塞症状的滴鼻剂，告知患者及其家属药物名称、目的、使用时间及用法。掌握正确擤鼻的方法。术后 2~3 周门诊复诊。

（曾继红）

第四节　阻塞性睡眠呼吸暂停低通气综合征患者的护理

阻塞性睡眠呼吸暂停低通气综合征是指睡眠时上气道塌陷阻塞引起的呼吸暂停和低通气，通常伴有打鼾、睡眠结构紊乱、频繁发生血氧饱和度下降、白天嗜睡、注意力不集中等病症，并可导致高血压、冠心病、糖尿病等，进而导致多器官、多系统损害。此综合征是最常见的睡眠呼吸紊乱疾病。该病可发生在任何年龄阶段,以中年肥胖男性发病率最高。OSAHS不仅严重影响患者的生活质量和工作效率,而且易并发心脑血管疾病,具有潜在的危险性,小儿病情严重者可影响其生长发育。

【临床表现】

1. 全身症状

(1)晨起头痛、口干:由于夜间反复发生低氧血症和脑灌注量降低,造成患者的血压和血流动力学改变、高碳酸血症,引起脑水肿,影响血液循环,进而出现颅内压增高导致头痛。患者整夜张口呼吸,口腔水分流失,起床后口干舌燥。

(2)认知功能减退:白天嗜睡,夜间反复发生低氧血症导致睡眠中断,会导致患者的睡眠片段化,这种夜间低氧血症和睡眠剥夺导致 OSAHS 患者日间嗜睡、情绪异常和认知功能损害,表现为记忆力减退、注意力不集中、工作效率下降、脾气暴躁等。

2. 局部症状

(1)睡眠期间憋气:由于 OSAHS 患者睡眠时反复发生上气道狭窄或上气道顺应性下降,表现为鼻和口腔气流微弱或无气流通过现象,患者出现憋气,憋气时间为数秒到数十秒不等。

(2)鼾声:睡眠期间上气道呼吸气流通过时冲击黏膜边缘和黏膜表面分泌物引起震动发出的声音就是鼾声,其部位始于鼻咽,直至会厌,包括软腭、悬雍垂、扁桃体、舌根、咽肌等。

3. 体征

(1)一般征象:成年患者多数比较肥胖或明显肥胖,颈部粗短,部分患者有明显的上、下颌骨发育不良,部分患者外鼻窄小。儿童患者一般发育较同龄人差,可有颅面发育异常。

(2)上气道征象:口咽腔狭窄,可见扁桃体肥大、软腭肥厚松弛、悬雍垂肥厚过长、舌根或舌体肥厚、舌根淋巴组织增生、咽侧索肥厚;部分患者还可见腺样体肥大、鼻中隔偏曲、鼻甲肥大、鼻息肉等。

【评估要点】

1. 健康史 评估患者身高、体重、颈围;询问患者是否有睡眠时呼吸不畅、夜间睡眠打鼾程度以及憋醒的频率和时间、家族中有无肥胖和鼾病患者;询问夜尿频率、脾气是否有改变及记忆力是否下降等。

2. 身体状况 评估患者既往身体情况,如是否有糖尿病、甲状腺功能低下、高血压、心脏病等全身性疾病。

3. 心理-社会状况 评估患者的心理状况,是否烦躁、易怒;了解不同年龄、文化程度的患者对疾病的认知程度及社会支持情况。

【护理问题】

1. 睡眠型态紊乱 与睡眠时频繁憋气、觉醒有关。

2. 有受伤的危险 与患者白天嗜睡有关。

3. 有窒息的危险 与全麻手术后局部水肿、出血有关。

4. 疼痛 与手术创伤有关。

5. 潜在并发症:出血、感染、鼻咽反流。

6. 知识缺乏:缺乏与阻塞性睡眠呼吸暂停低通气综合征相关的预防和保健知识。

【护理措施】

1. **心理护理** 向患者及其家属讲解手术过程、术后注意事项及应对措施,争取配合。指导患者通过听音乐、看电视等方式分散注意力,以减轻疼痛和缓解紧张情绪。

2. **体位护理** 协助患者采取并维持侧卧位睡眠,可使用安眠枕或睡衣后缝制小球的办法,有利于保证患者头向一侧或保持侧卧位。

3. **减少危险因素** 避免服用安眠药,适当减肥,防止上呼吸道感染。

4. **病情观察**

(1)严密观察患者呼吸情况,及时吸出口咽腔分泌物,保持呼吸道通畅。

(2)细心听取患者主诉,观察心律、血压、呼吸情况,遵医嘱吸氧,及时发现有无心血管并发症发生。

(3)观察患者睡眠时打鼾症状是否改善及有无鼻腔堵塞情况出现。

5. **疼痛护理** 手术当日疼痛较剧烈,可给予冰袋冷敷颈部。嘱患者咳嗽、打喷嚏时用舌尖抵住上腭,以减轻伤口缝合处的张力,减轻疼痛。室内可放置加湿器,避免张口呼吸引起咽干而加重疼痛。

6. **饮食护理** 给予合理饮食,防止伤口出血,术后6h开始进冷流质饮食,3d后可进半流质饮食,1周后可改为软食,以后酌情逐渐过渡到普食。嘱患者应小口进食,少量多餐。

【健康指导】

1. **生活指导**

(1)出院后根据手术范围继续进软食至术后2周或1个月,饮食中注意不要有带刺、坚硬或有棱角的食物,预防术后迟发的再次出血;注意口腔卫生,进食后漱口,预防切口感染。

(2)进行体育锻炼,保持适宜体重,控制饮食,不食甜食及含脂肪高的食物,增加活动量,必要时制订减肥计划并落实。

(3)嘱患者禁烟酒,尤其是临睡前不饮酒,不使用镇静剂,采取侧卧位。

(4)告知患者出院后1个月手术效果才比较明显,6~12个月疗效才稳定,嘱其勿急躁,遵医嘱按时复诊。

2. **疾病知识指导**

(1)嘱患者半年后复查多导联睡眠监测。

(2)对患有高血压、心脏病、糖尿病的患者,应指导其积极治疗原发病。

(3)告诫患者不宜从事驾驶、高空作业等有潜在危险的工作,以免发生意外。

(杨 慧)

第五节 咽部脓肿患者的护理

咽部脓肿是咽部化脓性炎症继发脓肿,包括扁桃体周脓肿、咽后脓肿、咽旁脓肿。

扁桃体周脓肿是发生在扁桃体周间隙内的化脓性炎症,初起为蜂窝组织炎,继之形成脓肿,多见于青中年,多单侧发病。本病常继发于急性扁桃体炎,尤其是慢性扁桃体炎急性发作者。常见致病菌有金黄色葡萄球菌、乙型溶血性链球菌、甲型草绿色链球菌和厌氧菌属等。

咽后脓肿为咽后隙的化脓性炎症,分为急性型和慢性型两种。急性型多见于 3 岁以下婴幼儿的咽后隙化脓性淋巴结炎、咽部异物及外伤后感染或邻近组织炎症扩散进入咽后隙导致咽后脓肿,致病菌与扁桃体周脓肿相似。慢性型多由咽后隙淋巴结结核或颈椎结核形成的寒性脓肿所致。

咽旁脓肿为咽旁的化脓性炎症,早期为蜂窝组织炎,继而形成脓肿。本病多由邻近组织或器官的化脓性炎症、咽部外伤及异物经血流和淋巴系统感染引发。致病菌多为溶血性链球菌,其次为金黄色葡萄球菌、肺炎链球菌等。

【临床表现】

1. 全身症状　患者可有畏寒、高热、头痛、肌酸痛、全身乏力及食欲减退等,严重时呈衰竭状态。

2. 局部症状

（1）扁桃体周脓肿:初起如急性扁桃体炎症状,3~4d 后一侧咽痛加剧,吞咽时尤甚,疼痛常向同侧耳部或牙齿放射。再经 2~3d 后,疼痛更剧烈,吞咽困难。患者头偏向患侧,颈项可呈假性强直。口微张流涎,言语含混不清。喝水时常有鼻腔反流。重者因翼内肌受累而有张口困难。

（2）咽后脓肿:急性型起病较急,常有呼吸困难,其程度视脓肿大小而定,入睡时加重,可有鼾声。慢性型起病缓慢,病程较长,无咽痛,随脓肿的增大,患者逐渐出现咽部阻塞感。

（3）咽旁脓肿:主要表现为咽痛及颈侧剧烈疼痛,吞咽障碍,言语不清,张口困难。

3. 检查　患者呈急性面容,患侧黏膜充血,红肿隆起,扁桃体周脓肿者可见扁桃体被下推,咽后脓肿者可见患侧或双侧颈淋巴结肿大压痛,咽旁脓肿者颈部僵直。通过间接鼻咽喉镜检查、颈侧位 X 线片、颈部 B 超或 CT 检查,可发现脓肿形成,必要时可穿刺抽脓明确诊断。血常规提示白细胞、中性粒细胞显著增高。

【评估要点】

1. 健康史

（1）评估患者有无上呼吸道感染史,有无咽炎、扁桃体炎等邻近器官炎症。

（2）评估近期有无咽部异物、外伤、慢性扁桃体炎急性发作史,以及医源性操作损伤史。

（3）评估患者有无咽后隙淋巴结结核、颈椎结核等结核病史。

（4）评估病程长短,疼痛的部位、程度、性质,症状是否减轻或加重。

（5）评估患者有无胃炎、胃溃疡病、糖尿病史。

2. 身体状况　观察患者是否为急性面容,有无畏寒、高热、头痛、肌酸痛、全身乏力及食欲减退等全身症状。观察患者有无咽喉部剧烈疼痛、吞咽困难、口水增多、说话含混不清等局部症状。询问患者既往身体状况,是否有类似情况的发病史。

3. 心理-社会状况　评估患者及其家属心理状况,评估不同年龄、文化程度的患者对疾病认识的程度。

【护理问题】

1. 体温过高　与化脓性感染致脓肿形成有关。

2. 疼痛　与咽部脓肿形成、穿刺抽脓及手术切开排脓有关。

3. 焦虑 与疼痛、担心疾病预后有关。

4. 营养失调：低于机体需要量 与咽痛所致食欲减退、进食困难有关。

5. 活动无耐力 与高热、进食不足致身体虚弱有关。

6. 有窒息的危险 与脓肿压迫喉腔，并发喉头水肿有关。

7. 有体液不足的危险 与吞咽疼痛、食欲减退、进食困难及高热有关。

8. 知识缺乏：缺乏与咽部脓肿相关的预防和保健知识。

9. 潜在并发症：出血、血栓性静脉炎、脓毒血症。

【护理措施】

1. 穿刺抽脓和切开排脓

（1）切口护理：注意观察口腔内和颈外切口有无渗血、渗液、流脓性分泌物，遵医嘱给予止血药物。

（2）引流护理：妥善固定引流管，保持引流通畅，观察引流液的颜色、性质及量。

（3）体位指导：对于从口咽部入路、需多次排脓的患者，建议使用侧位或俯卧位引流脓液，避免误吸。

2. 保持呼吸道通畅

（1）对脓腔形成者，谨防脓肿破溃。密切观察呼吸、血氧饱和度的变化，必要时吸氧，床旁备急救用物，警惕窒息的发生。

（2）对于合并高血压、糖尿病、认知障碍以及曾接受过头颈部放疗者需特别警惕，密切监护。

3. 用药护理 遵医嘱给予足量的抗生素及激素药物，并观察用药后的疗效和不良反应；给予患者支持治疗，注意评估患者的摄入量，保持水电解质的平衡。

4. 观察体温变化 调节室内温湿度，保持空气流通，及时发现和处理高热。

5. 口腔护理 注意做好口腔护理，进食后用漱口液漱口。对于口咽部切开排脓和穿刺抽脓的患者，指导其吐出口中分泌物，勿咽下。

6. 饮食护理 指导患者进食清淡、易消化、高营养的温凉流质或软食，避免进食刺激性食物。对于合并糖尿病者，尤应加强饮食宣教。

7. 心理护理 护理人员应帮助患者了解发病的原因，治疗的目的、方法及预后，以消除患者紧张、焦虑等负面心理，使患者保持情绪稳定，树立信心，积极配合治疗与护理，以取得最佳的治疗效果。

【健康指导】

1. 生活指导

（1）指导患者合理休息，加强锻炼，增强抵抗力。

（2）指导患者养成良好的进食习惯，进食时不要讲话。

（3）对于精神异常、酒醉、昏迷者加强监护。

（4）忌食辛辣刺激、坚硬、带刺食物，以免引起咽部不适。

2. 疾病知识指导

（1）咽喉部有异物时要及时就医取出，如症状加重需立即就医。

（2）糖尿病患者尤其注意规范治疗，以免感染难以控制。

（3）积极防治咽部、颈部外伤及异物残留。扁桃体炎急性发作致扁桃体周围脓肿者，待病情稳定,需视情况行扁桃体切除手术。

（4）有颈椎结核者,进行正规抗结核病治疗。

（曾继红）

第六节　咽部异物患者的护理

咽部异物是耳鼻喉科常见急症之一,常见原因有:匆忙进食,误将鱼刺、肉骨、果核等咽下;儿童常将玩物含入口中,哭闹、嬉笑或跌倒时,异物坠入喉咽部;精神异常、昏迷、酒醉或麻醉未醒时发生误咽;老年人义齿脱落坠入喉咽;企图自杀者,有意吞入异物;医疗手术中误将止血棉球、纱条、缝针等留于鼻咽部、扁桃体窝中,未及时清除而形成异物。

【临床表现】

1. 咽部有异物刺痛感,吞咽时症状明显,部位比较固定。

2. 如刺破黏膜,可见少量血性唾液。

3. 异物大多存留在扁桃体窝内、舌根、会厌谷、梨状窝等处。

4. 检查　口咽视诊、鼻咽喉镜检查及间接喉镜检查时较易发现。X线摄片可发现不透X线的异物及其形态、大小和位置。对于可疑穿透咽部黏膜的异物,可结合CT或MRI检查影像,判断异物位置、形态、大小,以及是否有脓腔形成。

【评估要点】

1. 健康史

（1）评估患者近期有无异物咽下病史。

（2）评估患者精神状态,有无意识不清、醉酒等情况发生。

（3）评估异物种类、大小、形状和可能存留的时间。

（4）评估患者有无糖尿病等基础疾病。

2. 身体状况　观察患者是否存在咽部异物刺痛感、血性唾液、发热、吞咽及呼吸困难、烦躁不安、三凹征等。

3. 心理-社会状况　评估患者及其家属心理状况,评估不同年龄、文化程度的患者对疾病的认识程度。

【护理问题】

1. 疼痛　与咽部异物有关。

2. 体温过高　与异物存留引发感染和/或脓肿有关。

3. 有窒息的危险　与异物过大阻塞气道或脓肿破溃阻塞呼吸道有关。

4. 知识缺乏:缺乏安全意识及与本病相关的预防和保健知识。

【护理措施】

1. 咽部异物取出　口咽部异物可用镊子夹出;舌根、会厌、梨状窝等处异物,可在间接喉镜或纤维喉镜下用异物钳取出。对已继发感染者,应用抗生素控制炎症后再取出异物。异物穿入咽壁而并发咽后或咽旁脓肿者,酌情选择经口或颈侧切开排脓,同时取出异物。

2. 气道护理　咽部异物史一旦明确应尽早就诊。保持呼吸道通畅,密切观察患者呼吸情况,如呼吸困难明显,应及时通知医生,做好气管切开准备。及时清理口腔内分泌物,以防发生误吸。

3. 用药护理　遵医嘱给予足量抗生素及激素药物,并观察疗效和不良反应。遵医嘱给予患者冷敷贴降温或使用止痛药。

4. 病情观察　密切观察患者动态病情变化,警惕脓肿形成。注意观察患者生命体征变化,发现异常,及时通知医生给予处理。

5. 饮食护理　指导患者进食清淡、易消化、高营养温凉流质或软食,避免进食刺激性食物。

6. 口腔护理　保持口腔清洁,告知患者按时刷牙,餐后及睡前使用漱口液漱口。

7. 心理护理　帮助患者了解发病的原因,治疗目的、方法及预后,以消除患者负面情绪,使患者树立信心,积极配合治疗和护理。

【健康指导】

1. 生活指导

(1)养成良好的进食习惯,进食时不要讲话,尤其是吃鱼类等多刺、多骨食物时。

(2)加强安全指导,定期口腔科随访,儿童的玩具宜大不宜小,防止儿童误吞。

(3)对于精神异常、酒醉、昏迷者加强监护。

(4)指导患者加强锻炼,增强抵抗力。

(5)忌食辛辣刺激、坚硬、带刺食物,以免引起咽部不适。

2. 疾病知识指导

(1)咽喉部有异物时要及时就医取出,忌用饭团吞下,以防异物陷入越深。

(2)糖尿病患者尤其注意规范治疗,以免感染难以控制。

(曾继红)

第七节　咽异感症患者的护理

咽异感症泛指除咽喉部位疼痛感之外的咽部异样感觉,如异物阻塞感、压迫感、干燥感、灼热感、痰液附着感等,病程长短不一,长可达数年,短则数天,发病者多为成年女性。该疾病又被称为"咽部癔球症",祖国医学称此症为"梅核气"。产生咽异感症的病因极为复杂,其发病机制及有关的生理和病理变化还有待进一步探讨,目前认为咽异感症的产生既可以由器质性病变引起,也可以由非器质性病变引发,精神因素和器质性病变可同时存在。

【临床表现】

1. 全身症状

(1)器质性病变引起的咽喉症状主要有以下方面:①咽部疾病,如咽喉部的炎症、肿块、肿瘤等均可引起咽异感症。②邻近器官疾病,如胃食管反流性疾病、甲状腺肿瘤、亚急性甲状腺炎、茎突过长、鼻窦炎等。③远离器官的病变,如胃十二指肠溃疡、幽门痉挛等。④其他全身因素,如重症肌无力、严重的缺铁性贫血、自主神经功能紊乱、更年期综合征等。患者除有咽部局部异常感觉外,还具有这些疾病的相关临床表现,如颈部酸胀感、头晕、耳鸣、心慌、胸闷、自汗、潮热、月经不规则、失眠、多梦、倦怠感、胃灼热、反酸、胸骨后疼痛等症状。

（2）精神因素是该症状的重要发病因素之一,躯体化障碍常伴有焦虑和抑郁,咽异感症在临床上会产生多种情绪障碍,其中有半数以上患者呈抑郁状态,几乎全部患者均有强迫的特征。同时,咽部异常感觉还可增加患者的情绪紧张,从而加重病情,形成身心反应的恶性循环。病程较长的患者还常伴有周身疲乏无力、入睡困难、多梦、胸闷、气短等症状。

2. 局部症状

（1）无形异常感觉:患者感到咽部或颈部中线有团块阻塞感、烧灼感、痒感、紧迫感、黏着感等。

（2）有形异常感觉:患者感到咽部或颈部中线有异物感,如片状、条索状、颗粒状、球状异物感等。

（3）上述感觉常位于咽中线或偏于一侧,多在环状软骨或甲状软骨水平,其次在胸骨上区,较少在舌骨水平,少数位置不明确或有移动性,或感觉团块组织堵塞咽部,不能随吞咽而下,同时也不能随黏痰吐出,在空口做吞咽动作时症状加重,但无吞咽困难,进食不受影响。

3. 专科检查　有咽部器质性病变患者,经纤维喉镜检查可见局部有炎性病变、囊肿形成或局部肿物等;有咽喉反流性疾病患者,纤维喉镜检查可见局部水肿、黏膜肥厚、溃疡等病变存在;茎突过长患者可通过 X 线检查或 CT 扫描证实发现;鼻窦炎患者行鼻内镜检查,可见鼻黏膜肿胀、黏液性分泌物增多等表现;远离咽部的疾病及其他因素如精神因素引起的咽异感症,在喉科专科检查中可无异常改变。

4. 实验室检查　缺铁性贫血患者血常规检查可显示血红蛋白下降、红细胞压积下降等;甲状腺病变患者可见甲状腺功能检查异常;更年期综合征患者可见血清卵泡刺激素、黄体生成素异常等;单纯精神因素引起的咽异感症实验室相关检查也可能正常。

【评估要点】

1. 健康史

（1）评估患者有无咽部器质性疾病,如咽炎、扁桃体炎、咽部憩室等疾病。

（2）评估患者有无咽部邻近器官器质性疾病史,如胃食管反流性疾病、食管痉挛、甲状腺疾病、颈椎病病史等。

（3）评估患者有无远离咽部的胸腔疾病或上腹部疾病病史,如肺部肿瘤、胃炎、胃十二指肠溃疡病史等。

（4）评估患者有无重症肌无力、严重的缺铁性贫血、自主神经功能紊乱、更年期综合征等。

2. 身体状况　评估患者咽部异样感觉的性质、程度、部位、病程等。

3. 心理－社会评估　评估患者及其家属的心理状况,评估患者有无抑郁症等病史,关注患者情绪变化与咽部异样感觉的关系;评估患者家属心理状况及对患者的支持状况;评估不同年龄、文化程度的患者对疾病的认识程度。

【护理问题】

1. 舒适度改变　与咽部异样感觉有关。

2. 焦虑　与咽部异样感觉有关。

3. 知识缺乏:缺乏有关咽异感症的预防保健知识。

【护理措施】

1. 饮食护理 指导患者进食清淡、易消化饮食,少食多餐。忌辛辣、煎炒等刺激性食物,适当增加富含蛋白质、营养丰富的食物。对于存在咽喉反流性疾病的患者,还应强调避免食用以下食物:①降低食管括约肌肌力的食物,如巧克力、咖啡、酒精等。②直接刺激咽喉黏膜层的食物,如浓茶、柑橘类水果、大蒜等。③可能将酸性胃内容物带到咽喉部刺激黏膜的食物,如碳酸饮料、啤酒等。

2. 用药护理 中医常从疏肝解郁、降逆化痰等方面入手,常用方是半夏厚朴汤、逍遥散、五花饮等。缓解局部症状可应用清咽利嗓中成药如金嗓利咽丸、健民咽喉片等对症治疗。对有咽喉反流性疾病患者可应用 H_2 受体阻滞剂或质子泵抑制剂等药物。此外,还可应用镇静药物如安定等减轻患者的焦虑、恐惧,抑制异常精神活动,改善休息和睡眠。注意观察患者用药后的反应,应用镇静药物患者注意观察患者睡眠状况及精神状况。

3. 穴位封闭护理 咽异感症的对症治疗可采用颈部穴位封闭法,常用穴位有廉泉穴、人迎穴等,此类患者需要做好穴位注射前后的护理,穴位注射时应注意避开血管、神经,控制药物剂量,注射速度要缓慢。

4. 病情观察 观察患者咽部异样感觉的发展变化,对有其他器质性病变或全身性疾病患者注意观察相应疾病的临床表现及变化。

5. 心理护理 详细倾听患者的叙述,用中肯的语言讲解该疾病的原因、治疗及预后等,以消除患者紧张、焦虑等负面情绪。转移患者注意力,避免患者注意力过多集中在咽部异样感受上,使患者保持情绪稳定,树立信心积极配合治疗与护理。

【健康指导】

1. 生活指导

(1)养成良好的生活习惯,避免精神紧张、过度劳累,戒烟戒酒。

(2)避免接触粉尘、刺激性气体等。

(3)合理用嗓,指导患者正确发声,避免高声呼喊等过度用嗓的状况。

2. 疾病指导

(1)对有空咽习惯的患者,指导其转移注意力,避免注意力过度集中在咽部,避免因空咽导致的咽部异样感觉的加重。

(2)对于存在咽喉反流性疾病的患者,指导患者餐后 3h 内避免平卧,睡眠时抬高床头等。坚持合理用药以减轻胃食管反流症状,改善咽部异样感觉症状。

(3)指导患者保持口腔清洁,进食后用漱口液漱口,预防口腔疾病。

(李秀雅 南 方)

第八节 鼻咽纤维血管瘤患者的护理

鼻咽纤维血管瘤为鼻咽部最常见的良性肿瘤,由致密结缔组织、大量弹性纤维和血管组成,常发生于 10~25 岁青年男性,男女性别之比为(14~20):1。肿瘤起源于枕骨基底部、蝶骨体及翼突内侧的骨膜。

病因不明,部分学者认为血管纤维瘤是性激素不平衡,通过垂体 – 性腺轴作用提高性激素的分泌水平,刺激血管纤维组织的增生。肿瘤多起源于枕骨底部、蝶骨体及翼突内侧的骨膜。瘤体由胶原纤维及多核成纤维细胞组成网状基质,其间分布大量管壁薄且无弹性的血管,这种血管受损后极易出血。肿瘤常向邻近组织扩张生长,通过裂孔侵入鼻腔、鼻窦、眼眶、翼腭窝及颅内。

【临床表现】

1. 症状　可因肿瘤原发部位、大小、生长速度、扩展方向及有无并发症而异。

（1）出血:最常见的症状,常为鼻腔或口腔阵发性出血。由于反复大量出血,患者常有不同程度的贫血。

（2）鼻塞:肿瘤可堵塞后鼻孔并侵入鼻腔,引起单侧或双侧鼻塞,可伴有流涕、闭塞性鼻音等。

（3）其他症状:由于瘤体不断增长引起邻近骨质压迫吸收和相应器官的功能障碍,肿瘤侵入邻近结构则出现相应症状。如浸入眼眶则出现眼球突出,视神经受压,视力下降;侵入翼腭窝引起面颊部隆起。

2. 鼻咽镜检查　可见表面光滑、圆形或呈结节状的肿瘤,色淡红,表面有明显的血管纹,有时可见肿瘤侵入鼻腔或推压软腭突出于口咽。

3. 触诊　典型者质硬如骨,不能推动,可触知根部在颅底,与周围组织可有粘连,但血管成分较多者则质较软。

【评估要点】

1. 健康史

（1）评估患者鼻部阻塞持续的时间、出血的频率、出血量。

（2）评估患者有无耳部症状、面部有无隆起、张口是否正常、是否存在贫血状况、视力情况如何等。

（3）了解患者有无家族史,局部有无长期慢性炎症病史。

2. 身体状况

（1）鼻腔状况的评估:阵发性鼻腔和 / 或口腔出血,为鲜红色血液。一侧或双侧鼻塞,伴流涕、闭塞性鼻音、嗅觉减退等。

（2）局部压迫症状的评估:评估患者有无因肿瘤压迫局部引起的症状,如头痛、脑神经瘫痪、视力障碍、眼球移位、面部畸形、耳鸣、听力下降等。

（3）全身症状的评估:有无不同程度的贫血。

3. 心理 – 社会状况评估

（1）评估患者的情绪状况:患者因反复鼻出血,易产生恐惧、焦虑等情绪。

（2）评估患者的家庭支持情况:肿瘤较大的患者产生局部压迫症状或存在面部外形的改变,患者会出现自我形象的紊乱。

（3）评估不同年龄、文化程度的患者对疾病的认知程度等。

【护理问题】

1. 焦虑　与担心手术及预后有关。

2. 知识缺乏:缺乏术前准备、术后自我保健等相关知识。

3. **急性疼痛** 与术后鼻腔、鼻咽填塞有关。

4. **有感染的危险** 与机体抵抗力下降、手术创伤及术后鼻咽填塞纱条有关。

5. **自理能力受限** 与术后疼痛、虚弱、补液等有关。

6. **有营养失调的危险：低于机体需要量** 与术后疼痛、吞咽障碍有关。

7. **有口腔黏膜异常的危险** 与张口呼吸、进食少、口腔环境改变有关。

8. **潜在并发症：出血、颅内并发症等。**

【护理措施】

1. 术前禁食水，剪去鼻毛，刮去胡须，以减少感染机会。由于鼻咽纤维血管瘤极易在术中出血，所以必须提前留取血标本，做好交叉配血实验，根据病情备足血量以防万一，保证患者得到充分的休息和睡眠。

2. **心理护理** 护理人员应以乐观的态度与患者交谈，讲解紧张情绪与治疗效果的利害关系，并举一些治愈患者的实例，增强患者战胜疾病的勇气，并增强患者对医护人员的信任感，使患者产生安全感，从而更好地配合治疗。

3. 局麻患者取半卧位，这样可减轻头部充血，对全麻未醒的患者则应采取平卧侧头位，使口腔分泌物能顺利流出，防止吸入气管及咽入胃内，造成窒息和呕吐。

4. 严密监测患者的生命体征，注意患者口中分泌物的颜色、性质和量，全麻未醒患者应注意患者有无吞咽动作，以便判断患者是否有活动性出血。术后可用冷毛巾或冰袋置于颈部两侧，使血管收缩，减少出血。

5. 术后 1~2d 内宜进流质或半流质、营养丰富、蛋白质含量高的饮食，饮食不宜过热；鼓励患者少量多餐；根据医嘱和患者的进食量适当补充静脉营养以帮助创面恢复。

6. 做好口腔护理，保持口腔清洁、湿润。为避免口腔及咽部干燥，可用湿纱布覆盖口唇。每次进食后用朵贝液漱口，口唇涂石蜡油或润唇膏预防干裂。

7. 术后 5~7d 内密切观察体温的变化，根据医嘱及时使用抗生素，预防感染。

8. 注意鼻腔填塞物是否在位，有无脱落，避免填塞物脱落引起窒息。

【健康指导】

1. 增加营养，选择含丰富维生素、蛋白质及含铁丰富的饮食，避免辛辣刺激性食物。

2. 纠正贫血，促进疾病的康复。

3. **活动与休息** 休养的环境应安静舒适、温湿度适宜，适当参加体育锻炼，增强体质。

4. 尽量避免上呼吸道感染，避免挤压或碰撞鼻部，纠正挖鼻及大力擤鼻的不良习惯，保持口鼻腔卫生，早晚刷牙，餐后漱口。

5. 保持良好的心态，避免紧张激动的情绪，保持愉快的心情，有利于疾病的康复。

6. 嘱患者出院后门诊定期复查，以观察术后恢复情况。出院后若出现持续发热、鼻腔有水样不凝固的液体流出或有活动性出血，应及时来院检查。

（许立华）

第九节 鼻咽癌患者的护理

鼻咽癌是一种发生于鼻咽黏膜上皮的恶性肿瘤,是我国高发肿瘤之一,占头颈部肿瘤发病率首位。鼻咽癌的发生主要与 EB 病毒感染、遗传易感性和环境等因素有关。根据 WHO 粗略统计,约 80% 的鼻咽癌发生在中国,广东、广西、福建、湖南等地为多发地区。男性发病率约为女性的 2~3 倍,发病年龄大多为中年,40~50 岁为高发年龄组,亦有青少年患者。鼻咽癌恶性程度较高,早期即可出现颈部淋巴结转移。

【临床表现】

由于鼻咽解剖部位隐蔽,鼻咽癌早期症状不典型,早期诊断较难,容易延误,应特别警惕。

1. **鼻部症状** 早期可出现回缩涕中带血,时有时无,多不引起患者重视;阻塞后鼻孔,引起鼻塞,始为单侧,继而发展为双侧;堵塞鼻呼吸道,出现闭塞性鼻音;阻塞鼻腔或晚期侵犯嗅黏膜 / 嗅神经可引起嗅觉减退或失嗅。

2. **耳部症状** 发生于咽隐窝的鼻咽癌,早期压迫或阻塞咽鼓管而引起单侧耳鸣、听力减退、耳内闷塞感、鼓室积液,易误诊为分泌性中耳炎。

3. **颈部淋巴结肿大** 占首发症状的 60%,易转移至颈深部淋巴结,呈进行性增大,质硬,不活动,无压痛,开始为单侧,继而发展为双侧。

4. **脑神经症状** 瘤体可经咽隐窝由破裂孔侵入颅内,常先侵犯 Ⅴ、Ⅵ 脑神经,后累及 Ⅱ、Ⅲ、Ⅳ 脑神经,从而引起面部麻木、头痛、眼球外展受限、上睑下垂、眼球固定等症状。瘤体直接侵犯或由转移淋巴结压迫 Ⅸ、Ⅹ、Ⅺ、Ⅻ 脑神经,引起舌肌萎缩、伸舌偏斜、呛咳、声嘶等症状。

5. **远处转移** 鼻咽癌晚期常向骨、肺、肝等部位转移,表现为骨痛、咳嗽、痰中带血、肝区疼痛等。

6. **鼻咽部检查** 所有可疑鼻咽癌患者均应行鼻咽镜检查,可见鼻咽顶前壁及咽隐窝处有小结节状或肉芽肿样隆起,表面粗糙不平,易出血;也可表现为黏膜,表面光滑。

7. **颈部触诊** 颈上深部可触及质硬、活动度差或不活动、无痛性肿大淋巴结。

8. **脑神经检查** 鼻咽癌的原发病灶常经破裂孔侵入颅内,脑神经易受侵犯。

9. **实验室检查** EB 病毒血清检查可以作为鼻咽癌诊断的辅助指标,能够有效地发现和筛选鼻咽癌。

10. **影像学检查** CT 扫描可指导临床分期及制订治疗方案。MRI 对软组织的观察和分辨优于 CT。PET-CT 检查可显示肿瘤有无远处转移,对鼻咽癌的诊断、随诊等有重要意义。

【评估要点】

1. **健康史** 了解患者发病前的健康状况,评估患者发病的危险因素,如有无 EB 病毒感染史,是否经常食用腌制等亚硝酸盐含量较高的食物,是否经常接触污染的空气,饮水情况如何,有无家族史等。

2. **身体状况** 观察患者有无回缩性血涕、鼻塞、耳鸣、听力减退、耳内闭塞感、颈部淋巴结肿大、头痛、面麻、上睑下垂、眼球固定、眼球外展受限、复视、斜视、视力减退或消失等症状。

3. **心理 – 社会状况** 因鼻咽癌早期症状不典型,易漏诊、误诊率高,一次活检阴性不能否定鼻咽癌的存在,部分患者需多次活检才能确诊,给患者造成了极大的心理压力。当患者出现颈部淋巴结肿大等典型症状时,疾病已达晚期,患者往往感到绝望。放射治疗后口腔干燥、口腔溃疡、疲劳、听力下降等症状将持续多年,患者易出现抑郁或焦虑。因此,应注意评估患者及其家属心理和情绪状况,文化程度及对疾病的认知程度,压力应对方式和家庭支持情况。

【护理问题】

1. 有鼻出血的危险 与肿瘤侵犯血管有关。

2. 疼痛:头痛 与肿瘤侵犯脑神经和脑组织有关。

3. 恐惧 与患肿瘤、害怕放化疗等有关。

4. 焦虑 与担心疾病预后有关。

5. 知识缺乏:缺乏鼻咽癌相关知识。

6. 有误吸的危险 与舌咽、迷走和舌下神经损伤有关。

7. 营养失调:低于机体需要量 与进食量不足有关。

8. 有皮肤完整性受损的危险 与接受放疗有关。

9. 口腔感染 与放疗对口腔组织结构造成损伤有关。

10. 进食自理缺陷 与口腔疼痛、张口困难影响进食有关。

【护理措施】

1. **鼻出血的护理**

(1)鼻腔出血者应根据出血量给予简单止血、鼻腔填塞或血管结扎等措施。

(2)根据医嘱,做好血型鉴定,完善输血前检查,随时准备输血。

2. **头痛的护理**

(1)评估头痛的性质、程度。

(2)头痛严重者遵医嘱及时给予镇痛剂,以减轻患者痛苦,并观察患者用药后反应。指导患者完成正规放疗或化疗,多数患者经治疗后头痛能明显减轻或消失。

3. **放疗的护理**

(1)饮食护理

1)营养宣教和管理:对患者及其家属进行营养知识宣教,让其充分认识到营养治疗对疾病康复的重要性,合理安排膳食可提高患者对放疗和化疗的耐受性。评估患者的营养状况、能量需要和吞咽障碍情况,进行个体化营养支持,即制订适合于患者的营养方案,并根据体重、吞咽障碍、胃肠功能等的变化及时调整。

2)营养食物的选择:以高蛋白、高维生素、低脂肪及含碳水化合物丰富的易消化的半流质和流质食物为主;增加水分摄入,每日饮水≥ 2 500ml;忌酸、辣、过热、粗糙、刺激性食物;增加要素饮食,可使用营养科提供的各类营养粉或蛋白质粉,将其调配成糊状的匀浆膳,这种匀浆膳更适合患者。

3)营养治疗方式的选择:患者胃肠功能良好,根据患者吞咽能力适当对食物进行不同程度的稠化,鼓励患者经口进食,进食速度不宜过快,少食多餐,以免引起误吸;存在解剖或原发疾病的因素不能经口进食者,可短期经鼻胃管进食,长期则需行经皮内镜下胃造口术(percutaneous endoscopic gastrostomy,PEG)或空肠造瘘术。当患者伴有胃肠功能障碍时,应采用肠外营养或肠外＋肠内联合营养。在肿瘤治疗的开始及过程中,除考虑尽早实行肠内营养干预外,当患者进食困难且不能满足日常所需时可适当给予肠外营养。

（2）皮肤护理

1）保护照射部位标记的清晰,不能私自涂改。

2）保持照射区域皮肤的清洁及干燥,减少对照射区域皮肤的摩擦,选择宽松、柔软、舒适的棉质衣物,保持床单位整洁、干燥、无渣屑。

3）照射区域内的皮肤禁止用碘酒、胶布等刺激性药物或化妆品,以免加重皮肤的放射性损伤。可用温水清洗,遵医嘱用药,如三乙醇胺乳膏软膏、重组人表皮生长因子凝胶和重组人表皮生长因子外用液等。

4）尽量不要暴晒或使冷风吹袭放射部位皮肤,且应避免日光直接照射,以免刺激皮肤。

（3）口腔护理

1）所有鼻咽癌患者在放疗之前应接受口腔科医生评估,并在放疗期间接受口腔科医生检查和治疗。

2）观察口腔黏膜情况,重视口腔黏膜的早期变化,及时采取恰当的护理措施,指导患者识别和预防并发症。

3）餐前及餐后需多漱口,保持口腔清洁卫生,注意刷牙时使用柔软牙刷,并坚持使用防龋牙膏刷牙,2~3 次 /d。

4）有口腔黏膜反应者,根据口腔 pH 选择合适的漱口液。口腔黏膜破溃疼痛者,可用含有局麻药物的漱口液。

5）必要时行超声雾化吸入。

（4）功能锻炼

1）漱口:进食后用温开水或淡盐水漱口,漱口时鼓颊与吮吸动作交替进行,充分含漱 1~3min,保持口腔清洁。

2）叩齿:上下牙齿轻轻叩打(或咬牙),2~3 次 /d,100 下 / 次,可坚固牙齿,充分锻炼咬合功能。

3）搓齿:口唇闭合,上牙与下牙交替进行前伸和侧向锻炼,50 下 / 次,2~3 次 /d,以锻炼咀嚼功能。

4）鼓腮:口唇闭合,用力使颊部鼓起如半球形,保持 10s 后还原;再用力吸纳,使颊部尽量凹陷,同样保持 10s 还原,可以预防颞颌关节及其周围肌肉组织的纤维化而引起的张口困难。

5）舌部运动:伸舌、卷舌、弹舌及舌尖绕牙周运动,2~3min/ 次,3~4 次 /d,可锻炼舌部肌肉,预防舌肌萎缩和功能退化。

6）咽津:做吞咽动作,使津液下咽,可刺激唾液腺分泌,温润咽喉部,减轻口舌干燥,并能运动舌头及颊部的肌肉,防止口腔功能退化。

7）张口活动:张口至最大限度维持 5s 再闭合嘴唇,或者可将暖瓶木塞分别放于两侧口角上下齿之间,咬住木塞,坚持 5min,3 次 /d。

8）颈部运动：仰头、低头、左右转头，顺时针轻柔转头，2~3min/ 次，3~5 次 /d。每天局部按摩颈部肌肉。注意动作轻柔、幅度不宜过大。

4. 心理护理

（1）建立良好的护患关系，向患者讲解放疗的意义、可能出现的并发症及原因，使患者理解并能坚持有效的预防和治疗，减少并发症的发生，以消除患者的恐惧感，树立战胜疾病的自信心。

（2）护理人员应多与患者交流，注意倾听，鼓励患者表达自己内心的感受，对患者的微小进步给予肯定及表扬，使其增强自信心，减少抑郁症的发生。

（3）指导患者正确对待疾病，运用合适的方法转移情感，消除紧张、焦虑、恐惧心理。

（4）鼓励家属、亲友关心和陪伴患者，争取相关社会团体的关爱，给予患者心理支持。

（5）营造舒适的休养环境，避免任何刺激或伤害患者自尊的行为及言语。

（6）做好患者家属的心理疏导。

【健康指导】

1. 生活指导

（1）普及健康知识，少食腌制品，如出现回缩性血涕、耳鸣、听力减退、颈部肿块、头痛、复视等应及时就诊。

（2）对有家庭遗传史者，应定期进行鼻咽癌的筛查，如免疫学检查、鼻咽部检查等。

（3）进食高蛋白、高热量、高维生素饮食，多喝水，多食蔬菜水果，以改善营养状态，增强机体抵抗力和免疫力。

2. 疾病知识指导

（1）放疗过程中，注意皮肤反应、骨髓抑制、唾液腺萎缩、消化道反应、放疗性肺炎等并发症。定期检查血常规，防止感染，注意口腔卫生。

（2）定期进行头颈部和全身系统复查，包括鼻咽镜检查、语言和吞咽评估、听力评估和康复训练，每 3~4 个月行口腔科检查、体重评估以及甲状腺功能检查 1 次。

（3）建议治疗结束后 3 个月应进行 PET–CT、CT 或 MRI 扫描以评估治疗效果。

（陈 庆）

第五章 喉科患者护理

学习目标

完成本章内容学习后,学生将能:
1. 复述急性会厌炎、急性喉炎、小儿急性喉炎的临床表现和护理要点。
2. 复述喉癌、喉阻塞的常见病因、临床表现。
3. 正确列出声带息肉、声带小结、喉乳头状瘤的病因、临床表现和常见检查。
4. 正确列出喉癌、喉阻塞的评估要点和存在的主要护理问题。
5. 描述喉癌和喉乳头状瘤在治疗和护理中的异同点。
6. 运用所学知识为喉癌患者制订全面的护理计划,并实施有效的健康指导。

第一节 急性会厌炎患者的护理

急性会厌炎是以会厌为中心的急性喉部炎症,又称急性声门上喉炎,为喉科急重症之一,发病急,来势凶猛,可突发上呼吸道阻塞而致死。B 型嗜血流感杆菌感染是急性会厌炎最常见的原因,各种致病菌可由呼吸道吸入,也可经血行感染,或由邻近器官感染,如急性扁桃体炎、口腔炎、咽炎、鼻–鼻窦炎等蔓延而侵及声门上黏膜。接触某种变应原引起会厌发生变态反应性炎症而高度肿胀,称为急性变态反应性会厌炎。变应原多为药物、血清、生物制品或食物,药物中以青霉素最多见,其他诸如异物、外伤、吸入有害气体、放射线损伤等均可引起声门上黏膜的炎性病变。

【临床表现】

1. 全身症状 轻症者全身症状不明显,重症者多有发热、寒战,体温 38~39℃,少数可高达 40℃以上。此外,还有头痛、乏力、周身不适、食欲减退等症状。查体可见急性病容。儿童及年老患者全身症状多较明显,病情进展迅速。小儿可迅速发生器官衰竭,表现为精神萎靡、体力衰弱、四肢发冷、面色苍白、脉快而细、血压下降,甚至昏厥、休克。

2. 局部症状

(1)咽喉疼痛:除婴儿不能诉喉痛外,多数患者咽喉疼痛剧烈,并进行性加重,伴有明显的吞咽痛。有时颈部的扭动即可引起咽部的剧烈疼痛。

(2)吞咽困难:因剧烈的吞咽痛及会厌的肿胀,严重影响吞咽功能,甚至唾液也难咽下。重症者常饮水呛咳,张口流涎。轻者自觉咽部有异物感。偶见张口困难。

(3)发音含糊:因会厌肿胀,患者多有咽喉阻塞感,语声含糊不清。声带常不受累,很少有声音嘶哑。

3. **呼吸困难** 多在发病 24h 内出现,当会厌高度肿胀、声门变小、黏痰阻塞时,出现吸气性呼吸困难,伴有吸气性喉鸣;重症者呼吸困难出现早,进展迅速,数小时内可以引起窒息。呼吸困难可表现在呼吸时的特殊体位,一般为前倾体位呼吸,小儿可表现为嗅探体位,即身体前倾,头部及鼻伸向前上方。此外,患者比较躁动,不能安静,呼吸节律变浅、变快,可出现三凹征,即呼吸时胸骨上窝、锁骨上窝、肋间隙明显向下凹陷。

4. **间接喉镜检查** 可见会厌肿胀,严重者可见会厌舌面高度充血肿胀如球形堵塞气道,单侧或双侧淋巴结肿大、压痛。

5. **实验室检查** 显示白细胞升高、中性粒细胞增多。

【评估要点】

1. 健康史

(1)评估患者有无上呼吸道感染史,有无咽炎、扁桃体炎等邻近器官炎症。

(2)评估患者近期有无过度劳累、受凉、外伤史、较长时间接触有毒气体及变应原等。

(3)评估患者有无胃炎、胃溃疡病、糖尿病史。

2. **身体状况** 观察患者有无呼吸困难、高热、咽喉部剧烈疼痛、吞咽困难、口水增多、说话含混不清。评估患者既往身体状况,有无类似情况的发病史。

3. **心理 - 社会状况** 评估患者及其家属心理状况,评估不同年龄、文化程度的患者对疾病的认识程度。

【护理问题】

1. **有窒息的危险** 与会厌高度肿胀阻塞呼吸道有关。

2. **急性疼痛** 与喉部炎症有关。

3. **体温过高** 与会厌炎症反应有关。

4. **知识缺乏**:缺乏与急性会厌炎相关的预防和保健知识。

5. **焦虑** 与担心疾病预后有关。

【护理措施】

1. 保持呼吸道通畅

(1)急性会厌炎一旦确诊,就需要住院治疗。密切观察呼吸型态,必要时吸氧、监测血氧饱和度;及时发现致命性的呼吸道梗阻。出现呼吸困难、吸气性软组织凹陷、喉喘鸣等症状,立即向医生汇报。

(2)床旁备气管切开包,严重呼吸困难患者做好气管切开术前准备。

2. **用药护理** 遵医嘱采用激素、抗生素治疗,并观察患者有无胃部不适,高热、疼痛、吞咽困难症状有无缓解。

3. 病情观察

(1)会厌脓肿形成者可以导致猝死;并发会厌脓肿的高危人群包括合并高血压、糖尿病、认知障碍以及曾接受过头颈部放疗者。因此,对于这类患者需特别警惕,密切监护。

(2)注意观察患者的体温变化,调节室内温度和湿度,保持空气流通,必要时采用物理降温或根据医嘱使用药物降温。及时发现和处理高热,多饮水,增加液体摄入,维持体液平衡。

4. **饮食指导** 若没有吞咽困难的情况无须禁食。指导患者选择清淡、无刺激、流质或半流质饮食,减少会厌刺激。

5. **心理护理** 护理人员帮助患者了解发病的原因,治疗的目的、方法及预后,以消除患者紧张、焦虑等负面心理,使患者保持情绪稳定,树立信心,积极配合治疗与护理,以取得最佳的治疗效果。

6. **生活护理** 注意做好口腔护理,进食后用漱口液漱口,预防口腔溃疡、口腔黏膜炎。

【健康指导】

1. 生活指导

(1)合理安排日常生活,劳逸结合,建议患者戒烟酒,保证良好睡眠,避免精神紧张或过度疲劳。平时应加强锻炼,增强机体抵抗力。

(2)避免接触变应原,如某些药物、食物、有害气体等。

2. 疾病知识指导

(1)急性会厌炎只要治疗及时,常规情况下出院后不需要随访。如出现咽喉剧痛、吞咽困难、喘鸣、流涎、呼吸困难等症状应立即拨打急救电话,就近求医就诊。这些症状可能是喉梗阻的前兆,提示病情进展迅速,危及生命,需争分夺秒抢救。

(2)建议患者接种 B 型嗜血流感疫苗。

(3)糖尿病患者要注意控制血糖。

(吴沛霞)

第二节 急性喉炎患者的护理

急性喉炎是指以声门区为主的喉黏膜急性炎症,是成人呼吸道常见急性感染性疾病之一,可单独发生,也可继发于急性鼻炎、急性咽炎或急性传染病,男性发病率较高,以声嘶喉痛为主要症状,好发于冬、春季。急性喉炎常由病毒或细菌感染引起,多继发于上呼吸道感染,也可见于用声过度,如说话过多、大声喊叫、剧烈久咳等。吸入有害气体(如氯气、氨气等)、粉尘或烟酒过度等也可引起急性喉炎。

【临床表现】

1. **全身症状** 急性喉炎常发生于感冒之后,故有鼻塞、流涕、咽痛等症状,并可有畏寒、发热、乏力等全身症状。

2. 局部症状

(1)声音嘶哑:声音嘶哑是急性喉炎的主要症状,开始时声音粗糙低沉,以后变为沙哑,严重时可完全失声。

(2)咳嗽、咳痰:因喉黏膜发生卡他性炎症,故可有咳嗽、咳痰,但一般不严重。伴有气管、支气管炎症时,咳嗽、咳痰会加重。

(3)喉痛:急性喉炎可有喉部不适或疼痛,一般不严重,也不影响吞咽。

3. **喉镜检查** 喉黏膜弥漫性充血肿胀,尤以声门下区为重,使声门下区变窄。有时可见声带黏膜下出血,但两侧声带运动正常。

【评估要点】

1. 健康史

（1）评估患者有无上呼吸道感染史、有无急性鼻炎、急性咽炎或急性传染病史。

（2）评估患者近期有无过度劳累、受凉、外伤史、较长时间接触有毒气体及变应原等。

（3）评估患者有无胃炎、胃溃疡病、糖尿病史。

2. 身体状况　观察患者有无呼吸困难、高热、咳嗽、咳痰、咽喉疼痛。询问患者既往身体状况，有无类似情况的发病史。

3. 心理－社会状况　评估患者及其家属心理状况，评估不同年龄、文化程度的患者对疾病的认识程度。

【护理问题】

1. 舒适度改变　与炎症引起声嘶有关。

2. 急性疼痛　与喉部炎症有关。

3. 体温过高　与喉部黏膜感染引起炎症反应有关。

4. 知识缺乏：缺乏与疾病相关的预防和保健知识。

5. 焦虑　与担心疾病预后有关。

【护理措施】

1. 嘱患者注意休息，减少活动，避免哭闹，尽量少说话或禁声，使声带休息。

2. 向患者解释引起声音嘶哑和疼痛的原因，治疗方法和预后，使患者理解并坚持治疗。

3. 用药护理　根据医嘱指导患者及时用药或雾化吸入，并观察患者有无胃部不适，疼痛、吞咽困难症状有无缓解。

4. 病情观察

（1）注意观察患者呼吸情况，如有异常，及时告知医生。

（2）注意观察患者体温变化，调节室内温度和湿度，保持空气流通，必要时采用物理降温或根据医嘱使用药物降温。及时发现和处理高热，嘱患者多饮水，增加液体摄入，维持体液平衡。

5. 饮食指导　若没有吞咽困难的情况无须禁食。指导患者选择清淡、无刺激、流质或半流质饮食，减少刺激。

6. 生活护理　注意做好口腔护理，进食后用漱口液漱口，预防口腔溃疡、口腔黏膜炎。

【健康指导】

1. 生活指导

（1）告知患者多饮水，避免刺激性食物，保持大便通畅。

（2）养成良好的生活习惯，均衡营养，劳逸结合，不熬夜，避免过度劳累。

（3）保持口腔卫生，养成饭后漱口、早晚刷牙的好习惯。

（4）保持室内温湿度适中，预防上呼吸道感染。

（5）平时应加强锻炼，增强机体抵抗力。

2. 疾病知识指导

（1）避免发声不当和过度用声。

（2）如有上呼吸道感染应及时就医，避免引起并发症。

（杨　慧）

第三节 小儿急性喉炎的护理

小儿急性喉炎有其特殊性,常累及声门下区黏膜和黏膜下组织,多在冬春季发病,好发于6个月至3岁的儿童,发病率比成人急性喉炎低。本病多由病毒或细菌感染引起,多继发于上呼吸道感染。也可能是某些急性传染病如流行性感冒、麻疹、水痘、百日咳、猩红热等的前驱症状。小儿急性喉炎病情常比成人严重,易发生呼吸困难,因为:①小儿喉腔狭小,喉软骨柔软,黏膜与黏膜下组织附着疏松,黏膜下淋巴组织及腺体组织丰富,罹患炎症时肿胀较重,易发生喉阻塞;②小儿抵抗力低,故炎症反应较重;③小儿神经系统较不稳定,易受激惹而发生喉痉挛,喉痉挛后喉腔更加狭小;④小儿咳嗽反射较差,不易排出喉部及下呼吸道分泌物,使呼吸困难加重。小儿营养不良、变应性体质、牙齿拥挤重叠、慢性扁桃体炎、腺样体肥大、慢性鼻炎、鼻窦炎等极易诱发本病。

【临床表现】

1. 全身症状 急性喉炎常发生于感冒之后,故有鼻塞、流涕、咽痛等症状,并可有畏寒、发热、乏力等全身症状。

2. 局部症状

（1）喉痉挛、声嘶:早期以喉痉挛为主,声嘶多不严重。

（2）犬吠样咳嗽或"空""空"样咳嗽:炎症侵及声门下,可出现犬吠样咳嗽,可有黏稠痰液咳出。

（3）吸气性喉喘鸣:声门下黏膜水肿加重,可出现吸气性喉喘鸣。

（4）吸气性呼吸困难:病情严重时出现吸气性呼吸困难,患儿鼻翼扇动,吸气时胸骨上窝、锁骨上窝、肋间隙及上腹部软组织明显凹陷,面色发绀或苍白,有不同程度的烦躁不安。如不及时治疗,可出现脉细速、大汗淋漓、呼吸无力,甚至出现呼吸、循环衰竭而昏迷、抽搐,导致死亡。

3. 喉镜检查 可见喉部黏膜充血、肿胀,声带由白色变为粉红色或红色,有时可见黏脓性分泌物附着。声门下黏膜因肿胀而向中间隆起。因小儿配合度差,故实际工作中很少对小儿行喉镜检查。

【评估要点】

1. 健康史

（1）评估患儿营养及发育状况,是否为变应性体质。

（2）评估患儿近期有无受凉、上呼吸道感染史、上呼吸道慢性病等。

（3）评估患儿发热、咳嗽、咳痰、呼吸困难的发生和持续时间。

2. 身体状况 起病较急,多有发热、声嘶、咳嗽等,早期以喉痉挛为主,表现为"空""空"样咳嗽或犬吠样咳嗽,继而发展为吸气性喉喘鸣、吸气性呼吸困难等。

3. 心理－社会状况 评估患儿及其家属的心理状况,评估不同年龄、文化程度的患儿家长对疾病认识的程度。

【护理问题】

1. 有窒息的危险 与喉阻塞或喉痉挛有关。

2. 体温过高 与喉部黏膜感染引起炎症反应有关。

3. 潜在并发症:低氧血症。

4. 知识缺乏:家属缺乏小儿喉炎的相关知识。

【护理措施】

1. 抢救用品准备 床旁备好氧气、吸痰器,必要时备气管插管物品、气管切开包、心电监护仪、雾化吸入器等。

2. 保持呼吸道通畅

(1)小儿急性喉炎一旦确诊,需要住院治疗。密切观察患儿呼吸型态,必要时吸氧、监测血氧饱和度,及时发现致命性的呼吸道梗阻。出现呼吸困难、吸气性软组织凹陷、喉喘鸣等症状,立即向医生汇报。

(2)清除呼吸道分泌物,给予氧气吸入,保持呼吸道通畅。

(3)床旁备气管切开包,严重呼吸困难患儿做好气管切开术前准备。

3. 用药护理 建立静脉通路,遵医嘱采用激素、抗生素治疗,并观察患儿有无胃部不适,疼痛,吞咽困难症状有无缓解。

4. 病情观察

(1)给予心电监测,密切观察患儿的呼吸频率与节律、咳嗽、面色、唇色、肤色、意识状态,当患儿出现缺氧加重、鼻翼扇动、口唇发绀或苍白、指(趾)端发绀、血氧饱和度下降、出汗、心动过速、烦躁不安甚至抽搐时,应立即告知医生,迅速行气管切开及其他解除喉梗阻的紧急措施。因此,对于这类患儿需特别警惕,密切监护。

(2)注意观察患儿体温变化,调节室内温度和湿度,保持空气流通,必要时采用物理降温或根据医嘱使用药物降温。及时发现和处理高热,多饮水,增加液体摄入,维持体液平衡。

5. 饮食指导 若没有吞咽困难的情况无须禁食。指导患儿选择清淡、无刺激、流质或半流质饮食,减少刺激。

6. 心理护理 患儿起病急,病情凶险,家长多处于紧张和恐惧不安中,护理人员帮助患者了解发病的原因,治疗的目的、方法及预后,以消除患儿家长紧张、焦虑等负面心理,使患儿家长保持情绪稳定,树立信心,积极配合治疗与护理,以取得最佳的治疗效果。

7. 生活护理 注意做好口腔护理,进食后用漱口液漱口,预防口腔溃疡、口腔黏膜炎。

8. 使患儿尽量卧床休息,保持安静,避免哭闹,减少体力消耗,减轻呼吸困难。

【健康指导】

1. 生活指导

(1)督促患儿平时不要过度喊叫,上呼吸道疾病和传染病高发季节不去公共场合,如有不适及早就医。

(2)加强营养,增强患儿的抵抗力。

(3)保持口腔卫生,养成饭后漱口、早晚刷牙的好习惯。

2. 疾病知识指导

(1)小儿急性喉炎起病急,诊断、治疗不及时会危及患儿生命,如出现声嘶、犬吠样咳嗽、吸气性喘鸣、呼吸困难等症状时应立即拨打急救电话,就近求医就诊。这些症状可能是喉梗阻的前兆,提示病情进展迅速,危及生命,需争分夺秒抢救。

（2）指导家属学会观察患儿的呼吸及咳嗽情况,发现异常及时与医护人员沟通。

（3）告知家属患儿感冒后不能随意喂服镇咳、镇静药物,因为有些药物会引起排痰困难,加重呼吸道阻塞。

（4）气管切开的患儿应教会家属相关的知识和技能。

（杨　慧）

第四节　声带息肉患者的护理

声带息肉是发生于声带固有层浅层的良性增生性病变,也是一种特殊类型的慢性喉炎。好发于一侧声带的前、中 1/3 交界处边缘,为半透明、白色或粉红色表面光滑的肿物,多为单侧,也可为双侧,是常见的引起声音嘶哑的疾病之一。

【临床表现】

声带息肉的临床表现主要是声嘶,息肉生长的位置及大小不同,所引起的症状不同。息肉位于声门下腔者常伴有咳嗽,巨大的息肉位于两侧声带之间者,可失声,甚至可导致呼吸困难和喘鸣。

【评估要点】

1. 健康史

（1）评估患者有无感冒,急、慢性喉炎,鼻炎,鼻窦炎,咽炎,肺、气管、支气管炎等呼吸道感染史。

（2）了解患者职业、生活及工作环境以及有无理化因素刺激,了解患者有无用声不当及用声过度等。

（3）了解患者有无吸烟史。

2. 身体状况　结合患者主诉及电子喉镜观察患者有无呼吸困难及喘鸣。

3. 心理－社会状况　评估患者的心理状况及对疾病的认知情况,了解患者有无因担心疾病的预后而产生焦虑及恐惧心理。

【护理问题】

1. 有窒息的危险　与巨大息肉阻塞气道有关。

2. 知识缺乏:缺乏与声带息肉相关的预防和保健知识。

3. 焦虑　与患者担心疾病预后有关。

【护理措施】

1. 声带息肉的主要治疗措施是手术治疗,术前护士需协助患者完善各项实验室检查及电子喉镜检查,向患者介绍手术的目的、麻醉及手术方式,告知患者术后注意事项,使者有充分的心理准备,减少焦虑及恐惧,积极地应对手术。

2. 术后病情观察　术后严密观察患者的生命体征,观察患者有无呼吸困难,评估患者伤口的疼痛程度以及口内分泌物的颜色及性质。

3. 术后体位指导　按全麻术后护理常规进行护理,术后平卧 4~6h。

4. 术后饮食指导　术后 4~6h 后可进食温和、无刺激性的食物,禁烟酒。

5. 术后嘱咐患者禁声 1~2 周,以减轻声带水肿,介绍正确的用声方法,嘱患者减少说话,避免大声说话。

6. 局部用药指导　术后可给予雾化吸入治疗,2 次 /d,雾化吸入治疗的目的是通过局部用药的方法减轻声带水肿。护士应向患者讲解雾化吸入的目的及注意事项。

【健康指导】

1. 疾病相关知识指导

（1）出院后遵医嘱用药（口服药及雾化吸入）,详细告知患者每一种药物的使用方法及剂量。

（2）雾化吸入治疗完毕后,使用口含嘴的患者应漱口,使用面罩的患者应清洁面部,减少药物对口腔黏膜及皮肤的吸附作用。

（3）长时间用声不当、烟酒刺激等因素会造成声带息肉复发,故应嘱咐患者定期来院复查。

2. 生活相关知识指导

（1）合理安排日常生活,建立规律的生活习惯,劳逸结合,避免过度劳累及熬夜,保证充足的睡眠,增强体质,预防上呼吸道感染。

（2）培养良好的心理素养,人的声音易受情绪的影响,嘱患者保持良好心态,避免情绪激动。

（3）建立良好的饮食习惯,避免进食辛辣、刺激性食物,禁烟酒。

（4）指导患者使用正确的发声方式,避免长时间用嗓及高声喊叫。

（蔡永华）

第五节　声带小结患者的护理

声带小结是慢性喉炎的一种类型,是炎性病变形成。典型的声带小结为双侧声带前、中 1/3 交界处对称性结节状隆起。声带小结被认为是由过度机械应激引起的声带创伤的结果,包括重复或慢性声音过度使用或使用不当。声带小结又称歌者小结,发生在儿童者称喊叫小结。

【临床表现】

声带小结的临床表现主要为声嘶,早期表现为发声易疲倦,声嘶程度较轻,每当发高音时出现,用声多时感疲劳,时好时坏,呈间歇性。以后逐渐加重,在发较低声音时也可发生,由间歇性发展为持续性。

【评估要点】

1. 健康史

（1）评估患者有无上呼吸道感染史。

（2）评估患者的职业、生活及工作环境以及有无理化因素刺激等。

（3）了解患者近期有无过度用嗓的经历以及声音嘶哑发生的时间及程度。

2. 身体状况　评估患者近期的全身情况及既往病史。

3. 心理-社会状况　评估患者及其家属的心理状况,对疾病的认知情况。

【护理问题】

1. 舒适度改变　与发音时感声带疲劳有关。

2. 知识缺乏:缺乏手术相关知识及用声保健的相关知识。

3. 焦虑　与患者担心疾病预后有关。

【护理措施】

1. 早期的声带小结通过禁声,使声带充分休息,可变小或消失。儿童的声带小结可能会在青春期时自行消失。若声带休息 2~3 周后小结仍未变小者,应采取其他治疗措施。

2. 其他治疗措施　发音训练,主要是改变原来的错误习惯;限制烟酒;禁食辛辣、刺激性食物等。

3. 较大的声带小结通过声带休息不能缓解的可考虑手术切除。

4. 手术后护理要点同"声带息肉患者的护理"相关内容。

【健康指导】

1. 疾病相关知识指导

（1）指导患者正确的发音方法,避免声带疲劳及高声喊叫。

（2）术后可给予雾化吸入治疗,以减轻声带水肿和预防感染。雾化吸入治疗完毕后,使用口含嘴的患者应漱口,使用面罩的患者应清洁面部,减少药物对口腔黏膜及皮肤的吸附作用。

（3）长时间用声不当、烟酒刺激等因素会造成声带小结复发,嘱咐患者按时用药,定期门诊复查。

2. 生活相关知识指导

（1）合理安排日常生活,建立规律的生活习惯,避免声带过度疲劳,预防上呼吸道感染。

（2）提高自我保健意识,培养良好的心理修养,嘱患者保持良好心态,避免情绪激动、过度发声等。

（3）建立良好的饮食习惯,避免进食辛辣、刺激性食物,禁烟酒。

（4）指导患者使用正确的发声方式,避免长时间用嗓及高声喊叫。

（5）提示某种过度使用声带的职业者（如教师、歌唱者等）应注意发音方式及保护嗓子。

（蔡永华）

第六节　喉乳头状瘤患者的护理

喉乳头状瘤是一种来自上皮组织的真性良性肿瘤,是喉部最常见的良性肿瘤。目前认为,喉乳头状瘤病毒（human papilloma virus, HPV）是其主要致病因素。喉乳头状瘤的发病性别差异不大,可发生于任何年龄,根据发病年龄通常分为两型。①幼年型喉乳头状瘤:为多发性,一般在出生后 6 个月至 5 岁发病,生长快,易复发,但随着年龄增长有自限性趋势。②成人型喉乳头状瘤:为单发性,一般在 20 岁以后发病,平均年龄为 50 岁,5%~15% 有恶变倾向。喉乳头状瘤除了常累及喉部以外,还可侵犯呼吸道其他部位,统称为复发性呼吸道乳头状瘤。

【临床表现】

1. **声音嘶哑** 为常见症状,呈进行性加重,当肿瘤较大时可发展为失声。声音嘶哑程度与肿瘤大小并非一致,但与其生长部位有关。

2. **咽喉异物感** 是发生在声带以外肿瘤的早期唯一症状。

3. **咳嗽** 肿瘤溃烂时可有喉部疼痛,可引起咳嗽,甚至咯血性痰。肿瘤生长于声带时有刺激性咳嗽。

4. **喉喘鸣** 随着病情发展,肿瘤堵塞上呼吸道,可出现喘鸣音。

5. **呼吸困难** 随着病情的发展,肿瘤堵塞呼吸道,引起呼吸困难,可出现三凹征。长期持续性呼吸困难者可发生漏斗胸及代偿性红细胞增多。

6. **间接喉镜和纤维喉镜检查** 可见肿瘤呈苍白、淡红或暗红色,表面不光滑,呈乳头状增生。成人患者的瘤体以单个蒂多见;儿童患者的瘤体基底较广,主要位于声带,可向上波及室带、会厌,向下蔓延至声门下、气管内。

7. **影像检查** X 线或 CT 检查可明确肿瘤大小、侵犯范围,用以指导手术方案的制订。

8. **组织学检查** 在喉镜下取活检送病理检查以明确诊断;因喉乳头状瘤有恶变的可能,成人取活检时最好选取多个部位。

【评估要点】

1. **健康史** 评估患者有无明显诱因如上呼吸道感染史,有无 HPV 感染史。评估患者声嘶、咳嗽、喉喘鸣及呼吸困难的发生和持续时间。儿童患者需评估营养及发育状况,是否为复发,有无手术史等。

2. **身体状况** 儿童患者常为多发性肿瘤,生长快,症状明显,声嘶进行性加重,易发生喉阻塞。成人患者病程进展缓慢,常见症状为进行性声嘶,亦可出现干咳,肿瘤大者出现失声、喉喘鸣及呼吸困难。

3. **心理－社会状况** 儿童患者反复发作,多次手术,严重影响患儿的生长发育,也给家庭带来沉重的负担,家长十分焦虑;成人患者则较多担心疾病是否会恶变。护士应注意评估患者的年龄、性别、心理状况,患者及其家属对疾病的认知程度、文化层次、经济状况和家庭支持系统等,以便提供有针对性的护理措施。

【护理问题】

1. **有窒息的危险** 与喉阻塞有关。

2. **潜在并发症:出血。**

3. **知识缺乏:缺乏喉乳头状瘤治疗及预防知识。**

4. **疼痛** 与手术损伤有关。

5. **焦虑** 与疾病反复发作、担心预后、害怕手术有关。

6. **语言沟通障碍** 与声音嘶哑有关。

【护理措施】

1. **术前护理**

(1)心理护理:了解患者心理,关心、安慰患者,向患者及其家属详细讲解手术过程,消除患者的紧张、恐惧心理,稳定患者的情绪,使患者安心接受手术。对儿童患者应向其家属说明此为良性肿瘤,虽然易复发,需做多次手术,但至青春期后有自行消退的可能。

（2）疾病指导:指导患者避免外出活动,少说话,多喝水,不要大声喊叫以免加重声嘶等,预防上呼吸道感染,避免声带水肿。儿童患者需要耐心安抚,减少哭闹,以免加重呼吸困难和缺氧。

（3）病情观察:严密观察病情变化,观察患者有无喘鸣、呼吸困难等症状。如有呼吸困难,应给予氧气吸入,备好气管切开包及其他抢救用品,必要时紧急行气管切开术。行气管切开后,一般在短期内不能拔管,必须向患者及其家属反复强调气管切开的重要性,使其积极配合治疗。

（4）饮食护理:术前加强营养,以高蛋白、高维生素、高能量的易消化清淡饮食为主,增强患者手术耐受力。

（5）其他护理:做好口腔护理,保持口腔清洁,完善术前检查和准备。

2. 术后护理

（1）病情观察:密切观察患者的生命体征、血氧饱和度、疼痛及口腔内渗血情况,记录分泌物颜色、性质及量,预防并发症的发生。

（2）保持呼吸道通畅:全麻清醒后协助患者适当抬高床头,以利于呼吸。指导患者自行咳嗽排痰,以免阻塞呼吸道。遵医嘱行雾化吸入治疗,有效预防呼吸道水肿。行气管切开患者,详见气管切开术后护理常规。

（3）合理休声:术后可说话,但注意勿大声喊叫和过多说话,合理休声3~4周,以减少声带摩擦及水肿。休声期间,细心观察患者非语言行为表达的信息,了解患者需求,及时处理。

（4）并发症的护理

1）呼吸道梗阻:术后1~2d内,患者出现不同程度的喉头水肿,甚至喉痉挛,尤其是儿童患者,易发生呼吸道梗阻或窒息。遵医嘱给予心电监护、持续低流量吸氧,严密观察患者呼吸频率、节律、深浅度,注意面色变化,监测血氧饱和度。

2）气管切开术后并发症:详见气管切开术后护理常规相关内容。

（5）安全指导:指导患者住院期间勿远离病区,若出现胸闷、憋气、呼吸不畅等不适症状时,及时通知医护人员。

（6）用药护理:采用干扰素治疗的患者,注射前向患者介绍药物治疗的目的和意义,告知患者注射疗程,鼓励患者坚持用药。注射后可有高热、皮疹等现象,指导患者多饮水,安抚患者。

【健康指导】

1. 生活指导

（1）指导患者注意保暖,预防上呼吸道病毒感染。

（2）指导患者建立良好的卫生习惯,禁烟酒及辛辣刺激性食物;指导患者多饮水,保持呼吸道湿润。

（3）合理膳食,增加营养,增强自身抵抗力。尤其注意儿童患者由于反复手术和疾病消耗,常有营养不良。

（4）鼓励患者适当进行体育锻炼,增强体质,避免活动过度加重呼吸困难。

2. 疾病知识指导

（1）定期复查：儿童患者肿瘤生长快，易复发；成人患者肿瘤复发时应警惕癌变，均需定期随访。向患者及其家属讲解复查的重要性，若有异常，及时就诊。

（2）用药指导：指导患者出院后遵医嘱继续坚持综合治疗。注射干扰素治疗者，应定期随访，观察用药后反应和治疗效果，并逐渐延长注射间隔时间，用药期间监测肝功能和血常规。

（3）安全指导：因本病极易复发，教会患者及其家属观察患者呼吸变化，以及根据有无喉鸣音、口唇和四肢末梢青紫、三凹征、烦躁不安等表现来判断是否存在呼吸困难。

（4）建议复发喉乳头状瘤患者接种 HPV 疫苗，可减少手术次数。

（陈　庆）

第七节　喉癌患者的护理

喉癌是头颈部常见的恶性肿瘤，占全身恶性肿瘤的 1%~5%，我国华北和东北地区的发病率远高于江南各省，高发年龄为 40~60 岁，男性较女性多见，男女发病率之比为（7~10）∶1。喉癌中 96%~98% 为鳞状细胞癌，其他有腺癌、基底细胞癌、低分化癌、淋巴肉瘤和恶性淋巴瘤等，较少见。病因可能与吸烟、饮酒、病毒感染、环境因素、放射线、性激素代谢紊乱及某些微量元素缺乏等因素有关。

【临床表现】

临床表现主要有声嘶、呼吸困难、咳嗽、吞咽困难及淋巴结转移。根据肿瘤发生的部位，喉癌大致可分为以下四种类型，各型临床表现不一。

1. 声门上癌（包括边缘区）　约占 30%，在我国东北地区多见。肿瘤大多原发于会厌喉面根部，疾病早期，甚至肿瘤已发展到一定程度，常仅有轻微的或非特异性的症状，如咽痒、异物感、吞咽不适感等而不引起患者的注意。该型肿瘤分化差，发展快，故常在出现淋巴结转移时才引起患者警觉。咽喉痛常于肿瘤向深层浸润或出现较深溃疡时才出现。声嘶为肿瘤侵犯杓状软骨、声门旁间隙或累及喉返神经所致。呼吸困难、咽下困难、咳嗽、痰中带血或咯血等常为声门上癌的晚期症状。原发于会厌喉面或喉室的肿瘤，由于位置隐蔽，间接喉镜检查常不易发现，纤维喉镜仔细检查可早期发现病变。

2. 声门癌　最为多见，约占 60%，一般分化较好，转移较少。早期症状为声音改变，初起为发音易疲倦或声嘶，无其他不适，多误以为"感冒""喉炎"，特别是以往有慢性喉炎者。因此，凡 40 岁以上，声嘶超过 2 周，经休声和一般治疗不改善者，必须仔细做喉镜检查。随着肿瘤增大，声嘶逐渐加重甚至失声。呼吸困难是声门癌的另一常见症状，常为声带运动受限或固定，加上肿瘤组织堵塞声门所致。肿瘤组织表面糜烂可出现痰中带血。晚期肿瘤向声门上区或下区发展，除严重声嘶或失声外，可出现放射性耳痛、呼吸困难、吞咽困难、咳痰困难及口臭等。最后可因大出血、吸入性肺炎或恶病质死亡。

3. 声门下癌　即位于声带平面以下、环状软骨下缘以上部位的癌肿。声门下癌少见，因位置隐蔽,早期症状不明显,不易在常规喉镜检查中发现。当肿瘤发展到一定程度时,可出现刺激性咳嗽、声嘶、咯血和呼吸困难等。

4. 跨声门癌　指原发于喉室的癌肿,跨越声门上区及声门区的喉癌。由于肿瘤深在而隐蔽,早期症状不明显,当出现声嘶时,常已先有声带固定,而喉镜检查仍未能窥见肿瘤。其后随癌肿向声门旁间隙扩展,浸润和破坏甲状软骨时,可引起咽喉痛,并可于患侧摸到甲状软骨隆起。

应用间接喉镜、直接喉镜或纤维喉镜等能进一步观察癌肿的部位、形态、范围和喉的各部分情况,观察声带运动和声门大小情况等。喉镜检查可见喉部有菜花样、结节样或溃疡性新生物。应注意观察声带运动是否受限或固定,还要仔细触摸会厌前间隙是否饱满,颈部有无肿大的淋巴结,喉体是否增大,颈前软组织和甲状腺有无肿块。

【评估要点】

1. 健康史　询问患者发病前的健康状况,有无长期慢性喉炎或其他喉部疾病,如喉白斑、喉角化症、喉乳头状瘤等,了解患者发病的危险因素,如有无长期吸烟、饮酒、接触工业废气、肿瘤家族史等。

2. 身体状况　观察患者有无声嘶、呼吸困难、咳嗽、吞咽困难及淋巴结转移。询问患者既往身体状况,有无类似情况的发病史。根据肿瘤发生的部位,四种类型的喉癌临床表现不一,评估重点不同。

（1）声门上癌:有无咽痒、异物感、呼吸困难、咽下困难、咳嗽、痰中带血或咯血等。

（2）声门癌:有无声嘶甚至失声、放射性耳痛、呼吸困难、吞咽困难、咳痰困难及口臭等。

（3）声门下癌:有无刺激性咳嗽、声嘶、咯血和呼吸困难等。

（4）跨声门癌:有无声嘶、咽喉痛。

3. 心理－社会状况　喉癌的确诊会给患者及其家属带来极大的精神打击,患者及其家属都需要重新适应。应了解患者的年龄、性别、文化层次、职业、社会职位、压力应对方式、对疾病的认识程度、经济收入、医疗费支付方式、家庭功能等。年龄越轻,社会地位和文化层次越高的患者对术后失声和形象改变可能越难以接受。因此,应根据患者的具体情况评估患者的心理状况,以便协助患者选择有效的、能够接受的治疗方案,同时有利于患者术后心理问题的疏导。

【护理问题】

1. 焦虑　与被诊断为喉癌及缺乏治疗、预后的知识有关。

2. 有窒息的危险　与术前癌肿过大、术后造口直接暴露于外界环境且异物易进入有关。

3. 急性疼痛　与手术引起局部组织机械性损伤有关。

4. 语言沟通障碍　与喉切除有关。

5. 潜在并发症:出血、肺部感染、咽瘘、乳糜瘘等。

6. 有感染的危险　与皮肤完整性受损、切口经常被痰液污染、机体抵抗力下降有关。

7. 有营养失调的危险:低于机体需要量　与术后营养摄入途径、种类改变有关。

8. 自理能力缺陷　与术后疼痛、身体虚弱、各种引流管和导管限制活动有关。

9. 自我形象紊乱　与术后对喉部结构和功能的丧失不能适应有关。

10. 知识缺乏:缺乏出院后自我护理知识和技能。

【护理措施】

1. 术前护理

（1）术前病情观察

1）呼吸困难和低氧症状：评估患者有无吸气性呼吸困难及其程度，有无喉喘鸣及吸气性软组织凹陷，有无面色苍白、发绀等低氧表现。

2）吞咽困难：评估患者有无吞咽困难及其程度。

3）声嘶：评估患者音质和音量。

（2）呼吸道护理：注意观察呼吸情况；避免激烈运动；防止上呼吸道感染；有呼吸困难者，应卧床休息，减少活动，以降低机体耗氧量及减轻心脏负担；必要时床旁备气管切开包；呼吸困难者按喉阻塞护理。

（3）饮食指导：术前可进食高蛋白、高热量、高维生素、易消化的清淡饮食，以增强体质及提高术后组织修复能力，忌辛辣及刺激性食物，禁烟酒。有吞咽困难者遵医嘱予留置胃管或静脉营养治疗。

（4）术前准备

1）皮肤准备：剃胡须，颈清扫者剃头发至少至耳后四横指处，取皮区备皮，并注意避免皮肤破损。

2）交叉配血，做药物过敏试验。

3）用物准备：大毛巾、镜子、纸巾、书写用的笔和纸等。术前备好小镜子、纸巾等物品，术前练习自行更换气管内套管及抹除气管造口外痰液和分泌物的动作。

4）消化道准备：给予漱口液漱口，术前按麻醉要求禁食（结肠代食管者按医嘱术前日口服肠道不吸收抗生素，并进行肠道清洁准备），部分喉切除术前需留置胃管。

（5）心理护理：评估患者的心理状况，给予患者心理疏导，介绍术后常用的发音重建方法，如食管发音法、人工喉和电子喉、食管气管造瘘术（包括 Blom-Singer 发音钮法和 Provox 发音钮法），使患者树立治愈疾病的信心。

（6）健康宣教：掌握有效咳嗽、咳痰的方法，嘱患者练习床上大小便，掌握术后失语沟通方法。

2. 术后观察要点

（1）喉癌微创手术病情观察

1）观察生命体征及血氧饱和度，尤其是呼吸、血压情况。

2）观察音质和音量。

3）观察唾液及痰液的性状，注意有无咯血、憋气等症状。

4）并发症：观察有无神经损伤如伸舌歪斜、舌麻木、味觉异常、进食呛咳，有无咽喉黏膜损伤及牙齿有无松脱等。

（2）喉部分切除术或全喉切除术的病情观察

1）观察生命体征及血氧饱和度，尤其是呼吸、血压情况。

2）观察有无皮下气肿，皮下气肿的范围及消长情况。

3）伤口出血情况：痰液及唾液性状，伤口引流液的性状及量，伤口敷料渗血情况，胃管引出液的性状及量，伤口周围是否有肿胀并可触及包块。若发现活动性出血，应及时告知医生进行处理。

4）伤口感染和咽瘘：观察体温是否升高，伤口周围有无红、肿、热、痛和分泌物渗出，注意伤口有无腐臭味，进食后观察是否有食物从伤口周围外渗。发现特殊情况时，及时告知医生进行处理。

5）乳糜瘘：伤口引流管有大量淡黄色液或乳白色液体引出，应警惕乳糜瘘的发生。

3. 术后护理要点

（1）喉癌微创手术治疗的护理：指导患者正确用声（指导患者进行非张力发声，单侧声带切除者应尽量少发声，双侧声带切除者应鼓励患者适当说话以防粘连），避免剧烈咳嗽及剧烈运动引起出血，告知患者预防上呼吸道感染。

（2）体位：麻醉完全清醒后，视患者情况给予平卧位或半坐卧位，以利于颈部伤口引流，减轻颈部组织充血、水肿，避免头颈部过伸、悬空及头部过度活动，影响伤口的愈合。鼓励患者早期进行床上活动，以增加肠蠕动，促进食欲，促进咳嗽排痰，预防皮肤长期受压致压力性损伤形成。

（3）饮食护理：术后禁食，留置胃管者予胃肠减压 24~48h，停止胃肠减压后根据手术方式不同给予鼻饲流质 7~14d，防止营养摄入不足，保证鼻饲量，鼓励患者少量多餐；注意鼻饲饮食中各种营养的供给，包括热量、蛋白质、维生素、纤维素等；患者鼻饲饮食发生不适时，如出现腹胀、打嗝等，及时处理；做好鼻饲管护理，防止鼻饲管堵塞、脱出。术后 7~14d 行吞咽功能训练，试经口进食（部分喉切除者进食团状食物、全喉切除者进食流质），进食顺利后拔除胃管，给予高热量、易消化的半流质饮食或软食，避免粗糙、刺激性食物。

（4）呼吸道护理：向患者讲解新的呼吸方式，气体不从鼻腔进出而从颈部气管造瘘口进出，不可遮盖或堵塞颈部造瘘口；观察患者呼吸的节律和频率，监测血氧饱和度；定时湿化吸痰，防止痰液阻塞气道；温度保持在 22~24℃，湿度保持在 70%~90%（天气干燥时可加强空气湿化），防止气道干燥结痂；鼓励患者深呼吸和咳嗽，排出气道分泌物，保持呼吸道通畅，防止肺部感染。教会患者有效咳嗽排痰的方法：先深吸气 2 次后屏气，再适当用力咳出，同时可用手轻轻按伤口，以减轻疼痛。每天应定时配合拍背以促进排痰。

（5）防止切口出血：注意观察患者的血压、心率变化；切口加压包扎；吸痰动作轻柔；仔细观察出血量，包括敷料渗出情况、痰液性状、口鼻有无血性分泌物、负压引流量及颜色；如有大量出血，应立即让患者平卧，用吸引器吸出血液，防止误吸，同时建立静脉通道，尽快通知医生，根据医嘱使用止血药或重新手术止血，必要时准备输血。

（6）预防感染和咽瘘：注意观察体温变化；换药或吸痰时注意无菌操作；每日消毒气管套管；气管纱布潮湿或受污染后应及时更换；负压引流管保持通畅有效，防止无效腔形成；做好口腔护理；术后勿将痰液、分泌物等咽下，全喉切除者术后 7~10d 内尽量不做吞咽动作，以免牵拉或污染咽喉部伤口，引起伤口出血、感染而形成咽瘘。分泌物多时配合定时吸痰。根据医嘱全身使用抗生素，增加营养摄入，提高自身免疫力。

（7）疼痛护理：评估疼痛的部位、程度，告知患者疼痛的原因和可能持续的时间；必要时按医嘱使用止痛药或镇痛泵；抬高床头 30°~45°，减轻颈部伤口的张力；教会患者起床时保护颈部的方法；避免剧烈咳嗽加剧切口疼痛。

（8）用药护理：遵医嘱使用抗感染、稀释痰液的药物，掌握雾化吸入的方法，配合行气管内滴药，以利排痰及防止感染，注意防呛咳。根据患者的年龄及心功能，有计划地安排输液顺序及输液速度。

（9）引流管护理：伤口引流管及胃管接负压瓶，尿管接引流袋，观察并记录引流液颜色、性质、量；各管道妥善固定，保持通畅，标识清楚，防止意外脱管。做好留置管道的注意事项宣教。

（10）结肠代食管手术的护理

1）腹部伤口的护理：保持腹腔引流管有效引流，咳嗽时保护好伤口，观察伤口敷料情况。

2）观察肠道功能的恢复情况：观察胃肠减压引出液的颜色、气味及量；是否存在呕吐及呕吐物的性状；是否有腹胀、腹痛、肛门排气的时间。

3）指导患者进行床上活动，促进胃肠功能的恢复。

（11）移植皮瓣的护理：防止移植皮瓣受压、受寒，保证局部有效引流，定时观察皮瓣皮肤颜色、皮温、毛细血管充盈反应和肿胀程度。

（12）语言交流障碍的护理：评估患者读写能力，术前教会患者简单的手语，以便术后与医护人员沟通，表达个体需要；术后患者也可使用写字板、笔或纸，对于不能书写的患者可用图片。鼓励患者与医护人员沟通，交流时给予患者足够的时间，表示耐心和理解；告知患者术后一段时期可以学习其他发音方式如食管发音、戴电子喉发音等。

（13）自理缺陷的护理：术后一段时间患者自理缺陷，应做好各项基础护理，保持患者身体清洁舒适，满足其基本需要。根据患者病情和伤口愈合情况，协助其逐渐增加活动量，恢复自理能力。指导患者进行床上和床边活动，并注意保护好颈部伤口，防止气管异物发生。告知患者离床活动时防跌倒。

（14）心理护理：帮助患者适应自己形象的改变，关注尊重患者，鼓励患者说出内心感受，避免流露出嫌弃或不耐烦；介绍成功案例，或让痊愈患者现身说法；调动家庭支持系统，使患者主动参与社会交往；还可教会患者制作围巾、镂空饰品等遮盖造瘘口，保持自我形象整洁。

4. **放疗患者的护理**　放疗患者的护理要点主要包括：告知患者放疗可能出现的副作用如皮肤损害、黏膜损害等及应对方法，放疗后局部皮肤可能有发黑、红肿、糜烂，注意用温水轻轻清洁，不要用肥皂、沐浴露等擦拭皮肤，然后涂以抗生素油膏；鼓励患者树立信心，克服不良反应，坚持完成疗程；注意观察呼吸，因放疗会引起喉部黏膜充血肿胀，使气道变窄，如患者出现呼吸困难，可先行气管切开，再行放疗。

【健康指导】

1. 教会戴气管套管出院者掌握气管套管护理的方法。包括以下内容：

（1）学会对着镜子取放气管内套管的方法。

（2）保持气管套管及呼吸道通畅，气管套管定期更换及煮沸消毒，擦洗干净，2 次 /d。

（3）气管套管要妥善固定，防止脱管，固定系带打结于颈侧，松紧度以能放入 1 个手指为宜。

（4）清洁、消毒造瘘口：每日观察造瘘口是否有痰液或痰痂附着，更换气管垫 2 次 /d，可用湿润棉签清洁，必要时使用酒精棉球消毒造瘘口周围皮肤。

（5）气管内滴药的方法为将药液沿气管套管壁轻轻滴下，防止呛咳，1 次 /2h。

2. 保持室内温湿度适宜，空气清新，根据患者具体情况向气管内滴入湿化液，以稀释痰液，防止痰液干燥结痂、痰液难以咳出及堵塞套管；多饮水；室内干燥时注意对室内空气进行加湿。如果气道内有痂皮形成,应去医院,切勿自行清理,以免痂皮坠入气管内。

3. 制作特殊小口罩,遮住造瘘口,以防吸入灰尘及异物,寒冷天气可防止冷空气直接吸入肺内,导致刺激性咳嗽。

4. 提高自我保护意识。淋浴时花洒等不能直接对着瘘口,盆浴时水不可超过气管套管,注意勿使水流入气管套管。外出时可用有系带的清洁纱布垫系在颈部,遮住气管造口入口,严防异物不慎经瘘口掉入气管内导致呛咳或窒息。不到人群密集处,防止上呼吸道感染。可适当锻炼身体,增强抵抗力,但不可进行水上运动。

5. 术后 3~4 个月可开始训练用气流发音。

6. **活动指导**　适当休息和工作,循序渐进地锻炼,增强体质,提高机体抵抗力。进行恢复头颈功能、肩功能的锻炼。戒烟酒,避免刺激性食物。

7. **复诊指导**　定期随访,随访频率为 1 个月内每两周 1 次,3 个月内每月 1 次,1 年内每 3 个月 1 次,1 年后每半年 1 次。如发现造瘘口出血、呼吸困难、造瘘口有新生物或颈部扪及肿块等情况时立即就诊,随诊 5 年。

8. 学会自查颈部淋巴结的方法,如有颈部淋巴结肿大或包块、呼吸不畅,及时到医院就诊。

9. 鼓励患者建立自信心,积极参加社会活动,提高生活质量。

10. **发音康复指导**　向患者提供有关发音康复训练、参与社会活动组织如喉癌俱乐部等的建议与信息。喉全切术后,有 3 种不同的方法可以帮助患者重获发音功能。

（1）食管发音:是最为经济、简便的方法。其基本原理是:经过训练后,患者把吞咽进入食管的空气从食管冲出,产生声音,再经咽腔和口腔动作调节,构成语言。其缺点是发音断续,不能讲长句子。

（2）电子喉发音:是喉全切除患者常用的交流方式。具体方法是讲话时将电子喉置于患者颏部或颈部,利用音频振荡器产生声音,即可发出声音,但声音欠自然。

（3）食管气管造瘘术:是通过外科手术在气管后壁与食管前壁之间造瘘,插入发音钮（单向阀）,发音机制为当患者吸气后,堵住气管造口,使呼出的气体通过单向阀进入食管上端和下咽部,产生振动而发音,患者配合口腔、舌、牙齿、嘴唇的动作形成语言。常用的发音钮包括 Blom-Singer 发音假体、Provox 发音钮等。

（胡丽茎）

第八节　喉阻塞患者的护理

喉阻塞亦称喉梗阻,因喉部或其邻近组织的病变,使喉部通道（特别是声门处）发生狭窄或阻塞而引起的呼吸困难。病情严重者,如不及时治疗,可危及生命。喉阻塞是耳鼻咽喉科常见急症之一,它不是一种独立的疾病,而是一个由各种不同病因引起的症状。病因一般包括炎症、外伤、异物、水肿、肿瘤、畸形、声带瘫痪等。

喉阻塞导致的阻塞性呼吸困难,可导致缺氧和二氧化碳蓄积。这两种情况对全身的组织器官都有危害。特别是对耗氧量较大,同时也是对缺氧最为敏感的组织—脑和心脏的损伤最为严重和明显。缺氧和二氧化碳蓄积对机体的危害,除与呼吸困难程度和时间长短有关外,还与患者年龄和营养有关。年龄小或营养不良者,对缺氧和二氧化碳蓄积的耐受力较差,尤其是幼儿声门狭小,喉软骨尚未钙化,喉黏膜下组织松弛,喉部神经发育不完善,易受刺激而引起痉挛,故呼吸困难进展较成人快。

【临床表现】

1. **吸气期呼吸困难** 以吸气期呼吸困难为主的呼吸困难是喉阻塞的主要症状。在吸气时气流将声带斜面向下、向内推压,使声带向中线靠拢,在喉部黏膜充血肿胀或声带固定时,声带无法做出正常情况下的外展动作来开大声门裂,使本已变狭的声门更加狭窄,以致吸气时呼吸困难进一步加重。呼气时气流向上推开声带,使声门裂变大,尚能呼出气体,故呼气困难较吸气时为轻。因此,患者表现为以吸气性呼吸困难为主的呼吸困难。

2. **吸气期喉鸣** 吸气期喉鸣是喉阻塞的一个重要症状。吸入的气流通过狭窄的声门裂,形成气流旋涡反击声带,声带颤动而发出一种尖锐的喉鸣声。

3. **吸气期软组织凹陷** 因吸气时空气不易通过声门进入肺部,胸腹辅助呼吸肌均代偿性加强运动,将胸部扩张,以助呼吸进行。但肺叶不能相应地膨胀,造成胸腔内负压增加,将胸壁及其周围的软组织吸入,使颈、胸和腹部出现吸气性凹陷(颈部:胸骨上窝和锁骨上、下窝;胸部:肋间隙;腹部:剑突下和上腹部),称为三凹征。凹陷的程度常随呼吸困难的程度而异。儿童的肌张力较弱,凹陷征象更为明显。

4. **声音嘶哑** 喉阻塞患者常有声音嘶哑,甚至失声。病变发生于室带或声门下腔者,声嘶出现较晚或不出现。

5. **缺氧症状** 初期机体尚可耐受,无明显的缺氧症状。随着阻塞时间的延长,程度的加重,患者开始出现呼吸快而深,心率加快,血压上升。若阻塞进一步加重则患者开始出现缺氧而坐卧不安、烦躁、发绀。终末期患者则有大汗淋漓、脉搏细弱、快速或不规则,呼吸快而浅表,惊厥,昏迷,甚至心脏停搏。缺氧程度可通过经皮血氧检测仪来判断。

【评估要点】

1. **健康史** 评估患者近期健康状况,有无过度疲劳、上呼吸道感染病史,有无喉部外伤、吸入异物、喉部肿瘤史,有无接触变应原史,有无甲状腺手术史、气管插管史等,还要注意评估患者呼吸困难发生的时间、程度及有无诱因等。

2. **身体状况** 观察患者有无吸气期呼吸困难、吸气期喉鸣、吸气期软组织凹陷、声音嘶哑、缺氧症状等。询问患者既往身体状况,有无类似情况的发病史。

3. **呼吸困难分度** 为了区别病情的轻重,准确地掌握治疗原则及手术时机,将喉阻塞引起的吸气期呼吸困难分为四度:

一度:安静时无呼吸困难表现,活动或哭闹时有轻度吸气期呼吸困难。

二度:安静时也有轻度吸气期呼吸困难、吸气期喉鸣和吸气性胸廓周围软组织凹陷,活动时加重,但不影响睡眠和进食,亦无烦躁不安等缺氧症状。脉搏尚正常。

三度:吸气性呼吸困难明显,喘鸣音甚响,胸骨上窝、锁骨上下窝、上腹部、肋间等处软组织吸气性凹陷显著,并因缺氧而出现烦躁不安、不易入睡、不愿进食、脉搏加快等症状。

四度:呼吸极度困难。由于严重缺氧和二氧化碳蓄积增多,患者坐卧不安,手足乱动,出冷汗,面色苍白或发绀,定向力丧失,心律失常,脉搏细弱,血压下降,大小便失禁等。如不及时抢救,可因窒息、昏迷及心力衰竭而死亡。

4. **心理－社会状况**　喉阻塞患者常急诊就医,患者及其家属都会因患者呼吸困难威胁生命而紧张、恐惧。要注意评估患者的年龄、文化程度、性别、情绪状态、对本病的认识程度等,同时注意评估家属的心理状况。

【护理问题】

1. 有窒息的危险　与喉阻塞,手术后气管套管阻塞或脱管有关。
2. 语言沟通障碍:声嘶或失声　与声带病变引起功能下降有关。
3. 恐惧　与患者呼吸困难,害怕窒息死亡有关。
4. 潜在并发症:低氧血症、术后出血、皮下血肿、气胸、感染等。
5. 知识缺乏:缺乏气管切开术后自我护理和喉阻塞预防的知识。

【护理措施】

1. 一般护理

(1) 准备急救物品,做好气管插管或气管切开的准备。喉阻塞患者床旁应备好吸氧、吸痰装置,气管切开包、型号适宜的气管套管、气管插管,头灯等急救物品。同时做好紧急情况下床旁气管切开的准备。

(2) 病情观察:密切观察病情变化及喉阻塞程度,发现病情加重及时通知医生。

1) 观察意识及生命体征,尤其是呼吸和血氧饱和度情况。

2) 观察胸骨上窝、锁骨上窝、肋间隙、剑突下等处有无软组织凹陷。

3) 观察有无吸气期喉鸣声。

4) 观察有无声音嘶哑症状。

5) 观察有无缺氧症状,饮食及睡眠情况。

(3) 心理护理:医护人员应向患者及其家属解释呼吸困难产生的原因、治疗方法和疗效,做好解释和安抚工作,尽量减轻患者的恐惧心理,避免不良刺激,帮助患者树立信心,以配合治疗和护理。对喉阻塞较严重需行气管切开者要耐心讲解手术的意义及配合要点。

(4) 保持呼吸道通畅,改善缺氧症状,预防窒息。

1) 环境:创造安静的休息环境,病室保持适宜的温度和湿度。协助患者取半坐卧位卧床休息,尽量减少外界刺激,小儿患者尽量避免哭闹,以减少耗氧量。

2) 吸氧:观察患者的呼吸和血氧饱和度情况,必要时予以吸氧。

(5) 饮食护理:进食清淡、高蛋白食物。计划行手术者按要求禁食、禁饮。

(6) 对症处理

1) 一度呼吸困难:明确病因后,一般通过针对病因的积极治疗即可解除喉阻塞,不必做急诊气管切开术。护士应为患者建立静脉通道,按医嘱及时准确使用药物,如抗生素、糖皮质激素等。注意观察患者用药后的效果。

2) 二度呼吸困难:对症治疗及全身治疗的同时积极进行病因治疗。由急性病因引起的,如异物、喉外伤或双侧声带瘫痪等,病情通常发展较快,应在治疗病因的同时做好气管切开的相关准备。由慢性病因引起者,病情发展通常较慢,大都可以通过病因治疗解除喉阻塞,避免做气管切开。

3) 三度呼吸困难:在严密观察呼吸变化并做好气管切开准备的情况下,可先试用对症治疗和病因治疗。若经保守治疗病情未见好转,应及早行气管切开术。

4）四度呼吸困难：立即行气管切开术。病情十分紧急时，可先行环甲膜切开术。

2. 气管切开术患者的护理

（1）紧急气管切开术的护理配合

1）评估：患者的病情，尤其呼吸情况；患者对操作的认知程度及配合程度。

2）准备

①护士：着装整齐，洗手，戴口罩、手套。

②物品：气管切开包、针线和刀片（尖刀片和圆刀片各一片）、手术衣、无菌手套、麻醉药物、气管套管（具体类型及型号根据患者的年龄、性别及病情而定）、光源、氧气、有效的负压吸引器及吸痰用物。

③环境：清洁、舒适、光线充足、利于操作。

④患者：取仰卧位，肩下垫枕，头后仰，头部保持正中位；严重呼吸困难出现强迫体位者，可采取半卧位。

⑤气管套管型号的选择：根据患者的年龄、性别和病情选择合适的气管套管。详见表 5-1。

表 5-1　金属气管套管型号选用表

适用年龄	1~5 月	1 岁	2 岁	3~5 岁	6~12 岁	13~18 岁	成年女子	成年男子
套管内径 /mm	4.0	4.5	5.5	6	7	8	9	10

3）操作配合

①术前配合：核对医嘱及患者，向患者解释紧急手术的目的及配合要点；密切观察患者的意识及生命体征，尤其注意呼吸情况；给予床边心电监护及指脉氧饱和度监测；根据病情给予吸氧，调节合适的氧流量；建立静脉通道；摆好手术体位。

②术中配合：打开气管切开包，准备好刀片、气管套管等用物；协助医生进行皮肤消毒；协助医生进行局部麻醉，做好麻醉药的核对；协助医生进行气管切开，配合医生行负压吸引；密切观察患者的意识及生命体征，尤其注意呼吸情况。

③术后处理：协助医生置入气管套管，系带打死结固定气管套管；用 Y 形小方纱垫于气管套管与切口之间；气囊气管套管予充气 4~6ml；及时吸除手术切口和气管内的血液和分泌物。

4）做好物品整理及护理记录。

（2）术后护理

1）保持气管套管通畅：气管套管应保持通畅，有分泌物时及时清理，内套管每 4~6h 清洗或更换一次，清洗后立即放回，内套管不宜脱离外套管过久，以防外套管被分泌物堵塞。如分泌物较多或小儿气管切开患者，要增加清洗次数，以防分泌物堵塞管道影响呼吸。

2）维持下呼吸道通畅：室内保持适宜的温度和湿度，温度为 22~24℃，湿度为 70%~90%（天气干燥时加强空气湿化）。痰液黏稠者可行雾化吸入治疗，定时通过气管套管滴入少许生理盐水等，以稀释痰液，便于咳出，必要时可用负压吸引器吸出下呼吸道痰液。协助患者取半卧位，鼓励患者有效咳嗽、咳痰，病因解除、病情允许者鼓励其多下床活动以促进痰液排出。

3）预防感染

①每 12h 清洁消毒切口一次，更换气管套垫，套垫有污染时随时更换，注意无菌操作，减少切口和肺部感染机会。

②进食营养丰富的半流质饮食或软食，增加蛋白质、维生素的摄入，增强机体抵抗力。

③密切观察体温变化，切口渗血、渗液情况，气管内分泌物的量及性质，如有发热、分泌物增多和性质异常及时报告医生。

④按医嘱使用抗生素。

⑤鼓励患者多翻身和下床活动，必要时帮助其翻身拍背，预防肺部感染。

4）再次发生呼吸困难的处理：气管切开后患者若再次发生呼吸困难，应考虑如下三种原因并做相应处理。

①内套管阻塞：如拔出内套管呼吸即改善，表明内套管阻塞，应予更换或清洁后再放入。

②外套管或下呼吸道阻塞：拔出内套管后呼吸仍无改善者，可滴入湿化液并进行深部吸痰后，呼吸困难可缓解。

③外套管脱出：如内套管取出后呼吸困难未缓解，吸痰管置入困难或气管套管口测不到气流，应立即通知医生并协助重新插入套管。

5）预防脱管

①气管外套管应妥善固定，系带松紧度以能容纳 1 个手指为宜。

②经常检查系带松紧度和牢固性，告诉患者及其家属不得随意解开或更换系带。

③注意调整系带松紧度，对于术后有皮下气肿的患者，待气肿消退后系带会变松，必须重新调整系带。

④吸痰时动作要轻。

⑤告知患者剧烈咳嗽时可用手轻轻抵住气管外套管翼部。

⑥气管内套管取放时，注意保护外套管，禁止单手取放，应一手抵住外套管翼部，一手取放内套管。

⑦气管套管管芯应绑在气管外套管上，以备气管外套管脱出时重新插管时使用。

6）术后并发症的观察和护理

①窒息：观察有无痰痂或异物堵管、外套管脱出气管外。可用少许棉絮置于气管套管口上，视其是否随呼吸飘动来测试通气情况。若发现患者呼吸费力，面色潮红，随即口唇青紫，双手乱抓，应立即取出气管内套管行气管内吸痰。若吸痰管置入困难或气管套管口测不到气流，应立即通知医生进行处理。

②皮下气肿：观察颈周有无皮下气肿。正常情况下皮下气肿 1 周左右可自然吸收，要注意其消长情况及对呼吸的影响。

③出血：表现为局部少量渗血及活动性出血。若气管套管内咳出大量鲜血时，应立即通知医生进行处理。

④纵隔气肿和气胸：观察是否存在呼吸困难（呼吸型态、肺部呼吸音、血氧饱和度），尤其是小孩，由于无法表达自我感受，更应加强病情观察。

⑤气管 - 食管瘘：观察进食时有无呛咳。

⑥拔管困难：堵管后观察有无呼吸困难。

7）拔管及护理：喉阻塞及下呼吸道阻塞症状解除，呼吸恢复正常，可考虑拔管。拔管前先要堵管 24~48h,如活动及睡眠时呼吸平稳,方可拔管,如堵管过程中患者出现呼吸困难,应立即拔除塞子。拔管后不需缝合,用蝶形胶布拉拢创缘,数天后即可自愈。拔管后 1~2d 内仍需严密观察呼吸,叮嘱患者不要随意离开病房,并备好床旁紧急气管切开用品,以便患者再次发生呼吸困难时紧急使用。

【健康指导】

1. 居室湿度适宜,保持情绪稳定,尽量减少活动量及活动范围,以免再次出现呼吸困难。

2. 不进食辛辣、刺激性食物,适当增加营养。养成良好的进食习惯,吃饭时不大声谈笑;家长应注意不要给小儿吃豆类、花生、瓜子等食物,防止异物吸入。

3. 积极治疗原发病。向患者及其家属讲解喉阻塞的原因和后果以及如何预防,包括增强免疫力,防止呼吸道感染,有药物过敏史者应避免与变应原接触,喉外伤患者应及早到医院诊治等。

4. 对住院期间未能拔管而需佩戴气管套管出院的患者,应教会患者或家属以下的内容:

（1）清洗、消毒气管内套管,更换气管垫的方法。

（2）湿化气道和增加空气湿度的方法。

（3）洗澡时防止水流入气管,不得进行水上运动。

（4）外出时注意遮盖气管套管口,防止异物吸入。

（5）定期门诊随访。

（6）注意保持外套管固定,不可自行解开系带。如发生气管外套管脱出或再次呼吸不畅,应立即到医院就诊。

（胡丽茎）

第六章　头颈外科患者护理

学习目标

完成本章内容学习后,学生将能:

1. 掌握甲状舌管囊肿及瘘管患者的主要评估要点及护理措施、颈部开放性创伤患者的急救护理内容、甲状腺癌术后患者并发症的观察及护理、腮腺肿瘤切除术后患者并发症的观察及护理、甲状腺癌患者的临床表现、主要护理问题及术后护理措施。
2. 熟悉甲状腺癌患者的评估要点、术前护理措施及健康指导。
3. 了解颈部闭合性创伤患者的主要临床表现及护理评估要点、颈部开放性创伤患者的主要临床表现及护理评估要点、甲状腺癌的辅助检查、颈部坏死性筋膜炎患者的临床表现及护理评估要点。

第一节　颈部闭合性创伤患者的护理

颈部闭合性创伤可由外来暴力如勒缢、拳击、交通事故、工伤事故、地震灾害及各种钝器撞击、挫伤等引起,虽颈部皮肤无伤口,喉、气管管腔与颈部伤口无贯通伤,但可波及颈动脉、咽喉、气管、食管、舌骨、肌肉及颈椎而发生皮下气肿,以及颈部神经和血管、咽喉及气管的损伤。轻者发生颈部软组织的损伤,重者引起软骨移位或骨折,危及生命。

【临床表现】

1. **疼痛**　以喉及颈部为著,触痛多明显,随发声、吞咽、咀嚼、咳嗽而加重,且可向耳部放射。

2. **声音嘶哑或失声**　因声带、室带充血、肿胀,软骨脱位,喉返神经损伤导致。

3. **咳嗽及咯血**　由于挫伤刺激而引起咳嗽,喉黏膜破裂轻者仅有痰中带血,重者可致严重咯血。

4. **颈部皮下气肿**　喉软骨骨折、软骨黏膜破裂的严重喉挫伤患者,咳嗽时空气易于进入喉部周围组织,轻者气肿局限于颈部,重者可扩展到颌下、面颊、胸、腰部,若累及则出现严重呼吸困难。

5. **呼吸困难**　喉黏膜出血和水肿、软骨断裂均可致喉狭窄、双侧喉返神经损伤,可引起吸气性呼吸困难。若出血较多,血液流入下呼吸道,引起呼吸性喘鸣。

6. **休克**　严重喉挫伤可导致外伤性或出血性休克。

7. **吞咽困难**　因喉部疼痛所致,有时也因喉部黏膜撕裂导致吞咽困难。

8. **查体**　颈部肿胀变形,皮肤有片状、条索状瘀斑。喉部触痛明显,可触及喉软骨碎片之摩擦音,有气肿者可扪及捻发音。

9. **间接喉镜检查和纤维喉镜检查**　常见喉黏膜水肿、血肿、出血、撕裂、喉软骨裸露及假性通道等。声门狭窄变形,声带活动受限或固定。

10. **影像学检查**　颈部正侧位片、体层片可显示喉骨折部位和气管损伤情况。胸部 X 线片可显示是否有气胸及气肿。颈部 CT 扫描对诊断舌骨、甲状软骨骨折、移位及喉结构变形极有价值。颈部 MRI 对喉部、颈部软组织、血管损伤情况的判断具有重要价值。

【评估要点】

1. 健康史

（1）评估患者喉部受伤的时间、部位、原因及诊治经过。

（2）评估患者有无吸烟、饮酒、吸毒史,有无特殊嗜好;评估患者饮食习惯和二便情况。

（3）评估患者既往有无慢性病史,如有无糖尿病史、高血压史;有无外伤手术史;有无其他用药史、过敏史。

2. **身体状况**　观察患者意识状态,有无呼吸困难、疼痛、高热、声音嘶哑或失声、吞咽困难、咳嗽及咯血,颈部有无肿胀变形,有无皮下气肿。

3. **安全评估**　评估患者有无三凹征及喘鸣音,有无发绀等缺氧症状;评估患者的自理能力;进行跌倒、坠床评估。

4. **心理 - 社会状况**　评估患者及其家属心理状况,评估不同年龄、文化程度的患者对疾病的认识程度。

【护理问题】

1. **急性疼痛**　与突发的喉部损伤有关。

2. **焦虑**　与突遭外伤、失声、担心愈后有关。

3. **有窒息的危险**　与喉部受伤后导致的喉狭窄及呼吸道阻塞有关。

4. **有感染的危险**　与喉部创伤有关。

5. 知识缺乏:缺乏疾病相关知识及自我护理知识。

6. **有创伤后综合征的危险**　与突发意外损伤有关。

【护理措施】

1. 做好患者的心理护理

（1）了解患者的社会情况:突发性喉创伤给患者及其家属造成了极大的身心痛苦,患者及其家属常表现出焦虑、悲观等心理反应。护士应给予充分的理解,运用医学知识解答问题,并与患者家属进行沟通,使其给予患者有效的支持,以减轻患者焦虑不安的情绪,积极配合治疗。

（2）患者因喉痛、失声,不能表达其主观意愿及内心活动,教会其使用手语或使用纸、笔,以文字表达方式表达自己意愿,建立有效的沟通方式。

（3）对于自伤患者,要以和善、真诚的态度与患者沟通,鼓励患者宣泄内心积郁,帮助患者正确面对人生,珍爱生命。同时加强危险物品如药品、刀具、绳索、玻璃物品的管理。患者应随时有人陪护,加强巡视,防止患者再次自伤。

2. **体位护理**　嘱患者保持安静,卧床休息,颈部制动,无休克征象患者给予垫高枕头,头前倾位,保持颈部舒展。不可使颈部过度后仰和前屈,造成受伤喉和气管断裂或加重损伤。嘱患者切勿随意离开病区。对于呼吸困难严重者给予半卧位,防止呼吸道梗阻。

3. 保持呼吸道通畅

(1)密切观察患者呼吸情况:对于轻度软组织损伤、甲状软骨骨折无错位、无呼吸困难或轻度呼吸困难患者,应用抗生素、糖皮质激素治疗,在治疗期间注意患者呼吸情况,如保守治疗期间,患者呼吸困难逐渐加重,需立即行气管插管或气管切开。

(2)及时吸出患者咽喉部分泌物,遵医嘱给予氧气吸入。

(3)备好抢救器械:患者床头备好给氧装置、负压吸引装置、气管切开包等急救器械,以备患者窒息时急用。

4. 病情观察

(1)评估患者的疼痛部位、范围及性质,解释疼痛产生的原因。告知患者可通过听音乐或看书、报纸、杂志等方式来转移其对于疼痛的注意力,以减轻疼痛。若患者疼痛剧烈,可遵医嘱给予止痛剂,并及时评价使用效果。

(2)评估患者局部肿胀部位、范围,如颈部肿胀逐渐加重,提示有因喉软组织损伤、内出血压迫喉、气管引起呼吸困难的风险,需及时通知医生予以处理。如患者出现皮下气肿,应注意观察皮下气肿的范围,并做好标记,同时嘱患者勿用力咳嗽,以免加重皮下气肿。

(3)注意观察生命体征:注意观察患者脉搏、血压变化,及早发现休克征象。如有神智改变、血压下降、脉搏细速、皮肤湿冷,应立即通知医生,做好抗休克处理。

(4)观察有无其他脏器损伤,如颅脑和颈椎损伤。

5. 饮食护理　喉外伤多伴喉咽部损伤,指导患者进流食或软食,并嘱其减少吞咽动作。对于受伤严重或术后的患者,10d 内应给予鼻饲饮食,以减少喉部活动,减轻疼痛,减少呛咳,以利创伤愈合。

6. 气管切开的护理

(1)术前禁食水,若为紧急情况,则无此限制。

(2)向患者说明手术目的及必要性,消除患者的紧张情绪,取得患者及其家属的配合和理解。

(3)呼吸道护理:保持气道通畅,及时清除气管套管内分泌物,观察患者痰液的颜色、性质及量。若分泌物黏稠可用超声雾化吸入。定时向气管套管内滴入湿化液湿化气道。维持适宜的室内温度及湿度。

(4)气管套管的护理:定时清洗、消毒内套管,并及时放入。小儿患者或患者分泌物较多时则需增加清洗次数,防止分泌物结痂阻塞呼吸道。每日更换气管套管垫布,保持套管垫布的清洁、干燥。每日检查固定套管系带的松紧度,以能插入一手指为宜。将相应的气管套管的内芯放在随手可取之处,以备急用。

(5)鼓励患者多饮水、适当下地活动,指导其进行有效的咳嗽、咳痰。若患者难以将痰液咳出,可使用吸引器进行吸痰。

7. 喉软骨固定或骨折移位患者的术后护理

(1)监测生命体征的变化并做好记录,观察颈部皮肤血运情况,以及有无红肿、脓性分泌物。

(2)指导患者采取保护性体位,即采用垫高患者枕部偏头侧位,保持头部前倾15°~30°,以免发生喉咽腔裂开,造成严重的吞咽困难等并发症。

（3）术后 7~10d 可给予鼻饲饮食,减少喉部活动,促进伤口愈合。

（4）做好患者的口腔护理。

【健康指导】

1. 指导患者勿离开治疗区,勿做剧烈运动。

2. 指导患者术后应注意头部制动并做好相关保护措施,以利术后恢复。

3. 术后患者应定期随访,4~8 周后可取出喉模。取出喉模后若患者出现呼吸困难症状应立即来院就诊。

（刘欣梅）

第二节　颈部开放性创伤患者的护理

颈部开放性创伤包括切伤、刺伤、炸伤、子弹伤等,常可导致喉、气管、咽、食管、颈椎等部分或完全断裂,造成颈部皮肤和软组织破裂,喉和气管的伤口与外界相通,可伤及喉软骨、软骨筋膜,穿通喉内。开放性颈部外伤易累及颈动脉及颈内静脉,发生大出血,枪弹伤则易形成贯穿伤,且可伤及食管及颈椎,战时较多见。

【临床表现】

1. **出血**　因颈部血运丰富,出血较凶猛,易发生出血性休克。若伤及颈动脉、颈内静脉,因出血难以控制,患者多来不及救治而立即死亡。

2. **皮下气肿**　空气可通过喉内及颈部伤口进入颈部软组织,产生皮下气肿,皮下气肿若向周围扩展,可达面部及胸腹部,向下可进入纵隔,形成纵隔气肿。

3. **呼吸困难**

（1）喉软骨骨折、移位,喉黏膜下出血、肿胀导致喉狭窄、梗阻,造成呼吸困难。

（2）气肿、气胸造成呼吸困难。

（3）喉内创口出血流入气管、支气管,造成呼吸困难。

4. **声嘶**　声带损伤、环杓关节脱位、喉返神经损伤可导致声嘶乃至失声。

5. **吞咽困难**　喉痛、咽损伤所致吞咽疼痛,使吞咽难以进行。若伤口穿通喉咽部、梨状窝或颈部食管,吞咽及进食时则有唾液和食物自伤口溢出,造成吞咽障碍。

6. **休克**　若伤及颈部大血管,患者将在极短时间内丢失大量血液引起失血性休克。

【评估要点】

1. **健康史**

（1）评估患者受伤部位、时间、数目,受伤原因及诊治经过。

（2）评估患者有无吸烟、饮酒、吸毒史,有无特殊嗜好。询问患者的饮食习惯、二便情况。

（3）评估患者既往有无慢性病史,如有无糖尿病史、高血压史,有无外伤手术史,有无其他用药史、过敏史。

2. **身体状况**　观察患者有无呼吸困难、疼痛、高热、声音嘶哑或失声、吞咽困难,颈部有无肿胀变形,有无皮下气肿。

107

3. **安全评估** 评估患者有无三凹征及喘鸣音,观察患者意识状态,有无发绀等缺氧症状。评估患者的出血量,根据患者面色、眼睑、甲床状况结合血压、脉率判断有无出血性休克。评估患者的肢体活动情况。

4. **心理－社会状况** 评估患者及其家属的心理状况,评估不同年龄、文化程度的患者对疾病的认识程度。

【护理问题】

1. **疼痛** 与喉部损伤及喉部伤口有关。

2. **恐惧** 与出血量多、担心预后有关。

3. **有窒息的危险** 与喉部出血、肿胀、阻塞有关。

4. **自我形象紊乱** 与气管切开及存在伤口有关。

5. **有感染的危险** 与开放性伤口有关。

6. **知识缺乏**:缺乏疾病相关知识。

7. **潜在并发症**:出血性休克、气胸等。

8. **有创伤后综合征的危险** 与突发意外损伤有关。

9. **自理能力缺陷** 与大量出血、创伤、机体虚弱有关。

【护理措施】

1. **急诊救治**

(1)立即给予心电、血压、血氧饱和度监测。观察患者神志、面色、皮肤温度。监测患者生命体征。

(2)做好术前相关准备:建立静脉通路,做好交叉配血工作、备皮、药物过敏试验等。

(3)备好急救用物:吸氧装置、负压吸引装置、气管插管或气管切开用物。

(4)保持呼吸道通畅:吸出咽喉部分泌物,给予吸氧。

(5)配合医生进行出血部位探查及止血工作。

2. **做好心理护理** 颈部开放性伤因其伤口可见,患者及其家属的恐惧及焦虑情绪严重,应安慰患者,稳定患者及其家属的情绪,使患者及其家属积极配合治疗。

3. 严格执行无菌操作原则,保持伤口的清洁。遵医嘱合理应用抗生素。伤后 24h 内注射破伤风抗毒素。

4. 严密观察患者的呼吸情况,及时吸出咽喉部的血液及唾液,若有呼吸困难及呼吸窘迫征象,应配合医生做好气管切开准备。

5. 密切观察患者的血压、心率、脉搏情况,如患者出血量大,出现神志不清、血压下降、脉搏细速等休克征象时,应迅速配合医生抢救,进行抗休克处理。

6. 因气胸或纵隔气肿而行胸腔闭式引流的患者应做好胸腔闭式引流的护理,妥善固定导管,维持有效的引流。

7. 合并颈椎损伤的患者,避免过多搬运患者。协助患者翻身时注意轴线翻身。

8. 气管切开的患者按气管切开护理常规护理。

9. **饮食护理** 喉创伤后应给予鼻饲饮食,以减少吞咽动作和减轻喉痛,也使受伤的咽喉部得以休息,利于创口愈合,需注意营养供给及避免鼻饲相关并发症的发生。

10. **疼痛的护理** 由手术或创伤造成的组织损伤刺激引起,需注意观察疼痛的位置、时间、性质,必要时应用止痛药物。

11. 术后注意观察颈部有无肿胀、局部敷料有无渗血、引流是否通畅、患者的生命体征是否平稳。

12. 要关爱有自杀倾向的患者,耐心倾听患者的诉说,避免刺激患者,帮助患者正确面对人生,珍爱生命,使患者树立生活的勇气。

【健康指导】

1. 术后指导患者避免颈部过度牵拉,防止吻合口裂开,保持排便通畅,以免用力排便而增加切口破裂的危险。

2. 术后鼓励患者发声,注意观察患者有无发声改变(如声音嘶哑、音调降低),有无进食呛咳。

（刘欣梅）

第三节　甲状舌管囊肿及瘘管患者的护理

甲状舌管囊肿及瘘管是颈部最常见的先天性疾病,发病率约为 7%,多位于颈部中线上。胚胎时期甲状腺始基在向尾侧下移时,形成一条与始基相连的细管,称甲状舌管,正常在胚胎第 6 周时,甲状舌管开始退化,第 8 周时消失,若甲状舌管未退化或消失,形成甲状舌管囊肿或瘘管。甲状舌管囊肿可发生在舌盲孔至胸骨切迹之间的任何部位,各部位所占比例为甲状舌骨肌区 60%、颏下区 24%、胸骨上 13%,而发生在舌内者约占 2%。甲状舌管瘘管分为完全性和不完全性两种类型。完全性瘘管外瘘口位于颈前正中线或略偏一侧的皮肤表面,内瘘口位于舌盲孔,瘘管自内瘘口经舌骨前、后或穿过舌骨,下行至囊肿或外瘘口。不完全性瘘管无内瘘口。该病青少年期发病,少数可发生癌变,偶见于成年人。

【临床表现】

1. **全身症状**　患者偶有吞咽不适或颈部胀痛感,一般多无特殊症状,常在无意中或体检时发现。感染明显者可伴有发热、疲乏等症状。

2. **局部症状**　囊肿大小不一,位于舌骨以上的较小囊肿可无症状。囊肿多位于颈部正中皮下、舌骨与甲状软骨之间,可见半圆形隆起的囊性肿物,表面光滑,边界清楚,与周围组织无粘连,无压痛,质地较软,呈中等硬度,有囊性感,随吞咽上下移动。并发感染时,囊肿迅速增大,且伴有局部疼痛、压痛,囊肿过大会有压迫感。反复感染的囊肿触诊时可发现其与周围组织或皮肤有粘连。瘘管外口多位于颈中线、舌骨和胸骨上切迹之间,吞咽时可有分泌物外溢,继发感染时瘘口周围红肿,有脓液溢出,在瘘口深处上方可触及一条与舌骨相通的条索状物。有感染或手术史者,颈部留有瘢痕。

3. **辅助检查**　超声波检查可鉴别肿块是囊性还是实质性,亦可排除异位甲状腺;囊肿穿刺可抽出淡黄色黏液,病理检查显示黏液内含脱落上皮细胞和胆固醇结晶;瘘管造影可明确瘘管的位置和走向,有助于手术治疗;CT 或 MRI 检查能提供囊肿的特性、大小及与周围组织的关系等。

【评估要点】

1. 健康史

（1）评估患者有无颈部肿物,肿物大小,肿物边界是否清楚,有无粘连。

（2）评估患者颈部有无分泌物,有无继发感染,周围有无红肿,观察分泌物的颜色、气味、性质和量。

（3）评估患者既往身体状况,有无感染史。

（4）评估患者病变发生的时间、病程及有无接受过治疗等。

2. 身体状况 观察患者有无呼吸困难、高热,有无进食不适,有无吞咽异物感或吞咽困难。评估颈部伤口渗血及引流液情况,观察敷料渗血情况及引流液的颜色、性质和量。

3. 心理－社会状况 评估患者年龄,儿童患者是否有家属陪住;评估患者心理状况,评估不同年龄、文化程度的患者对疾病的认知程度,对手术效果的担心程度及患者的舒适度,评估形象的改变对患者的影响。

【护理问题】

1. 有窒息的危险 与手术后出血、引流不畅及呼吸道受压有关。

2. 有出血的危险 与手术创伤有关。

3. 皮肤完整性受损 与瘘管的反复感染、脓液的分泌有关。

4. 疼痛 与甲状舌管囊肿及瘘管的炎症反应有关。

5. 焦虑 与瘘管囊肿反复感染、担心手术效果有关。

【护理措施】

1. 术前护理

（1）保持口腔清洁;教会患者进行有效咳嗽、咳痰。

（2）皮肤准备:术前1d对手术区域进行皮肤准备,上至下颌角,下至第3肋间,两侧至胸锁乳突肌,男性患者需剃除胡须。

（3）禁食指导:全麻术前2h可饮清饮料,但总量要控制在5ml/kg（或总量300ml）以内。清饮料是指清水（例如白开水）、碳酸饮料、糖水、清茶和黑咖啡（不加奶）。对婴幼儿而言,麻醉前4h禁饮母乳,6h禁饮牛奶、配方奶。易消化的固体食物大多是指面粉及谷类食物,如面包、面条、馒头、米饭等,需在手术前至少6h禁食;不易消化的固体食物主要是指肉类和油炸类食物,手术前至少8h禁食。

（4）心理护理:由于甲状舌管囊肿及瘘管切除不彻底易复发,手术中会切除部分舌骨,手术切口在颈部,患者及其家属对手术效果及疾病对自身形象的影响极为担心。术前向患者及其家属讲明手术必要性、安全性,以解除患者顾虑,使其积极配合手术治疗。

（5）手术配合指导:指导患者练习手术时的体位（头颈过伸位）,将软枕垫于肩部,保持头低位。

2. 术后护理

（1）病情观察:密切观察患者术后意识状态、生命体征及血氧饱和度的变化,如出现烦躁不安、谵妄,立即报告医生,给予对症处理。

（2）体位护理:全麻术后头部垫枕,取平卧位,清醒后取半卧位,术后鼓励患者早期下床活动。避免颈部过度拉伸引起伤口撕裂,颈部切口缝线6~7d拆除。

（3）给予营养丰富、温凉的流质或半流质饮食;保持口腔清洁;有效咳嗽、咳痰。

（4）伤口敷料护理：观察颈部伤口敷料有无渗血、渗液及渗出范围。询问患者有无局部伤口疼痛、肿胀感，保持局部敷料干燥、清洁，并嘱患者颈部勿剧烈活动，如有异常及时通知医生处理。

（5）引流管护理：患者颈部留置负压引流管，引出术腔渗液，促进伤口愈合。保持负压引流管通畅，更换负压引流器需严格无菌操作。引流器应始终保持负压状态，定时挤压引流管保持通畅。注意引流管应妥善安放，避免移位、脱出，避免引流管被牵拉、受压、扭曲及折转成角，以免影响引流。

（6）引流液观察：密切观察引流液的颜色、性质、量的变化，有无出血、感染发生。一般术后当天渗液量较多，以后逐渐减少，颜色一般由红色转为粉红色、淡黄色。如果引流液颜色持续鲜红且量多、有血凝块，应及时报告医生处理。正常引流液每小时少于 10ml，24h 少于 100ml，每日更换引流袋。

（7）拔管：引流管常规留置 24~48h，拔管前需观察引流液的颜色和量，如仅为少许淡黄色或淡粉色引流液时，医生拔出引流管后继续加压包扎，拔管后观察患者有无不适主诉，有无局部异常疼痛、肿胀感，如有异常及时通知医生处理。

3. 并发症观察与护理

（1）上呼吸道阻塞：严密观察呼吸情况。患者术后出血、口底血肿形成可导致上呼吸道阻塞，危及生命；若口底肿胀明显，及时通知医生，必要时行紧急气管切开术，以防窒息发生；观察伤口敷料包扎松紧度，避免出现窒息。

（2）出血：观察颈部伤口渗血、负压引流血性渗液情况。颈部敷料渗血面积逐渐扩大，说明有活动性出血，负压引流器内引流液每小时超过 50ml 且伴有血凝块，应及时通知医生处理。

（3）感染：观察颈部伤口渗液及负压引流液的性质，监测体温变化。询问患者是否存在异常疼痛，评估疼痛的性质、部位和持续时间；观察颈部敷料渗出液或颈部负压引流液颜色、性质和量，若有异常及时通知医生处理。

（4）喉内神经损伤：观察有无声音嘶哑、呼吸困难等喉返神经损伤的表现；有无进食和饮水呛咳、误咽、发音单调、音调低等喉上神经损伤的表现，发现异常及时通知医生。

【健康指导】

1. 生活指导　术后 2 周内禁止淋浴，预防感冒。禁烟限酒，注意保持口腔和颈部皮肤清洁，预防切口感染。

2. 疾病知识指导

（1）药物：出院后遵医嘱服用药物。

（2）饮食：进食高热量、高蛋白、高维生素的饮食，避免辛辣、刺激性食物。

（3）运动与休息：加强颈部功能锻炼，防止切口粘连及瘢痕收缩所致功能异常，一般术后 2~3 个月应避免颈部剧烈活动。

（4）定期来院复查有无复发的征象，如手术后发现颈部切口处红肿、渗液、疼痛或出现包块，请及时到医院就诊。

（5）必要时需再次手术，鼓励患者正确面对自身形象的改变，切口瘢痕处请整形外科专家会诊，尽量消除瘢痕以达到美观效果。

（张淑彩）

第四节 甲状腺癌患者的护理

甲状腺癌是最常见的甲状腺恶性肿瘤,占全身恶性肿瘤的 1%~2%。女性发病率高于男性。其发病可能与多种因素有关:如放射性损害、致甲状腺肿的物质、TSH 的刺激以及遗传等。甲状腺癌的病理分型有乳头状腺癌、滤泡状腺癌、未分化癌及髓样癌四类。其中乳头状腺癌最多见,恶性程度较低,预后较好;滤泡状腺癌其次,恶性程度中等,预后较乳头状腺癌差;未分化癌恶性程度高,预后很差;髓样癌最少见,恶性程度中等,预后比乳头状腺癌和滤泡状腺癌差,但较未分化癌好。

【临床表现】

1. 局部症状 早期多无明显自觉症状,常在体检时发现甲状腺内肿块,或无意中发现表面高低不平、吞咽时上下移动的颈部肿块。乳头状腺癌和滤泡状腺癌的肿块随病程进展逐渐增大,质地硬而固定;未分化癌的肿块可在短期内迅速增大,并侵犯周围组织。晚期癌肿除伴颈淋巴结肿大外,常因喉返神经、气管或食管受压而出现声嘶、呼吸困难或吞咽困难等。若肿块压迫颈交感神经节可引起 Horner 综合征。

2. 全身症状 髓样癌患者可出现顽固性腹泻、颜面潮红、心悸和低血钙等症状。

3. 辅助检查

(1)超声检查:是评估甲状腺肿块的首选方法,有助于诊断,可测定甲状腺肿块的大小、位置、形态、数量、边界、血供及与周围组织的关系等情况。

(2)细针穿刺抽吸活检:对诊断甲状腺癌的敏感度和特异度均较高,可帮助诊断及确定恰当的手术方案。

(3)影像学检查:可了解有无气管移位和狭窄、肿块钙化及上纵隔增宽等。肺及骨 X 线检查可发现有无转移灶。

(4)实验室检查:测定血清降钙素,有助于诊断髓样癌。

【评估要点】

1. 健康史

(1)评估患者的呼吸状况,有无气促、声嘶、吞咽困难等。

(2)评估患者有无高血压、糖尿病病史,有无手术史、麻醉史及过敏史等。

2. 身体状况 询问患者发现甲状腺内肿块的时间,了解肿块的大小、形状、质地及活动度,肿块与吞咽的关系,颈部淋巴结有无肿大。评估有无甲状腺功能亢进或甲状腺功能减退的体征,前者会出现突眼、心率加快、消瘦、多汗等,后者会出现黏液性水肿、心率减慢等。

3. 心理-社会状况 评估患者对疾病的认知程度,有无焦虑、抑郁、恐惧等心理状况。

【护理问题】

1. 焦虑/恐惧 与环境改变、担心手术及预后等有关。

2. 急性疼痛 与手术切口有关。

3. 潜在并发症：呼吸困难、窒息、出血、喉返神经损伤等。

4. 知识缺乏：缺乏与本疾病相关的预防和保健知识。

【护理措施】

1. 术前护理

（1）心理护理：了解患者的心理状况，告知患者疾病的相关知识及手术的必要性，引导患者正确对待疾病；提供安全、舒适的环境，避免不良刺激，使患者保持情绪稳定。

（2）皮肤准备：遵医嘱备皮，上至下颌，下至第3肋间，左右至胸锁乳突肌；男性患者需剔除胡须及胸毛。

（3）饮食护理：指导患者进食高热量、高蛋白、高维生素、清淡、易消化的食物；进食、饮水呛咳者，指导其正确进食，必要时给予补液治疗。

（4）体位训练：指导患者做颈部固定起床、卧床练习，以一手为支撑点支撑在床边，另一手托在枕后固定头部，缓慢坐起或躺下，以防止颈部过度前倾或后仰。

（5）完善术前检查及准备。

2. 术后护理

（1）体位护理：全麻清醒后床头适当抬高，2~4h后逐步过渡到高枕卧位或半卧位，以减小局部伤口张力，减轻疼痛，增加舒适感。

（2）病情观察

1）生命体征：密切监测患者的生命体征变化，如体温超过38.5℃，脉率大于120次/min，则有发生甲状腺危象的可能，应立即通知医生协助处理。

2）呼吸：观察呼吸频率、节律，有无气促、发绀；保持呼吸道通畅，鼓励和协助患者进行深呼吸和有效咳嗽，以助痰液排出；保持颈部引流通畅，避免颈部积血、积液压迫气管，引起呼吸不畅；行气管切开者应加强呼吸道管理。

3）疼痛：评估术后伤口疼痛的情况，如疼痛的性质、程度及持续时间等，必要时遵医嘱给予止痛药物，并观察用药后的反应。

4）伤口：观察伤口敷料渗血、渗液情况，及时处理异常状况。

（3）引流管的护理：妥善固定颈部血液引流管，避免牵拉，防止脱落，保持引流管通畅及处于负压状态；负压吸引器低于伤口水平，避免引流液倒流引起逆行感染；观察并准确记录引流液的颜色、性质及量。

（4）饮食护理：术后4h根据患者情况可试饮温开水，如无呛咳可给予温凉半流质饮食，逐步过渡到软食。饮水呛咳的患者可指导其改变进食体位，如抬头进餐、低头吞咽等，必要时遵医嘱补液。

（5）并发症的观察及护理

1）呼吸困难和窒息：是术后最危急的并发症，多发生在术后48h内。主要原因包括术中止血不完全、切口内出血压迫气管、气管壁塌陷、喉头水肿、双侧喉返神经损伤等。

①观察重点：观察生命体征、切口渗血及引流情况。若患者短时间内出现进行性呼吸困难、烦躁、发绀甚至窒息，颈部肿胀并伴有颈部切口渗出大量鲜血，应协助医生紧急处理。

②急救处理：监测生命体征的变化；给予低流量氧气吸入；接好床旁负压吸引器，备好吸痰管及气管切开包；建立静脉通路；因血肿压迫所致呼吸困难或窒息者，协助医生立即剪

开缝线,敞开伤口,去除血肿,结扎出血血管;因喉头水肿所致呼吸困难或窒息者,遵医嘱给予大剂量激素静脉滴入;若呼吸困难仍无好转,协助医生行气管切开术。

2)出血:主要因术中止血不彻底或结扎线脱落引起,多发生在术后48h内。

①观察重点:伤口敷料渗血的颜色及量;引流液的颜色、性质及量;颈部肿胀情况。

②护理措施:颈部负压引流量每天少于50ml属于正常,若术后切口引流量大于100ml,颈部切口渗出大量鲜血或颈部迅速肿胀增大,患者出现进行性呼吸困难,应考虑出血,立即通知医生并协助处理。

3)喉返神经、喉上神经损伤:术中切断或缝扎神经可导致永久性的神经损伤,牵拉或肿瘤压迫神经可导致暂时性的神经损伤。一侧喉返神经损伤引起短期声嘶,双侧喉返神经损伤可导致失声或严重的呼吸困难,甚至窒息。喉上神经损伤主要表现为进食、饮水时呛咳。

①观察重点:术后发声及进食情况。有无发声时声调降低或声音嘶哑,进食有无呛咳,有无呼吸困难。

②护理措施:向患者解释声音嘶哑、进食呛咳的原因,嘱患者少说话;正确使用促进神经生长的药物;进食呛咳者,协助患者改变进食体位,防止误吸;呼吸困难者,备好气管切开用物,必要时协助医生行气管切开术。

4)甲状腺危象:主要发生在术后12~36h内,多因术前甲状腺功能亢进未得到控制所致。

①观察重点:术后12~36h内出现高热,体温大于40℃,脉搏快而弱,大于120次/min,并伴有大汗、烦躁甚至昏迷,提示甲状腺危象的发生。

②急救处理:给予低流量吸氧,以减轻组织缺氧;静脉输入大量葡萄糖溶液以补充能量;迅速降温,可使用物理降温、药物降温及冬眠治疗等综合措施,使患者的体温维持在37℃左右,可用苯巴比妥钠100mg或冬眠合剂Ⅱ号半量,肌内注射,6~8h 1次进行镇静。

③药物治疗:遵医嘱协助患者口服复方碘化钾溶液3~5ml,紧急时将10%碘化钠5~10ml加入10%葡萄糖500ml中静脉滴注,以降低循环血液中甲状腺素水平或抑制外周T_4转化为T_3。氢化可的松每日200~400mg,分次静脉滴注,以拮抗应激反应。肾上腺素能阻滞剂,如利血平1~2mg,肌内注射,或普萘洛尔5mg加入葡萄糖溶液中静脉滴注,以降低周围组织对儿茶酚胺的反应。心力衰竭者加用洋地黄制剂。

5)手足抽搐:主要因手术时误切或挫伤甲状旁腺,致血钙浓度下降所致,多发生在术后1~3d。

①观察重点:动态监测血钙变化,观察患者有无面部、唇或手足部的针刺和麻木感,以及面肌和手、足的持续性痉挛。喉、膈肌痉挛可引起窒息。

②护理措施:遵医嘱予口服或静脉补充钙剂;抽搐发作时,立即遵医嘱静脉注射10%葡萄糖酸钙或氯化钙10~20ml,以解除痉挛;适当限制高磷食物,如蛋类、肉类和乳制品等的摄入,以免影响钙的吸收。

【健康指导】

1.生活指导

(1)给予患者安静、舒适的休养环境。

(2)在病情和体力允许的情况下,进行适量的运动,避免过量运动。

（3）进食高热量、高蛋白、富含维生素且清淡、易消化的食物；可选择含碘丰富的食物；有手足抽搐者应避免进食含磷高的食物。

2. 疾病知识指导

（1）指导患者正确面对疾病、症状和治疗，保持情绪稳定，以促进各器官功能的恢复。

（2）甲状腺切除术后，患者需终身服用甲状腺素片。

（3）加强颈部伸展运动，防止瘢痕粘连。

（4）声音嘶哑者可进行理疗、针灸及发音训练。

（5）定期复查，如出现心悸、手足抽搐等应及时就诊。

（余　蓉）

第五节　颈部坏死性筋膜炎患者的护理

颈部坏死性筋膜炎是由多种细菌混合引起的一种扩展迅速、病情凶险、具有极强破坏性的软组织感染，是以颈部筋膜和皮下组织广泛坏死为主要特征的严重化脓性感染。该病起病急，发展快，若未及时治疗或处理不当，极易并发中毒性休克，死亡率高。颈部坏死性筋膜炎是由需氧菌、厌氧菌或兼性厌氧菌协同作用的混合性感染，各种细菌协同作用产生强大毒力，使得感染沿筋膜组织迅速扩散。颈部坏死性筋膜炎发病因素中以咽喉部感染、牙源性感染为主，免疫功能低下为高危因素。病理以皮肤小静脉血栓形成为特征，并导致皮肤和深层组织的坏死。咽喉部原发性感染沿着蜂窝组织间隙向下扩散并发下行性纵隔炎，是其最严重并发症之一。

【临床表现】

1. 全身症状　患者有发热，体温在 38~40℃，随着病情进展，可有低血压、心动过速、呼吸困难、反应迟钝或意识丧失、急性肾衰竭、酸中毒、中毒性休克和多器官功能衰竭等。

2. 局部症状

（1）早期局部症状：主要有牙痛、咽喉痛等局灶性炎症，还可出现张口困难、吞咽困难，继之感染累及颈部皮肤，出现颈部肿胀、压痛、皮肤红斑、皮温升高。感染沿颈动脉鞘及咽后间隙扩散进入纵隔引起纵隔炎，破溃入胸腔引起脓胸。

（2）皮肤变化：呈现渐进性变化过程。早期非特异性临床表现包括皮肤变化、组织肿胀、发热及颈部疼痛，稍具特异性的症状是受累部位大范围触痛、麻木或感觉迟钝。中期皮肤由于营养血管遭破坏且有血管栓塞，皮肤迅速出现苍白、青紫和坏死，皮肤表面常出现大小不一、散在的、含血性液体的水疱或大疱；晚期皮肤发黑，水疱破溃后露出黑色真皮层，皮下组织和浅筋膜、深筋膜呈进行性、广泛性坏死和液化，皮肤漂浮其上。随着病灶部位感觉神经的破坏，剧烈疼痛可由麻木或麻痹所替代，可能预示筋膜和皮下组织坏疽的开始，且坏疽多发生于 36h 内。若为产气荚膜杆菌、梭状芽孢杆菌等感染所致，则会出现捻发音。

3. 影像学检查　CT 检查表现为皮肤和皮下软组织增厚，筋膜肿胀，颈阔肌、胸锁乳突肌肿胀增厚,脓液形成或有气体形成,纵隔炎或心包积液。

4. 实验室检查 白细胞计数升高,中性粒细胞增多,血沉加快,血清钠、血清氯浓度降低,血清尿素氮水平升高等。

【评估要点】

1. 健康史

(1)评估患者有无咽喉感染、牙源性感染等邻近器官的炎症,咽喉、颈部外伤及手术史。

(2)评估近期有无过度劳累、受凉;有无酗酒、吸烟等不良嗜好。

(3)评估患者有无糖尿病、动脉硬化、营养不良、肥胖、免疫功能不全等。

2. 身体状况 观察患者有无颈部肿胀、疼痛、张口困难、吞咽时咽部疼痛难以下咽、呼吸困难、高热等。询问患者既往身体状况,有无类似情况的发病史。

3. 心理-社会状况 本病早期多以咽喉疼痛、发热、颈部疼痛等为主要症状,患者及其家属认识不足,容易忽视其严重性。因此,需要评估患者及其家属的心理状况,评估不同年龄、文化程度的患者对疾病的认知程度。

【护理问题】

1. 有窒息的危险 与颈部高度肿胀,阻塞呼吸道有关。

2. 急性疼痛 与局部炎症及引流管牵拉有关。

3. 体温过高 与炎症反应有关。

4. 潜在并发症:颈内静脉血栓形成、肺脓肿、纵隔感染、中毒性休克等。

5. 知识缺乏:缺乏与本疾病相关的预防和保健知识。

6. 焦虑 与担心疾病预后有关。

7. 皮肤完整性受损 与大片皮肤及软组织水肿、坏死,长期卧床(剪切力、摩擦力增加)有关。

8. 有引流不畅的危险 与引流管内液体黏稠、引流位置不合适、机械性堵管、体位不当等有关。

9. 营养失调:低于机体需要量 与摄入不足、代谢需要量增加、消化吸收障碍、吞咽困难有关。

【护理措施】

1. 术前护理 颈部坏死性筋膜炎来势凶猛、进展迅速,一经确诊,应立即手术探查,彻底清创,建立通畅引流,早期进行彻底的手术清创是治疗的关键。

(1)术前准备:为了争取时间和防止严重并发症的发生,应迅速完成术前准备。评估患者身体状况,协助完成检查、化验,糖尿病患者术前积极控制血糖。指导患者术前常规禁食8h,禁饮4h,完成手术区域备皮等。

(2)保持呼吸道通畅:密切观察呼吸型态,监测血氧饱和度。严重呼吸困难者,床旁备气管切开包等急救物品,出现呼吸道梗阻时立即报告医生救治。

(3)心理护理:患者颈部疼痛剧烈、精神欠佳,且有死亡威胁。因此,患者及家属焦虑情绪严重。医护人员需耐心宣讲此病的相关知识,阐明手术的必要性,告知患者及家属如果不及时手术切开引流,病变继续扩展,可导致颈部软组织弥漫性炎症伴组织间隙广泛积液、气肿,会压迫气管引起窒息,危及生命。护士应使患者对病情以及手术情况有全面的了解和正确的认识,并介绍成功病例,解除患者的焦虑、恐惧情绪,对治疗树立信心。

（4）疼痛的护理：CNF 患者早期均伴有剧烈疼痛，密切观察患者疼痛的反应，如疼痛突然减轻，需向医生汇报，因为这可能预示局部神经已受损及坏疽的产生，提示应及时行手术治疗。对于体质较弱且疼痛十分剧烈的患者，应该积极干预，给予相应止痛处理，预防疼痛性休克的发生。

2. 术后护理

（1）监测生命体征：重点观察呼吸及血氧饱和度，并注意监测体温、血压、尿量、意识等。术后麻醉尚未清醒者，为防止舌后坠及误吸，应取半卧位并将头转向一侧。观察术后有无皮下血肿或气肿压迫气管引发的呼吸困难。

（2）用药护理：遵医嘱采用抗生素、激素治疗。大量应用抗生素是术后治疗的关键，在直接用广谱抗生素的前提下，根据细菌培养和药敏试验结果，选择敏感抗生素。观察患者有无胃部不适，发热、疼痛及吞咽困难症状有无缓解。糖尿病患者术后应指导其正确使用降糖药物，严格掌握用药剂量和时间，适当锻炼身体，定时监测血糖，分析患者术后每日血糖变化规律，制订规范合理的护理方案。

（3）伤口护理：观察切口有无渗血过多或切口膨隆，有无局部肿胀及整个颈部增粗。若患者自觉术区明显胀痛，颈部有严重紧缩感或呼吸困难加剧，口唇发绀，指尖血氧饱和度下降等，应及时报告医生处理。护士应协助医生换药，彻底清创，观察创面渗液的颜色、气味、量，注意有无铜绿假单胞菌感染，保持引流通畅，发现创口敷料脱落、潮湿，给予及时更换。

（4）负压封闭引流（vacuum sealing drainage，VSD）的护理

1）创面的观察与护理：负压封闭引流技术是用 VSD 材料 + 半透膜 + 三通接管 + 负压吸引器进行负压吸引的技术。VSD 使用期间创面的精密封闭和维持有效负压在护理中极为重要。当生物半透膜紧贴创面，可见明显的管型，说明密闭性好、负压有效。一般负压维持在 –125~–450mmHg（–0.017~–0.060MPa），根据创面渗液情况及时调节负压。VSD 一次封闭保持有效引流为 5~7d。当颈部脓腔无明显坏死物质、创面分泌物较少、引流量 <20ml/d、肉芽组织生长良好、达到治疗要求时停用 VSD 装置。在 VSD 装置使用期间创面不可受压，避免牵扯、压迫、折叠引流管，以保持引流通畅。

2）管路的冲洗与护理：早期由于渗出物多且黏稠，常发生引流管堵塞现象。为防止堵管，遵医嘱将生理盐水连接 VSD 冲洗管持续冲洗，速度控制在 10~20gtt/min，引流管连接中心负压吸引器进行吸引，负压调节在 100~150mmHg，以保证引流通畅，并注意进出平衡，5~7d 后停止冲洗，继续接中心负压吸引器进行吸引。引流期间出现堵管或引出大量鲜红色液体应及时报告医生进行处理。为防止逆行感染，在冲洗前后均用碘伏棉签消毒接口；引流瓶内的液体达到 1/2 时，及时倾倒或更换引流瓶，注意无菌操作。密切观察引流液的颜色、性状和量，准确记录 24h 冲洗量及引流量。严格床头交接班，并做好记录。

（5）饮食护理：给予营养丰富、易消化的流食或半流食，补充必要的蛋白质、水分、电解质、维生素，保持水电解质平衡。张口受限、吞咽困难、长期不能进食者予静脉高营养或鼻饲流质饮食。做好鼻饲相关护理，积极补充营养，以促进创面愈合。

（6）口腔护理：预防口腔感染是切断颈部急性坏死性筋膜炎伴下行性纵隔炎的重要途径，加强口腔护理是预防口腔感染的有效措施。指导患者正确刷牙、漱口，每日餐后要用清水或漱口液漱口，保持口腔清洁。

（7）基础护理：加强皮肤护理，严防压力性损伤发生；加强翻身、叩背，指导患者深呼吸，有效咳嗽、咳痰，预防坠积性肺炎；指导患者进行下肢功能锻炼，预防下肢深静脉血栓的形成。

3. **并发症的观察与护理** 颈部急性坏死性筋膜炎伴下行性纵隔炎发展迅速，可出现感染性休克、败血症、呼吸道阻塞、胸腔及心包积液等严重并发症，危及患者生命。严密观察患者生命体征变化的同时，注意观察患者意识是否清楚，有无烦躁、神志淡漠、嗜睡等。当患者血压下降、呼吸短促、脉搏细速时，应警惕有窒息或伴发败血症的危险，要及时处理。如患者并发血栓性静脉炎、海绵窦化脓时，除了有全身中毒症状和脑膜刺激症状外，还有眼球突出、鼻根及眼睑肿胀、胸痛、眼眶和前额剧痛、眼球运动受限、上眼睑下垂、视力障碍，应及时报告医生，做好抢救准备。

【健康指导】

1. **生活指导** 合理安排日常生活、劳逸结合，建议患者戒烟酒，保证良好睡眠，避免精神紧张或过度疲劳。平时应适当锻炼，增强机体抵抗力。

2. **疾病知识指导**

（1）告知患者出院后一旦出现呼吸困难，吞咽困难，发热，创口出血、裂开、红肿等异常情况需立即回院或到当地医院复查。

（2）糖尿病患者要注意控制血糖。

（3）肥胖患者应控制体重。

（张淑彩）

第六节　腮腺肿瘤患者的护理

腮腺肿瘤是一种比较常见的疾病，其中良性肿瘤约占70%，恶性肿瘤约占30%，任何年龄均可发病。腮腺肿瘤病程长短不一，短者数天或数周，长者数年或数十年以上。部分会发生癌变。良性肿瘤生长缓慢，恶性肿瘤生长较快；当原本生长缓慢或无明显生长的肿瘤突然生长加快时，要考虑良性肿瘤癌变的可能。腮腺分为深、浅两叶，腮腺肿瘤80%以上位于腮腺浅叶，表现为耳垂下、耳前区或腮腺后下部的肿块。本病病因尚不明确，目前认为可能与细菌感染、病毒感染、遗传、环境等因素有关。

【临床表现】

耳垂周围有无痛性包块，多单侧发病。腮腺良性肿瘤多为生长缓慢的无痛性肿块，常在无意中发现，不活动，无粘连，无功能障碍，病程长，表面光滑，呈结节状，质地中等硬度，界限清楚，即使包块巨大，也无面瘫症状。恶性肿瘤多有疼痛症状，生长较快，且呈浸润性生长，肿块大多形状不规则，质地硬，界限不清，与周围组织粘连而不活动，有时会侵及皮肤，出现表面溃疡。腮腺肿瘤侵犯咬肌时导致张口受限，少数病例出现淋巴结肿大，还可浸润神经组织并导致神经功能障碍。恶性肿瘤可出现不同程度的面瘫。

【评估要点】

1. 健康史

（1）评估患者有无上呼吸道感染史。

（2）评估患者有无过度劳累、受凉、外伤史、既往病史及药物过敏史。

（3）评估患者有无口腔疾病。

2. 心理-社会状况　评估患者及其家属心理状况，评估不同年龄、文化程度的患者对疾病的认识程度。

【护理问题】

1. 疼痛　与术后伤口有关。

2. 有感染的风险　与手术及术区引流不畅、涎液滞留有关。

3. 舒适度改变　与局部肿胀有关。

4. 焦虑　与患者或家属担心手术效果和术后面神经受损有关。

5. 潜在并发症：面瘫、出血、涎瘘。

【护理措施】

1. 卧位　全身麻醉未清醒者，应去枕平卧位 4~6h，头偏向一侧，使口腔分泌物或呕吐物易于流出，防止误吸。全麻清醒后给予半卧位，抬高床头 30°~45°，以利于呼吸，减轻头部充血、局部肿胀，有利于伤口分泌物、积血、积液的引流。

2. 保持呼吸道通畅　术后严密观察生命体征、面色、口唇颜色、有无烦躁不安出现，及时吸出口腔分泌物。密切观察呼吸是否平稳、呼吸频率是否正常、呼吸道是否通畅及血氧饱和度的变化，必要时行气管切开。

3. 病情观察

（1）注意观察创口的渗血、出血情况，由于颌面颈部血管、淋巴管丰富，术后创口渗液较多，术后多留置伤口引流管，应在术后注意观察引流是否通畅，并做好记录。麻醉清醒后取半卧位，以利于减轻血肿。注意保持有效负压引流，切勿扭曲、压迫引流管，防止引流管阻塞和脱出。包扎期间注意观察患者面部血液循环是否正常。

（2）注意观察患者体温变化，调节室内温度和湿度，保持空气流通，必要时采用物理降温或根据医嘱使用药物降温。

4. 疼痛护理　告知患者疼痛的原因及持续时间，指导患者减轻疼痛的方法，必要时给予止痛剂和镇静剂。

5. 心理护理　护理人员应帮助患者了解发病的原因，治疗的目的、方法及预后，以消除患者的紧张、焦虑等负面心理，使患者保持情绪稳定，树立信心，积极配合治疗与护理，以取得最佳的治疗效果。

6. 生活护理　告知患者进食高热量、高蛋白、无渣的温凉流质饮食或半流质饮食，禁食酸性食物，尽量减少咀嚼，少食多餐。因进食少容易引起口腔炎症及营养不足，应给予口腔护理，嘱患者进食后用漱口液漱口，预防口腔溃疡、口腔黏膜炎。

【健康指导】

1. 生活指导

（1）合理安排日常生活，劳逸结合，建议患者戒烟酒，保证良好睡眠，避免精神紧张或过度疲劳。平时应加强锻炼，增强机体抵抗力。

（2）避免接触变应原,如某些药物、食物、有害气体等。

2. 疾病知识指导

（1）忌食酸冷刺激性食物 2 周。

（2）绷带加压包扎需 1~2 周或更长时间。

（3）拆线和拆除绷带后,切口处应防晒,避免摩擦,尽量减少瘢痕增生和色素沉着,以免影响美观。

（4）当咀嚼食物或刺激唾液腺分泌唾液时,术侧局部出现出汗并伴有发红现象,或面部出现麻痹的症状,需警惕出现了味觉性出汗综合征或面神经麻痹,需立即就诊。

（5）定期复诊,不适随诊。

（孟　超）

第七章　气管食管疾病患者护理

学习目标

完成本章内容学习后,学生将能:

1. 正确复述食管穿孔、食管腐蚀伤的病因、临床表现和常见检查。
2. 正确列出气管和支气管异物、食管异物的病因、临床表现和常见检查;气管和支气管异物、食管异物、食管穿孔、食管腐蚀伤患者的评估要点和存在的主要护理问题。
3. 描述气管和支气管异物、食管异物在治疗和护理中的异同点。
4. 运用所学知识为气管、支气管、食管异物患者制订全面的护理计划,并结合患者的实际情况实施有效的健康指导。

第一节　气管、支气管异物患者的护理

气管、支气管异物是耳鼻喉科常见临床急症之一,治疗不及时可发生急性上呼吸道梗阻等,严重时可出现危及患者生命的心肺、呼吸衰竭等严重并发症。气管、支气管异物有内源性异物和外源性异物,临床上以外源性异物多见。本病常发生于儿童,特别以5岁以下儿童多见,偶见于健康成年人。老年人及昏迷患者由于咽反射迟钝,易发生误吸。最常见的异物为瓜子、花生米、黄豆、栗子、玉米粒、图钉、发卡、小球等。

【临床表现】

1. 剧烈呛咳　异物经过声门进入气管、支气管时立即引起剧烈呛咳及憋气甚至窒息,随之症状可缓解。

2. 吸气性呼吸困难及发绀　如异物较大,嵌顿于喉头,可立即导致患者窒息死亡。较小的异物嵌顿于喉头者,有吸气性呼吸困难。若异物较大而嵌在气管隆嵴之上,则表现为混合性呼吸困难。

3. 发热　异物存留时间较长者,炎症加剧,并发支气管炎和肺炎、肺脓肿时,出现发热。

4. 声音嘶哑或喘鸣音　较小、光滑的异物嵌顿于声门下区或声门区,除有吸气性呼吸困难和喉鸣外,大多有声音嘶哑甚至失声。当异物阻塞气管腔时,气流通过变窄的气道也可产生喘鸣音。

5. 辅助检查

（1）X线检查:X线不能穿透的异物(阳性异物),可直接显影,例如金属类的小钉、硬币等;X线可穿透的异物(阴性异物),不能直接显影,例如植物类的花生、瓜子等。阳性异物可以直接见到异物影像,不难诊断;阴性异物不能显影,主要依靠间接征象进行诊断。

（2）CT检查:尤其是多排螺旋CT有助于明确有无异物并确定其阻塞部位。

（3）气管镜检查:为气管、支气管异物确诊的"金标准"。气管镜检查既可明确诊断或排除气管异物,同时又是异物取出的有效手段。

6. **实验室检查** 植物类异物或异物停留时间较长合并感染可出现白细胞升高、中性粒细胞增多。

【评估要点】

1. 健康史

（1）了解患儿有无进食果冻或坚果类食物,有无将豆类、玩具等放入口中或鼻腔;进食时有无说话、大笑、哭闹或跌倒等。

（2）成人有无异物吸入引起剧烈呛咳等病史。

（3）观察全麻、昏迷、酒醉等状态的患者或老年人有无异物误吸或义齿脱落。

（4）仔细询问发病的过程、时间,异物的种类、大小、形状,有无院外处理等。

2. **身体状况** 观察患者有无面色发绀、呼吸困难、咳嗽及喘鸣等。

3. **心理－社会状况** 患者（儿）由于剧烈咳嗽、憋气甚至窒息感导致极度的恐惧和紧张。评估患者及其家属的情绪状态和对疾病的认知程度等。

【护理问题】

1. **有窒息的危险** 与异物阻塞有关。

2. **恐惧** 与呼吸不畅及担心疾病预后有关。

3. 潜在并发症:肺炎、肺不张、肺气肿、气胸、心力衰竭等。

4. 知识缺乏:缺乏气管、支气管异物防治知识。

【护理措施】

1. 术前护理

（1）密切观察患者呼吸、发绀、神志变化,如有呼吸困难给予氧气吸入。

（2）向患者及其家属交代病情,做好解释工作,争取患者及其家属的配合。

（3）使患者保持安静,避免哭闹,减少活动。

（4）清洁口腔,取下义齿。

（5）尽量减少对患儿的刺激,患儿应待手术室准备工作就绪后再抱入,以减少患儿的哭闹。

（6）备好急救物品,危重患者应先紧急行气管切开术。

（7）协助完善辅助检查。

（8）饮食指导:若没有吞咽困难的情况无须禁食。指导患者选择清淡、无刺激的流质或半流质饮食,减少会厌刺激。术前6h禁饮食、4h禁饮乳制品、2h禁饮清饮料。

（9）心理护理:安抚患者,使其保持情绪稳定。告知患者及其家属治疗的目的、方法及预后,以消除紧张、焦虑等负面心理。安抚患儿,避免哭闹,使患儿及其家属积极配合治疗与护理,以取得最佳的治疗效果。

（10）生活护理:注意做好口腔护理,进食后漱口。

2. 术后护理

（1）准备好全麻物品及麻醉床,麻醉未清醒者给予去枕平卧位。

（2）了解术中异物的取出情况。

（3）密切观察呼吸变化,给予吸氧及血氧饱和度监测。

（4）及时清理呼吸道分泌物,保持呼吸道通畅。

（5）根据医嘱使用抗生素及激素,防止喉头水肿。

（6）指导患者禁饮食 6h 后进食常温流质饮食,1~2d 后进温软食物,逐渐过渡到普食。

（7）指导患儿父母加强安全看护,防坠床、跌倒。

【健康指导】

1. 预防方法指导

（1）避免给 3~5 岁以下的小儿吃花生米、瓜子、豆类等食物。

（2）小儿的食物应尽可能捣烂、碾碎。

（3）家长在孩子吃饭时不能训斥、打骂孩子;孩子哭闹时不可往孩子口中塞食物。

（4）不要给孩子易拆成小块的玩具。

（5）教育和提醒孩子养成吃饭的好习惯。进食时不嬉戏、哭闹,以免深吸气时吸入异物;不能躺在床上吃东西;不要将硬币、纽扣及小玩具等含在口中玩耍;发现小儿口内有异物时,应婉言劝说使其吐出,不要用手指强行挖取,以免引起小儿哭闹而将异物吸入气道。

（6）重视昏迷患者的护理,使其头偏向一侧;全麻患者应事先取下义齿。

（7）指导成人患者工作时勿将铁钉等物品含于口内。

2. 院外处理方法

（1）海姆立克腹部冲击法（Heimlich maneuver）:向上腹部施压,迫使上腹部下陷,造成膈肌突然上升,这样就会使患者的胸腔压力骤然增加,由于胸腔是密闭的,只有气管一个开口,故胸腔（气管和肺）内的气体就会在压力的作用下自然地涌向气管,每次冲击将产生 450~500ml 的气体,从而就有可能将异物排出,恢复气道的通畅。

（2）推压腹部法:使患儿仰卧于桌子上,抢救者将手放在其腹部脐与剑突之间,紧贴腹部向上适当加压,另一只手柔和地放在胸壁上,向上和向胸腔内适当加压,以增加腹腔和胸腔内压力,反复多次,可使异物咯出。

（3）拍打背法:立位急救时,抢救者站在儿童侧后方,一手臂置于儿童胸部,扶稳儿童,另一手掌根在肩胛间区脊柱上给予连续、急促而有力的拍击,以利异物排出。

（4）倒立拍背法:适用于婴幼儿,倒提其两腿,使头向下垂,同时轻拍其背部,这样可以通过异物的自身重力和呛咳时胸腔内气体的冲力,迫使异物向外咳出。

（薛贵芝）

第二节 食管异物患者的护理

食管异物是耳鼻喉科常见急症之一,指因饮食不慎,误咽异物如鱼刺、骨片或脱落的义齿等,异物可暂时停留或嵌顿于食管。

【临床表现】

1. 全身症状　轻者全身症状不明显,重者可出现颈部皮下气肿、纵隔气肿、呼吸困难;异物穿破大血管可出现大量呕血或便血,甚至危及生命。

2. 局部症状

(1)吞咽困难:吞咽困难与异物所造成的食管梗阻程度有关。完全梗阻者吞咽困难明显,流质饮食难以下咽,多在吞咽后立即出现恶心、呕吐;异物较小者,仍能进流质或半流质饮食。

(2)异物梗阻感:若异物在上段食管则症状较明显;若异物在中下段食管,可无明显梗阻感或只有胸骨后异物阻塞感及隐痛。

(3)疼痛:疼痛常表示食管异物对食管壁的损伤程度,较重的疼痛是异物损伤食管肌层的信号,应加以重视。通常光滑的异物为钝痛,边缘锐利和有尖端的异物为剧烈锐痛。当异物穿破食管形成颈间隙感染或纵隔脓肿,引起呼吸困难、气胸等。

(4)反流症状:患者常有反酸、胃灼热等症状。

(5)呼吸道症状:主要表现为呼吸困难、咳嗽、发绀等。异物较大或尖锐带刺的异物,可压迫喉或损伤黏膜引起炎症。

3. 辅助检查

(1)间接喉镜检查:异物位于食管上段,尤其是吞咽困难的患者,可见梨状窝积液。

(2)影像学检查:X线可显影的不透光性物质,可通过拍摄颈胸部X线片予以定位;不显影的异物,应行食管钡剂或碘油检查,骨刺类细小异物需吞服少许钡棉,以确定异物是否存在及所在位置。

(3)CT扫描检查:疑有并发症或为明确异物与颈部大血管等重要结构的关系等,可行CT扫描。

(4)食管镜检查:对有明确异物史并伴有吞咽困难、吞咽疼痛等症状,但X线或CT扫描不能确定,药物治疗症状改善不明显的患者应行食管镜检查,以明确诊断,如果发现异物应及时取出。

4. 实验室检查　异物停留时间较长或出现食管穿孔、合并感染可出现白细胞升高、中性粒细胞增多。不能进食水时间较长可出现电解质紊乱。

【评估要点】

1. 健康史

(1)了解患者有无误吞或自食异物史。

(2)详细了解异物的性质、形状、大小,异物停留时间及有无其他症状。

(3)评估患者神志、精神是否正常,患者是否有自杀、自残现象。

(4)了解发病经过,有无呛咳、咯血及便血等症状,有无自行用饭团、馒头吞压异物及有无院外处理等。

2. 身体状况　观察患者有无呼吸困难、高热、咽喉部或胸腹部剧烈疼痛、吞咽困难等。询问患者既往身体状况。

3. 心理-社会状况　评估患者及其家属的心理状况,评估不同年龄、文化程度的患者对疾病的认识程度及社会支持情况等。

【护理问题】

1. 有窒息的危险　与异物压迫气管后壁有关。

2. 急性疼痛　与异物嵌顿有关。

3. 恐惧　与吞咽困难及担心疾病预后有关。

4. 潜在并发症:出血、感染、食管穿孔、纵隔感染等。

5. 知识缺乏:缺乏食管异物防治知识。

6. 营养失调　与不能经口进食有关。

【护理措施】

1. 术前护理

（1）保持呼吸道通畅:观察有无呼吸困难、呼吸道感染,如支气管炎、支气管肺炎、肺不张等。

（2）用药护理:遵医嘱采用抗生素治疗,根据患者的饮食情况给予足量液体和电解质,并观察患者体温、疼痛、吞咽困难症状有无缓解。

（3）病情观察

1）嘱患者卧床休息,观察患者有无呕血或便血。如果食管异物是义齿,患者应绝对卧床,防止义齿活动刺伤大动脉引起大出血。

2）严密观察患者病情变化,注意患者有无疼痛加剧、发热及纵隔感染等并发症的症状。

（4）饮食指导:禁食水。

（5）心理护理:安抚患者,帮助患者了解发病的原因,治疗的目的、方法及预后,使患者消除紧张、焦虑等负面心理,保持情绪稳定,树立信心积极配合治疗与护理,以取得最佳的治疗效果。

（6）遵医嘱尽快完善各项术前检查。

2. 术后护理

（1）与麻醉护士交接班,仔细询问手术过程是否顺利、异物是否取出、有无残留异物。全麻术后患者未清醒时取去枕平卧位,头偏向一侧,保持呼吸道通畅,以免呕吐物误吸入呼吸道发生窒息。

（2）密切观察患者体温、脉搏、呼吸的变化,注意有无颈部皮下气肿、疼痛加剧、进食后呛咳、胸闷等症状。

（3）取出异物后,无明显的黏膜损伤,禁食6h后遵医嘱给予流食或半流食,1~2d或2~3d后改普食,并口服抗生素或静脉输液抗感染治疗,如异物存留时间较长（>24h）,并为粗糙尖形异物,疑有食管黏膜损伤者,应留置胃管,鼻饲或禁食补液,疑有食管穿孔者须禁食、补液。

（4）静脉抗感染治疗,直至感染消除。

（5）如异物进入胃内,应向患者解释清楚,解除患者思想顾虑,禁服导泻药,并注意观察大便三日。可照常饮食,如异物排除后仍有腹痛,应考虑请外科医生诊治。

【健康指导】

1. 进食应细嚼慢咽,进食带有骨刺类食物时,应将骨刺吐出,以免误咽。

2. 加强儿童教育,纠正其口内含物的习惯。

3. 老年人有义齿,进食时要当心,避免进食黏性强的食物,义齿松动或有损坏时及时维修,睡眠前取下义齿。全麻或昏迷的患者及时取下义齿。

4. 误吞异物后,应及时到医院就诊,请医生取出异物,切忌用韭菜、馒头、饭团等企图将异物强行咽下,从而加重食管损伤,导致并发症,增加手术难度。

5. 术后1周内应进食软食,勿食过热食物,忌烟酒及刺激性食物。不可暴饮暴食。切忌强行吞咽大口食物而引起食物穿孔。如感到胸骨疼痛,则有食管穿孔的危险,应立即去医院就诊。

6. 告知患者平时应保持良好的心理状态,避免紧张、激动的情绪。

(薛贵芝)

第三节 食管穿孔患者的护理

食管穿孔是一种较少见的疾病,一旦发生则病情险恶。食管穿孔分为损伤性食管穿孔和特发性食管穿孔两种,前者多见。食管穿孔是指创伤或食管自身病变致食管穿破,引起食管周围组织严重感染,甚至并发致死性的纵隔炎、纵隔脓肿和主动脉破裂等严重的并发症,死亡率高。

【临床表现】

1. **全身症状** 患者呈强迫体位,痛苦面容。急性纵隔炎症及胸膜腔感染患者可出现发热、气促、脉快、躁动不安甚至休克等,有大血管破裂时可有呕血、便血甚至出血性休克等。

2. **局部症状**

(1)颈部、胸部及腹部剧痛。

(2)颈部皮下气肿及纵隔气肿,出现呼吸困难。严重者可扩展至颜面和腹股沟。

3. **检查**

(1)颈正侧位片、胸部正侧位片:可见纵隔气肿及颈部皮下气肿影。

(2)胸部CT:显示纵隔气肿和胸腔积液,食管旁脓腔及纵隔污染的范围,对疗效判断也有价值。

(3)食管镜检查:对胸部创伤、异物引起的食管损伤有重要诊断价值。若食管造影阴性,有时用食管镜可直接看到食管损伤情况,并提供准确定位,有助于了解污染的情况。

(4)胸腔穿刺:若抽出物为血性酸味液体或食物残渣,则可确诊。

(5)实验室检查:白细胞升高,中性粒细胞增多,红细胞及血红蛋白下降,电解质紊乱等。

【评估要点】

1. **健康史**

(1)评估患者是否有食管异物史。

(2)评估患者是否有义齿脱落史。

(3)了解患者是否有吞咽困难、吞咽疼痛、发热等。

2. **身体状况** 观察患者有无呼吸困难、高热、咽喉部或胸腹部剧烈疼痛、吞咽困难等。询问患者既往身体状况等。

3. 心理－社会状况 评估患者及其家属心理状况,评估不同年龄、文化程度的患者对疾病的认识程度及社会支持情况等。

【护理问题】

1. 呼吸困难 与感染、皮下/纵隔气肿有关。

2. 急性疼痛 与食管穿孔有关。

3. 体温过高 与纵隔感染的炎症反应有关。

4. 营养缺乏 与不能经口进食有关。

5. 知识缺乏:缺乏与食管穿孔相关的预防和保健知识。

6. 焦虑 与担心疾病预后有关。

【护理措施】

1. 保持呼吸道通畅

(1)观察有无呼吸困难、呼吸道感染,如支气管炎、支气管肺炎、肺不张等。

(2)床旁备气管切开包,严重呼吸困难患者做好气管切开术前准备。

2. 用药护理 遵医嘱采用抗生素治疗,并观察患者有无胃部不适,体温、疼痛、吞咽困难症状有无缓解。不能进食的患者给予足量液体和电解质、维生素等。

3. 病情观察

(1)观察患者有无呛咳、咯血。

(2)观察患者有无呕血或便血情况。

(3)严密观察患者病情变化,注意患者有无疼痛加剧、发热及纵隔感染等。

4. 饮食指导 禁食水或鼻饲饮食。

5. 心理护理 护理人员帮助患者了解发病的原因,治疗的目的、方法及预后,以消除患者紧张、焦虑等负面心理,使患者保持情绪稳定,树立信心,积极配合治疗与护理,以取得最佳的治疗效果。

6. 生活护理 注意做好口腔护理,预防口腔溃疡、口腔黏膜炎。保证患者清洁、舒适,满足患者的生活需要。

7. 积极做好手术准备。

【健康指导】

1. 生活指导

(1)告知患者保持良好的心态,避免不良情绪的刺激,积极配合治疗。

(2)纠正儿童口内含物玩耍的习惯,老年人有义齿时,进食要当心。

(3)避免接触腐蚀性物质。

2. 疾病知识指导

(1)误吞异物后,应及时到医院就诊,请医生取出异物,切忌用韭菜、馒头、饭团等将异物强行咽下,从而导致食管穿孔。

(2)误服腐蚀性物质后及时吞服中和剂,然后到医院就诊。手术或昏迷患者及时取下活动性义齿。

(3)一旦出现或疑似食管穿孔,绝对禁食水或留置胃管鼻饲饮食。

(薛贵芝)

第四节 食管腐蚀伤患者的护理

食管腐蚀伤是由于吞服腐蚀剂引起的食管损伤和炎症,儿童及成人均可发生,常见腐蚀剂一般为强酸或强碱,后者常是家庭清洁剂,如氢氧化钠、含氯漂白剂、食用碱等。吞服腐蚀剂的原因,在小儿多为误服(常在 5 岁以上),成人则多为企图自杀而吞服。吞下液体腐蚀剂后,腐蚀剂很快通过食管,主要损伤食管下段及胃,而固体腐蚀型常导致口腔、咽部及食管上段烧伤。强酸与强碱等造成的食管损伤一般都很严重,可引起食管黏膜糜烂、坏死、穿孔,导致纵隔炎、中毒性休克,甚至死亡。

【临床表现】

1. 全身症状

(1)出血:食管或胃的腐蚀伤患者出现呕血或黑便,严重大出血者会出现休克症状甚至死亡。

(2)发热:伤情严重者出现发热,还可出现高热、昏迷、虚脱等中毒现象。

(3)电解质紊乱:大量吞服强酸可引起代谢性酸中毒。

2. 局部症状

(1)疼痛:吞服腐蚀剂立即感口腔、咽部及胸骨后疼痛,吞咽时尤为明显。疼痛严重时可放射至肩部,胃有灼伤时可有上腹痛,患者因吞咽痛而拒食,唾液增多,亦可发生呕吐,呕吐物常混有血性液体。

(2)吞咽困难:是食管腐蚀伤的突出表现;疾病后期因纤维结缔组织增生,瘢痕挛缩而致狭窄所导致的吞咽困难,使患者不能进食,导致患者贫血、消瘦、体重下降、营养不良等。

(3)声嘶及呼吸困难:当腐蚀剂侵及喉部,出现喉头水肿时,可表现为声嘶及喉梗阻症状,少数患者可出现呼吸困难,甚至引起患者窒息。

3. 检查

(1)急诊患者酌情行间接喉镜检查,了解咽部及喉部情况。

(2)食管 X 线吞钡检查:是诊断食管腐蚀伤的重要方法,一般主张在急性期症状消退后,伤后 1 周左右进行。该检查可以了解食管损伤的大致范围。疑有食管穿孔可用碘油或水溶性碘制剂造影,若存在食管穿孔则可见造影剂外溢。2~3 个月定期做造影检查,评估狭窄进展及对治疗的反应。

(3)食管镜检查可直接观察到食管损伤的程度和部位,一般选择在伤后 2 周进行检查,过早行食管镜检查有穿孔的危险,必要时食管镜检查的同时可行扩张治疗。

(4)实验室检查:白细胞升高、中性粒细胞增多、电解质紊乱等。

【评估要点】

1. 健康史

(1)评估患者神志、意识、精神状态等。

(2)评估患者有无抑郁、焦虑等。

（3）评估患者既往身体状况,有无类似情况的发病史。

2. 身体状况　观察患者有无呼吸困难、声音嘶哑、高热、咽喉部剧烈疼痛、吞咽困难、口水增多、说话含混不清。

3. 心理-社会状况　评估患者及其家属的心理状况,评估不同年龄、文化程度的患者对疾病的认识程度。

【护理问题】

1. 有窒息的危险　与会厌高度肿胀阻塞呼吸道有关。

2. 急性疼痛　与喉部炎症有关。

3. 体温过高　与会厌炎症反应有关。

4. 知识缺乏:缺乏与食管腐蚀伤相关的预防和保健知识。

5. 焦虑　与担心疾病预后有关。

【护理措施】

1. 保持呼吸道通畅

（1）密切观察呼吸情况,必要时吸氧、监测血氧饱和度;出现呼吸困难等症状,立即向医生汇报并处理。

（2）床旁备气管切开包,严重呼吸困难患者做好气管切开术的术前准备。

（3）床头备吸痰器,及时吸出口腔、咽喉部的分泌物。

2. 用药护理　早期可遵医嘱及早使用中和剂,超过第一时间后中和剂就不起作用了。采用激素、抗生素治疗。另外,给予全身治疗,如止痛、镇静、抗休克等。根据医嘱补充电解质、输血等。

3. 病情观察

（1）观察、评估患者口腔、咽喉部、胸骨后或背部的疼痛情况。

（2）观察患者吞咽障碍的情况,评估患者是否因为惧怕疼痛不敢吞咽,是否伴有唾液外溢、恶心等。

（3）观察患者发声及呼吸困难情况,如果腐蚀剂侵及喉部,导致喉头水肿时可出现声嘶及呼吸困难症状。

（4）观察患者有无全身中毒症状,有无发热、脱水、昏睡或休克症状。

4. 饮食指导　早期可以服用中和剂,然后再服用牛奶、蛋清、植物油等。病情稳定后可小心留置胃管鼻饲流质饮食。观察患者有无胃部不适,体温高、疼痛、吞咽困难症状有无缓解。1~2周后饮食可以逐渐恢复正常。后期如果出现食管瘢痕收缩、食管狭窄,轻者可进流质,重者可能滴水不进,应予以补充电解质。饮食宜清淡,并戒烟酒。

5. 心理护理　护理人员了解患者发病的原因,有针对性地给予讲解治疗的目的、方法及预后,以消除紧张、焦虑等负面心理,保持情绪稳定,树立信心。积极配合治疗与护理,以取得最佳的治疗效果。

6. 生活护理　注意做好口腔护理,进食后饮用少量温开水。用漱口液漱口,保持口腔清洁,预防口腔黏膜炎症。

【健康指导】

1. 生活指导

（1）加强对强酸强碱等腐蚀剂的存放管理,容器上要有醒目的标记,最好专人保管,上锁存放。

（2）家庭使用的腐蚀性物质，一定要放在儿童接触不到的地方，以防意外发生。

（3）早发现、早诊断、早治疗。

2. 疾病知识指导

（1）食管腐蚀性损伤的程度与吞服的腐蚀剂种类、剂量、浓度及食管的解剖特点有关。强酸和强碱的食管灼伤一般都严重，可引起黏膜充血、水肿，24h 后黏膜发生糜烂，组织出现坏死。若侵蚀食管全层，则发生食管穿孔，形成食管周围脓肿，导致全纵隔感染。

（2）早期可以服用中和剂：碱性腐蚀剂可使用食醋、橘汁或柠檬汁漱口或分次少量服用；酸性腐蚀剂可用氢氧化铝凝胶或氧化镁乳剂中和。然后再服用牛奶、蛋清、植物油等。

（3）禁忌使用苏打水中和，以免产生大量的二氧化碳气体，致食管穿孔。

（薛贵芝）

第八章　耳鼻咽喉头颈外科专科技术操作

学习目标

完成本章内容学习后,学生将能:

1. 掌握外耳道滴药法、外耳道冲洗法、滴鼻法/鼻喷雾法、剪鼻毛法、鼻腔冲洗法、鼻窦负压置换法、经鼻雾化吸入法、喉部雾化吸入法、气管内套管清洗消毒法、经气管内套管吸痰法及气管切开换药法的并发症的预防与处理。

2. 了解耳鼻咽喉头颈外科各项专科技术操作考核评分标准;了解环甲膜穿刺法、耳前瘘管术后换药、鼓膜穿刺抽液法、扁桃体周围脓肿穿刺法的操作步骤及注意事项。

3. 复述耳鼻咽喉头颈外科各项专科技术操作的适应证和禁忌证。

4. 在临床工作中熟练应用外耳道滴药法、外耳道冲洗法、滴鼻法/鼻喷雾法、剪鼻毛法、鼻腔冲洗法、喉部雾化吸入法、气管内套管清洗消毒法、经气管内套管吸痰法及气管切开换药法。

第一节　外耳道滴药法

外耳道滴药法是使药液充分均匀分布于外耳道及中耳皮肤黏膜,达到局部治疗目的。外耳道滴药法既可以消毒、杀菌、镇痛、预防和控制感染,又可稀释、软化分泌物,使之易于排出,对皮肤黏膜的愈合起到积极作用。

外耳道滴药法操作规范

【适应证】

1. 治疗中耳炎及外耳道炎。
2. 软化盯聍或取出盯聍。
3. 取出外耳道的异物。
4. 外耳道癌及中耳癌患者放疗期间防止局部组织萎缩及干燥。

【禁忌证】

1. 鼓膜外伤性穿孔。
2. 耳外伤尤其是怀疑颅底骨折。
3. 耳部出血原因未明,有耳源性并发症如颅内感染等。

【操作规范】

1. 评估患者

（1）了解患者年龄、病情。

（2）评估患者的自理程度、合作程度。

（3）评估患者耳道局部状况，如耳道有无耵聍、分泌物等。

（4）评估操作环境：环境应安静、整洁、舒适、光线适宜。

2. 操作前准备

（1）护士准备：服装整洁，洗净双手，戴口罩。

（2）用物准备：长棉签、无菌小棉球或棉块、滴耳药液、生理盐水。

3. 操作过程

（1）备齐用物，携用物至患者床旁，核对患者，做好解释工作，取得患者配合。

（2）协助患者取坐位或卧位，头偏向健侧，患耳朝上。

（3）用棉签轻拭耳道内分泌物，必要时用生理盐水反复清洗至清洁为止，使耳道保持通畅。

（4）轻轻牵拉耳郭，充分暴露外耳道。

（5）滴入药液2~3滴，轻压耳屏，使药液流入中耳并充分与耳道黏膜接触。

（6）将小棉球或棉块塞入外耳道口，以免药液流出。

（7）让患者保持原体位3~5min，避免药液流出，使药物充分吸收。

（8）协助患者恢复体位，整理床单位，清理用物，洗手，记录。

4. 操作后

（1）整理用物，洗手。

（2）健康指导：①嘱患者不挖耳，如果耵聍过多，应及时来院清理。②告知患者药物名称、作用及副作用。③告知患者滴药后如出现头痛、头晕等不适，应及时通知医护人员。④嘱患者预防感冒，遵医嘱用药和随访。⑤必要时要教会患者外耳道滴药的方法。

【注意事项】

1. 认真核对药液，检查药液有无沉淀、变质，是否在有效期内。

2. 药液温度应与正常体温相近，不可过凉或过热，以免刺激内耳引起眩晕、耳鸣等不适；药液温度较低时，可将药瓶置于掌心握一会儿，亦可放入40℃左右温水中加热。

3. 滴药时应充分暴露外耳，小儿应将耳郭向下牵拉，成人则将耳郭向后上牵拉。

4. 鼓膜外伤性穿孔患者禁止滴药。

5. 注意观察患者有无头痛、头晕等不适主诉。

6. 外耳道有昆虫类异物，可滴入乙醚、75%酒精使昆虫麻醉，或滴入植物油使昆虫窒息，然后冲出或取出昆虫。

【并发症的预防与处理】

并发症有耳出血，即滴药过程中突发出血。

1. 预防 调整合适的牵拉动作，动作轻柔。

2. 处理 滴入药液注意速度适当并注意观察不适症状，如病情变化立即停止操作，嘱患者卧床休息，通知医生做相应处理。

【评分标准】

外耳道滴药法操作考核评分标准见表8-1。

表 8-1　外耳道滴药法操作考核评分标准

项目		总分	技术操作要求	考核要点	评分等级				实际得分
					A	B	C	D	
仪表		5	仪表端庄,服装整洁	按仪表要求着装	5	4	3	2	
评估		10	了解患者病情、合作程度 向患者讲解操作的目的及注意事项 评估患者耳道的情况 评估环境	病情掌握全面	2	1	0	0	
				沟通流畅,清晰全面	3	2	1	0	
				耳道局部情况评估	3	2	1	0	
				环境清洁、舒适、安全	2	1	0	0	
操作前准备		10	操作者洗手、戴口罩 备齐用物(滴耳药液、消毒长棉签、无菌棉球、温生理盐水等)并检查核对医嘱、药液	洗手、戴口罩方法正确	2	1	0	0	
				用物齐全,检查用物是否在有效期内,摆放合理	4	3	2	1	
				核对方法正确(包括三查八对、双人核对)	4	3	2	0	
操作过程	安全	10	核对患者姓名 向患者讲解操作方法和配合要点 询问患者是否如厕,体位是否舒适 清洁患者耳道 用物处理正确	至少两种核对方式	3	2	1	0	
				告知全面	3	2	1	0	
				体位正确	4	3	2	1	
				方法正确	4	3	2	1	
				按垃圾分类处理	2	1	0	0	
	外耳道滴药法	40	再次核对医嘱、患者姓名 核对药品名称、剂量、有效期 药液温度应与正常体温相近 轻轻牵拉耳郭,充分显露外耳道 滴入药液 2~3 滴,轻压耳屏 保持原体位 3~5min	操作前核对	4	2	0	0	
				药品核对	4	3	2	0	
				药液温度适宜	5	4	3	2	
				提拉耳郭方法正确	6	5	3	2	
				滴药方法正确	9	6	3	2	
				体位正确	6	4	3	0	
操作后		10	核对患者姓名、药品 观察患者有无不适 指导患者相关注意事项 整理床单位 操作后洗手	操作后核对	2	1	0	0	
				护理观察到位	2	1	0	0	
				正确宣教指导	2	1	0	0	
				处理用物得当	2	1	0	0	
				有消毒隔离意识	2	1	0	0	
评价		15	操作中能随时做到病情观察 操作过程准确、规范 与患者沟通时语言规范,态度和蔼 理论提问	病情变化能及时发现	3	2	1	0	
				操作规范	4	3	2	1	
				有服务意识	3	2	1	0	
				掌握相关理论知识	5	3	2	0	
总分		100							

考生姓名＿＿＿＿＿＿　　主考教师＿＿＿＿＿＿　　考核日期＿＿＿＿＿＿

（许立华）

第二节 外耳道冲洗法

外耳道冲洗法是耳科常用的治疗方法之一,主要用于冲出外耳道已经软化的耵聍栓塞,亦可用于冲出外耳道异物。

外耳道冲洗法操作规范

【适应证】

1. 耵聍栓塞。

2. 耳道异物。

【禁忌证】

1. 鼓膜外伤性穿孔。

2. 耳部出血原因未明,耳外伤尤其怀疑颅底骨折。

3. 急、慢性化脓性中耳炎,有耳源性并发症如颅内感染等。

【操作规范】

1. 评估患者

（1）了解患者年龄、病情。

（2）评估患者的自理程度、合作程度。

（3）评估患者耳道局部状况,如耳道有无耵聍、脓液等。

（4）评估操作环境,环境应安静、整洁、舒适。

2. 操作前准备

（1）操作者准备:服装整洁,洗手,戴口罩。

（2）用物准备:治疗巾、注射器、弯盘、消毒长棉签、棉球、温生理盐水 500ml、额镜。

3. 操作过程

（1）备齐用物,携用物至患者床旁,核对患者,做好解释工作,取得患者的配合。

（2）协助患者取坐位或卧位,头偏向健侧,颈肩部铺清洁治疗巾;将弯盘紧贴于患者患侧耳垂下方部皮肤,以便冲洗时水可流入弯盘。

（3）操作者用一只手向后上轻拉患耳,使外耳道成一直线,用另一只手拿注射器抽吸温生理盐水,沿外耳道后壁轻轻推入,反复冲洗,直至将耵聍或异物冲净为止。

（4）用棉签轻拭耳道,将棉球放入外耳道,并为患者清洁面部。

（5）协助患者恢复体位。

4. 操作后

（1）整理床单位,清理用物,洗手,记录。

（2）健康指导:①嘱患者不挖耳,如果耵聍过多,应及时来院清理。②告知患者耳道冲洗后如出现头晕、恶心等不适,应及时通知医护人员。③嘱患者预防感冒,遵医嘱用药和随访。

【注意事项】

1. 冲洗液温度应与正常体温相近,不可过凉或过热,以免刺激内耳引起眩晕、耳鸣等不适。

2. 动作轻柔,冲洗器头宜放在外耳道的外 1/3 处,对着外耳道后上壁注入,冲洗时切勿直射鼓膜,避免造成鼓膜损伤。

3. 观察患者有无不良反应,注意有无眩晕、恶心、呕吐等内耳刺激症状。

4. 坚硬而嵌塞较紧的耵聍,先用 3%~5% 的碳酸氢钠溶液软化后再冲洗。

5. 外耳道深部不易取出的微小异物或耵聍栓,需要专科医生诊疗后处理,患者不能自行处理。

【并发症的预防与处理】

外耳道皮肤损伤　患者由于外耳道耵聍过多、过硬,与皮肤粘连太紧或伴有炎症,且急于取出时,容易造成外耳道皮肤破损出血。

1. 预防　充分软化耵聍,冲洗压力适宜,动作轻柔,可以有效预防外耳道皮肤损伤。

2. 处理　一旦出现外耳道皮肤损伤,立即停止冲洗,先进行止血处理,可遵医嘱局部使用滴耳液治疗。

【评分标准】

外耳道冲洗法操作考核评分标准见表 8-2。

表 8-2　外耳道冲洗法操作考核评分标准

项目		总分	技术操作要求	考核要点	评分等级				实际得分
					A	B	C	D	
仪表		5	仪表端庄,服装整洁	按护士仪表要求着装	5	4	3	2	
评估		10	评估患者病情、合作程度,关爱患者 向患者讲解操作的目的及注意事项 评估患者耳道的情况 评估环境	病情掌握全面	2	1	0	0	
				沟通流畅,清晰全面	3	2	1	0	
				耳道局部情况评估	3	2	1	0	
				环境清洁、舒适、安全	2	1	0	0	
操作前准备		10	操作者洗手、戴口罩 备齐用物(治疗巾、注射器、弯盘、消毒长棉签、棉球、温生理盐水500ml、额镜)并检查 核对医嘱	洗手、戴口罩方法正确	2	1	0	0	
				用物齐全,检查用物是否在有效期内,摆放合理	4	3	2	1	
				核对方法正确(包括三查八对、二人核对)	4	3	2	1	
操作过程	安全	10	核对患者姓名 向患者讲解操作方法和配合要点 询问患者是否如厕,体位是否舒适	至少两种核对方式	4	3	2	1	
				沟通流畅、清晰全面	3	2	1	0	
				体位正确	3	2	1	0	

续表

项目		总分	技术操作要求	考核要点	评分等级				实际得分
					A	B	C	D	
操作过程	外耳道冲洗	40	清洁并检查患者耳道 处理用物 检查生理盐水名称、温度 颈肩部铺清洁治疗巾 将生理盐水沿外耳道后壁,轻轻推入 棉签轻擦耳道,放入棉球,清洁面部 核对患者姓名 正确处理操作过程中患者出现的不适	清洁耳道方法正确	4	3	2	1	
				有消毒隔离意识	3	2	1	0	
				查对正确	4	3	2	1	
				铺巾方法正确	4	3	2	1	
				冲洗方法正确	10	8	6	4	
				操作顺序正确	8	5	4	2	
				操作后核对	3	2	1	0	
				处理不适方法正确	4	3	2	1	
操作后		10	核对患者姓名、药品 操作中能随时观察病情 指导患者相关注意事项 整理用物及床单位 操作后洗手并做好记录	操作后核对	2	1	0	0	
				护理观察到位	2	1	0	0	
				正确宣教指导	2	1	0	0	
				处理用物得当	2	1	0	0	
				有消毒隔离意识	2	1	0	0	
评价		15	操作中能随时观察病情 操作过程准确、规范 与患者沟通时语言规范,态度和蔼 理论提问	病情变化能及时发现	4	3	2	1	
				操作规范	4	3	2	1	
				服务意识	2	1	0	0	
				理论知识	5	3	2	0	
总分		100							

考生姓名_____　　主考教师_____　　考核日期_____

（许立华）

第三节　耳前瘘管术后换药

一、耳前瘘管脓肿切开术后的换药

耳前瘘管脓肿切开术后的换药操作规范

耳前瘘管脓肿切开术是医生对耳前瘘管急性化脓性感染形成的脓肿采取的为预防和控制感染加重、扩散,促进伤口愈合的一项耳外科操作。护士遵循耳科手术换药原则,对耳部术区进行创面检查,清除脓液及坏死组织,放置或去除引流物,更换敷料及伤口包扎等的过程称为耳前瘘管脓肿切开术后的换药。

【适应证】

1. 耳前瘘管脓肿切开术后。

2. 耳前瘘管切除术后再次复发感染。

3. 需再次进行手术的患者。

【禁忌证】

1. 严重创伤危重期。

2. 有严重心脑血管疾病及极度虚弱不能耐受换药刺激的患者。

3. 极不配合的儿童。

【操作规范】

1. 评估患者

(1)评估患者病情、认知程度、配合程度,询问患者有无过敏史。

(2)评估患者伤口周围皮肤情况、耳郭有无红肿,脓肿有无扩散。评估切口开放状况,引流口是否缩小或闭合,是否需要扩创。评估引流条长短、宽窄及引流是否适宜及通畅,引流条有无移位。

(3)评估引流液情况,包括引流液的颜色、性质与量。

2. 操作前准备

(1)操作者准备:着装整洁、洗手、戴口罩。

(2)用物准备

1)伤口换药包,20ml 注射器、冲洗针头,手套、脓液培养管。根据切口情况备引流物、带刻度的探针、普通剪刀及污物桶等。

2)敷料:根据伤口情况选择适宜的敷料,如磺胺嘧啶银脂质水胶体敷料或藻酸盐类敷料、泡沫敷料、透明贴等。

3)药液:0.9% 氯化钠溶液、75% 酒精。

(3)患者准备:情绪稳定,体位适宜,配合操作。

3. 操作过程

(1)备齐用物,携用物至患者床旁,核对患者,向患者讲解耳前瘘管脓肿切开术后的换药目的、操作方法及注意事项,取得患者的配合。

(2)体位:协助患者取舒适体位,病情允许、配合度较好者取坐位或半卧位。必要时,患者取健侧卧位或平卧位,患侧向上,头枕软枕;不合作儿童,须由家长或护士配合将患儿头部、双臂与身体固定,或取耳鼻喉科儿童受检时的体位。

(3)患耳下肩部或软枕上铺一次性燕尾治疗巾。

(4)患侧外耳道填入棉球封闭耳道,以防消毒液、冲洗液流入。

(5)打开换药包、注射器等用物,添加 0.9% 氯化钠溶液、75% 酒精及药液棉球,戴 PE 手套。

(6)去除创面敷料:手取外层敷料,钳取内层敷料。敷料有粘连时,湿敷后再揭下。

1)先用手取下伤口外层绷带及敷料。揭透明贴或胶布时由外向里轻柔揭下,切不可垂直地向上拉掉,以免产生疼痛或将表皮撕脱。若遇胶布粘着毛发时,可剪去毛发或用松节油等浸润后揭去胶布。

2）伤口内层敷料及引流物应用无菌镊取下，揭起时应沿伤口长轴方向进行。

3）若创面内层敷料被分泌物、脓液浸透，可用生理盐水浸湿，待敷料与创面分离后再轻轻地顺创口长轴揭去。

4）观察伤口情况及周围皮肤情况。

（7）脱 PE 手套，手消毒后戴无菌手套。

（8）伤口周围皮肤用 75% 酒精溶液由外向内擦拭两遍；注意勿使消毒液流入伤口内。面部禁用碘酒或新洁尔灭棉球擦拭。

（9）创面处理

1）取出引流物，观察引流腔内情况，用手或棉球由远及近将伤口内脓汁尽量挤出。

2）冲洗脓腔：用 20ml 注射器抽取与体温接近的 0.9% 氯化钠溶液，去除原针头，接冲洗针头，将冲洗针头钝性插入瘘管口或引流口，脉冲式涡流冲洗，将创口里的坏死组织彻底清除。

3）擦拭伤口：用 0.9% 氯化钠液棉球自外向内轻柔地蘸、吸分泌物或脓液，擦洗创口周围皮肤的棉球不得再擦洗创口内面。必要时做细菌培养 + 药敏试验，根据细菌学检查结果选用适宜药物，并加强换药。

4）吸干创面。

5）放置新引流物：用探针或止血钳探明情况后，将所选敷料裁剪成适宜大小，放于引流腔内。

（10）固定敷料：创面处理完毕，覆盖无菌藻酸盐类敷料或纱布，透明贴或胶布粘贴固定。敷料覆盖面积超出伤口四周 2~3cm。

4. 操作后

（1）再次确认患者伤口敷料包扎固定牢靠，松紧适宜，防止脱落。

（2）协助患者取舒适体位，休息 10~15min 方可离开。整理用物，医疗垃圾按处理原则分类处置，脱手套，洗手。

（3）记录换药日期，伤口、引流液情况，放置引流物的种类、数量，换药过程。

（4）健康指导

1）详细交代下次换药时间与配合需求。

2）遵医嘱使用抗生素，交代服药注意事项与不良反应，配合局部理疗或热敷。

3）嘱患者睡眠时取平卧或健侧卧位，防止伤口受压。

4）饮食指导：清淡软食，用健侧咀嚼。

【注意事项】

1. 动作轻巧、迅速、敏捷。

2. 换药原则　遵循严格无菌操作原则，清除失活坏死组织，促进伤口愈合。

3. 换药时密切观察伤口情况，出现血肿或引流不畅、耳郭肿胀等情况，及时通知医生处理。

【并发症的预防及处理】

1. 出血　耳前瘘管所在颜面区域血管丰富，有颞浅动脉、静脉通过，换药时如动作粗暴可能损伤血管，造成伤口周围动静脉血管损伤性出血。

（1）预防：操作时动作要轻巧,掌握血管局部解剖位置,注意保护血管,严防损伤的发生。

（2）处理：停止换药。立即用止血棉或止血纱布填塞,加压包扎止血,必要时,给予止血药物治疗或手术止血。

2.**疼痛**　因手术、伤口换药、引流物填塞及药物刺激,初期往往疼痛剧烈,特别是儿童疼痛更为明显。

（1）预防：①操作时动作轻巧,迅速敏捷,缩短换药时间。②有针对性地选择换药敷料,促进伤口愈合。③对儿童和疼痛耐受较差的成人可在换药前半小时遵医嘱服用止痛剂如水合氯醛、双氯芬酸钠等,以减轻疼痛,提高配合度。

（2）处理：遵医嘱适当给予止痛药。

3.**耳软骨膜炎**　耳瘘管脓肿切开术后因感染控制欠缺,发生感染扩散或因在感染条件下患耳长时间受压等,可引发耳软骨膜炎。

（1）预防：严密观察伤口情况,发现异常及时报告报告并处置。积极控制感染。及时解除受压等因素,严格无菌操作,严防交叉感染的发生。

（2）处理：按耳软骨膜炎治疗原则及方法进行处理。

【评分标准】

耳前瘘管脓肿切开术后的换药操作考核评分标准（表 8-3）。

表 8-3　耳前瘘管脓肿切开术后伤口换药操作考核评分标准

项目		总分	技术操作要求	考核要点	评分等级				实际得分
					A	B	C	D	
仪表		5	仪表端庄,服装整洁	按护士仪表要求着装	5	4	3	2	
评估		8	评估患者合作程度;评估及检查患者敷料 评估患者伤口状况 向患者解释操作目的及注意事项 评估操作环境	病情掌握全面	2	1	0	0	
				正确检查并评估伤口	2	1	0	0	
				正确评估患者伤口	2	1	0	0	
				沟通流畅、清晰全面	2	1	0	0	
操作前准备		12	操作者洗手,戴口罩 备齐用物（换药包、冲洗液、引流条,手套及快速手消毒液） 检查用物	环境清洁、舒适、安全	2	1	0	0	
				洗手、戴口罩方法正确	3	2	1	0	
				用物准备齐全,摆放合理	3	2	1	0	
				正确检查用物	4	3	2	1	
操作过程	安全	10	核对患者床号、姓名 向患者讲解操作方法和配合要点 为患者取适当卧位	正确核对	4	3	2	1	
				沟通流畅、清晰全面	3	2	1	0	
				体位正确	3	2	1	0	
	吸痰方法	40	铺治疗巾、开换药包、戴 PE 手套 去除创面下敷料	铺巾、开包方法正确	4	3	2	1	
				揭开伤口敷料方法正确	4	3	2	1	

项目		总分	技术操作要求	考核要点	评分等级				实际得分
					A	B	C	D	
操作过程	吸痰方法	40	外耳道填入棉球、换手套 伤口周围皮肤由外向内消毒二遍 取出引流条 冲洗液脉冲式冲洗脓腔 取脓液培养 放置藻酸盐类油纱条引流 泡沫敷料覆盖伤口、妥善固定	消毒伤口周围方法正确	2	1	0	0	
				冲洗方法正确	2	1	0	0	
				正确留取标本	8	6	4	2	
				更换引流条方法正确	8	6	4	2	
				正确选择敷料覆盖伤口	4	3	2	1	
				固定方法正确	4	3	2	1	
				遵守无菌原则	4	3	2	1	
操作后		10	观察患者伤口情况,有无不适 指导患者相关注意事项 检查敷料固定情况 整理用物及床单位 操作后洗手	护理观察到位	2	1	0	0	
				正确宣教指导	2	1	0	0	
				敷料固定牢固	2	1	0	0	
				处理用物得当	2	1	0	0	
				消毒隔离意识	2	1	0	0	
评价		15	动作轻巧、敏捷,操作规范 伤口引流好,脓液逐渐减少 与患者沟通语言规范,态度和蔼,体现人文关怀 理论提问	操作规范	4	3	2	1	
				效果评价	3	2	1	0	
				服务意识	3	2	1	0	
				理论知识	5	3	2	0	
总分		100							

考生姓名_____ 主考教师_____ 考核日期_____

二、耳前瘘管切除术后的伤口换药

耳前瘘管切除术后的伤口换药的操作规范

耳前瘘管切除术是对反复发生感染或感染引起皮肤溃烂,甚至并发脓肿的耳前瘘管,在炎症控制后,在局部麻醉或全麻下行耳前瘘管切除的手术,是治愈耳前瘘管的外科方法。遵循外科手术换药原则对耳前瘘管切除术区进行创面检查、更换敷料和包扎的过程被称为耳前瘘管切除术后的换药。

【适应证】

耳前瘘管切除术后的患者。

【禁忌证】

1. 严重创伤危重期。

2. 严重心脑血管疾病。

3. 极度虚弱,不能耐受换药刺激的患者与极度不配合的儿童慎用。

【操作规范】

1. 评估患者

（1）了解患者病情及手术情况、认知状况、合作程度,询问患者过敏史。

（2）评估缝合口渗血、渗液情况,耳郭有无红肿,伤口生长、愈合状况。评估缝合口是否放置引流条及引流是否通畅,检查引流条放置在位情况。

（3）评估引流液的颜色、性质与量。

2. 操作前准备

（1）操作者准备:着装整洁,洗手,戴口罩。

（2）用物准备

1）器械等:换药包,20ml 注射器、冲洗针头、PE 手套、无菌手套、带刻度探针、普通剪刀及污物桶等,根据伤口情况备引流物。

2）敷料:根据伤口情况选择适宜的敷料,新型敷料有水凝胶、藻酸盐类敷料、泡沫敷料、透明贴等。

3）药液:选择清洗液如 0.9% 氯化钠溶液、75% 酒精。

（3）患者准备:情绪稳定,体位适宜,配合操作。

3. 操作过程

（1）备齐用物,携用物到患者床旁,核对患者,讲解耳前瘘管切除术后换药的目的、操作方法及注意事项,取得患者的配合。

（2）体位:协助患者取舒适体位,病情允许、配合度较好者可取坐位或半卧位。合作欠佳者取健侧卧位或平卧位患侧向上,头枕软枕;不合作儿童,须由家长或护士配合将其头部、双臂与身体固定,或取耳鼻喉科儿童受检时体位。

（3）患耳下肩部或软枕上铺一次性燕尾式治疗巾。

（4）患侧外耳道填入棉球封闭耳道,以防消毒液或冲洗液流入。

（5）打开换药包、注射器等用物,添加 0.9% 氯化钠溶液、75% 酒精棉球及药液棉球,戴 PE 手套。

（6）去除创面敷料:先用手取下伤口外层绷带及敷料。手取外层敷料,钳取内层敷料。有粘连时,生理盐水湿敷后再揭下。待敷料与创面分离后再轻轻地顺创口长轴揭去。观察伤口及分泌物情况。

（7）脱 PE 手套,手消毒液消毒双手,戴无菌手套。

（8）消毒缝合口:伤口周围皮肤用 75% 酒精棉球或棉签由内向外擦拭 2 遍。

（9）创面处理:①如果有引流条则用镊子取出,观察引流腔内情况,用手将伤口内分泌物尽量挤出。②冲洗引流腔。用 20ml 注射器抽取与体温接近的 0.9% 氯化钠溶液,去针头,接冲洗针头,直接插入术腔,使用脉冲式涡流冲洗术腔。根据体位耳下放置眼科贮水器或弯盘盛放冲洗液。③用干棉球或纱条自内向外轻柔地蘸、吸与擦拭渗液、渗血。④吸干创面;遵医嘱用药,如使用水凝胶或药膏、药粉等。⑤如果仍需放置新引流物,需用探针或止血钳探明情况后,重新放置银离子藻酸盐类油纱条或引流条,充分引流。

（10）固定敷料:创面处理完毕,覆盖泡沫敷料或无菌干纱布,用透明贴或胶布粘贴固定。胶布过敏者、不易固定时或加压包扎时须用绷带包扎。

4. 操作后

（1）再次确认患者伤口敷料包扎固定牢靠,松紧适宜,防止脱落。

（2）协助患者取舒适体位休息。整理用物,医疗垃圾按处理原则分类处置,脱手套、洗手。

（3）记录换药时间,缝合口情况,引流液颜色、性质、量,引流条种类、数量与换药过程。

（4）健康指导:①详细交代下次换药的时间与配合要求。②遵医嘱使用抗生素,交代服药注意事项与不良反应的观察。嘱患者配合局部理疗或热敷。③嘱患者睡眠时取平卧位或健侧卧位,防止伤口受压。交代伤口情况观察要点与日常生活中的护理方法。④饮食指导:食用清淡的软食,用健侧咀嚼。

【注意事项】

1. 态度和蔼,动作轻巧、迅速、敏捷。

2. 严格无菌操作,防止交叉感染。

3. 密切观察伤口情况,出现异常及时报告医生并处置。

【并发症的预防及处理】

1. 血管损伤出血　耳前瘘管所在颜面区域有颞浅动脉、静脉通过,换药时如果动作粗暴可能损伤血管,造成伤口周围血管损伤性出血。

（1）预防:操作时动作要轻巧、敏捷,掌握血管局部解剖位置,注意保护血管,严防损伤的发生。

（2）处理:停止换药,立即用止血棉或止血纱布填塞加压包扎止血,必要时,给予止血药物治疗或手术止血。

2. 损伤面神经　该部位有耳颞神经,换药时如动作粗暴,可能造成神经损伤致耳郭感觉异常、颞肌运动障碍。

（1）预防:操作时动作轻巧,严禁粗暴操作。须掌握神经局部解剖位置,注意保护神经,严防损伤的发生。

（2）处理:立即给予保护神经、营养神经的治疗及高压氧治疗。必要时,可进行手术修复。

3. 切口感染与耳软骨膜炎　多因术前感染控制不佳、术中伤口污染、术后换药未严格遵守无菌操作所致。

（1）预防:严格遵守无菌操作技术,预防性应用抗生素。严密观察伤口情况,发现异常及时报告医生并处置。

（2）处理:根据伤口感染程度采取相应措施,防止感染蔓延,加强规范化换药,促进伤口愈合。如并发耳软骨膜炎按耳软骨膜炎治疗原则及方法进行相应处理。

【评分标准】

耳前瘘管切除术后伤口换药操作考核评分标准见表8-4。

表 8–4　耳前瘘管术后伤口换药操作考核评分标准

项目		总分	技术操作要求	考核要点	评分等级				实际得分
					A	B	C	D	
仪表		5	仪表端庄,服装整洁	按护士仪表要求着装	5	4	3	2	
评估		10	评估患者合作程度;评估及检查患者敷料 评估患者伤口状况 向患者解释操作目的及注意事项 评估操作环境	病情掌握全面	2	1	0	0	
				正确检查与评估伤口	2	1	0	0	
				正确评估患者伤口	2	1	0	0	
				沟通流畅、清晰全面	2	1	0	0	
				环境舒适、安静、安全	2	1	0	0	
操作前准备		10	操作者洗手、戴口罩 备齐用物(换药包、冲洗液、相应引流条、手套及快速手消毒液) 检查用物	洗手、戴口罩方法正确	3	2	1	0	
				用物准备齐全,摆放合理	3	2	1	0	
				正确检查用物	4	3	2	1	
操作过程	安全	50	核对患者床号、姓名 向患者讲解操作方法和配合要点 为患者取适当卧位 铺治疗巾 正确去除创面下敷料 外耳道填入棉球 伤口周围皮肤用消毒液由内向外擦拭 2 遍,清洁伤口 取出引流条。按压伤口排出渗出液 脉冲式涡流冲洗术腔,根据体位耳下放置眼科储水器或弯盘盛放冲洗液 吸干创面 用干棉球或纱条由内向外蘸、吸渗出液。有感染化脓时取脓液培养 必要时放置引流条 敷料覆盖伤口 透明贴固定敷料	正确核对	4	3	2	1	
				沟通流畅、清晰全面	3	2	1	0	
				体位正确	3	2	1	0	
				铺巾、开包方法正确,戴手套方法正确	4	3	2	1	
				揭开伤口敷料方法正确	4	3	2	1	
				堵塞棉球方法正确	4	3	2	1	
				换手套、消毒伤口周围方法正确、观察伤口、分泌物	4	3	2	1	
				冲洗方法正确	2	1	0	0	
				擦拭方法正确、正确留取标本	2	1	0	0	
				换药过程规范	2	1	0	0	
				更换引流条方法正确	2	1	0	0	
				正确选择敷料覆盖伤口	4	3	2	1	
				固定方法正确	4	3	2	1	
				正确给予患者更换下敷料等	4	3	2	1	
				遵守无菌原则	4	3	2	1	

续表

项目	总分	技术操作要求	考核要点	评分等级				实际得分
				A	B	C	D	
操作后	10	观察患者伤口情况,有无不适 指导患者相关注意事项 检查敷料固定情况 整理用物及床单位 操作后洗手	护理观察到位	2	1	0	0	
			正确宣教指导	2	1	0	0	
			敷料固定牢固	2	1	0	0	
			处理用物得当	2	1	0	0	
			消毒隔离意识	2	1	0	0	
评价	15	动作轻巧、敏捷,操作规范 伤口引流好,脓液逐渐减少 与患者沟通语言规范,态度和蔼,体现人文关怀 理论提问	操作规范	4	3	2	1	
			效果评价	3	2	1	0	
			服务意识	3	2	1	0	
			理论知识	5	3	2	0	
总分	100							

考生姓名＿＿＿＿＿＿＿＿ 主考教师＿＿＿＿＿＿＿＿ 考核日期＿＿＿＿＿＿＿＿

（钟 玲）

第四节 鼓膜穿刺抽液法

鼓膜穿刺抽液法是利用穿刺针抽出中耳内积液,以减轻耳闷感,提高听力。鼓膜穿刺术既是某些中耳疾病的重要诊断方法,又是行之有效的治疗方法。

鼓膜穿刺抽液法操作规范

【适应证】

分泌性中耳炎,鼓室内有积液。

【禁忌证】

1. 有严重心脏病或者血液系统疾病。

2. 颈静脉球体瘤(鼓室型)。

3. 上呼吸道感染。

【操作规范】

1. 评估患者

(1)评估患者有无禁忌证。

(2)评估患者配合情况。

2. 操作前准备

（1）操作者准备：仪表规范，洗手、戴口罩。

（2）环境准备：安静、整洁、舒适。

（3）用物准备：无菌耳镜和鼓膜穿刺针头（针头斜面部分要短，约1mm，坡度要小）、1ml或2ml注射器、2%丁卡因溶液、0.5%碘伏、75%酒精、消毒干棉片、卷棉子。

3. 操作过程

（1）备齐用物，携用物至患者床旁，核对患者，解释鼓膜穿刺抽液的目的、注意事项，取得患者的同意和配合。

（2）体位：成人取正坐位，儿童最好采用卧位，患耳正对操作者。

（3）清除外耳道内的耵聍。

（4）用0.5%碘伏棉球消毒耳郭及耳周皮肤，用蘸75%酒精的卷棉子消毒外耳道及鼓膜。

（5）在鼓膜表面用浸有2%丁卡因液的棉片麻醉，10~15min后取出。

（6）选用适当大小的耳镜显露鼓膜，并用一手的拇指和示指固定耳镜，另一手持穿刺针从鼓膜的后下或前下刺入鼓膜，进入鼓室，固定好穿刺针后抽吸积液（图8-1）。

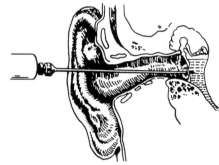

（7）抽液完毕后，缓慢拔出针头，退出外耳道，用卷棉子将流入外耳道内的液体拭净。

4. 操作后

（1）整理用物、洗手，记录抽出液体的颜色、性状、量。

（2）健康指导：穿刺后保持外耳道清洁，1周内严禁耳内进水，预防感染。

图8-1 鼓膜穿刺抽液示意图

【注意事项】

1. 记录抽出液体的总量，并注意观察其颜色及性状，必要时送实验室检查。

2. 术中严格遵循无菌操作原则。

3. 穿刺前必须要固定好患者头部，防止患者在进针时躲闪，针进入鼓室后一定要固定好针头，防止抽吸过程中将针头拉出。

4. 穿刺点不能超过后上象限和后下象限的交界处；针头方向应与鼓膜垂直，不能向后上方倾斜，以免损伤听小骨、前庭窗、圆窗等中耳结构，导致耳聋及眩晕，或损及迷路结构，出现迷路刺激症状。

5. 抽液动作须缓慢且轻柔。如遇抽液困难者，可轻轻转动针管，同时缓慢抽取。若用力过大，可能会造成针眼处鼓膜撕裂，形成难愈合的穿孔。抽液动作过猛过快，会引起内耳淋巴液运动紊乱，致患者发生眩晕、视物旋转、站立不稳等症状。

【并发症的预防与处理】

1. 并发症及原因　并发症主要为眩晕。患者过度紧张，抽液动作快、猛，穿刺时误伤中耳及迷路结构，均可导致患者抽液后出现眩晕症状。

2. 预防

（1）操作前耐心解释操作目的、操作方法及配合的注意事项，消除患者疑虑及紧张、恐惧心理，使其能积极配合操作，减少不良反应的发生。

（2）抽液动作务必缓慢且轻柔。

（3）穿刺前固定好患者头部，防止患者在进针时躲闪，穿刺点不能超过鼓膜后上象限和后下象限交界处。

3. 处理 指导患者卧床休息，症状严重者立即通知医生处理。

【评分标准】

鼓膜穿刺抽液法操作考核评分标准（表8-5）。

表8-5 鼓膜穿刺抽液法操作考核评分标准

项目		总分	技术操作要求	考核要点	评分等级				实际得分
					A	B	C	D	
仪表		5	仪表端庄，服装整洁	按护士仪表要求着装	5	4	3	2	
评估		10	评估患者有无禁忌证 评估患者配合情况 向患者讲解操作目的及注意事项 评估操作环境	病情掌握全面	2	1	0	0	
				患者合作良好	2	1	0	0	
				沟通流畅、清晰、全面	4	3	2	1	
				环境安静、整洁、舒适	2	1	0	0	
操作前准备		10	操作者洗手、戴口罩 备齐用物（无菌的耳镜和鼓膜穿刺针、1ml或2ml注射器、2%丁卡因溶液、0.5%碘伏、75%酒精、消毒干棉片、卷棉子） 检查用物	正确洗手、戴口罩	3	2	1	0	
				用物准备齐全，摆放合理	5	4	3	2	
				正确检查用物	2	1	0	0	
操作过程	安全	10	核对患者床号、姓名 向患者讲解操作方法和配合要点 成人取正坐位（儿童最好采用卧位），患耳正对操作者	正确核对	4	3	2	1	
				沟通流畅、清晰、全面	3	2	1	0	
				体位正确	3	2	1	0	
	穿刺抽液方法	40	清除外耳道内耵聍 0.5%碘伏消毒耳郭及耳周皮肤，75%酒精消毒外耳道及鼓膜 用浸有2%丁卡因溶液的棉片麻醉鼓膜表面10~15min 用耳镜显露鼓膜，用一手拇指和示指固定耳镜，另一手持穿刺针从鼓膜的后下或前下刺入鼓膜，进入鼓室，固定好穿刺针，抽吸积液 抽液完毕后缓慢拔出针头、退出外耳道 拭净流入外耳道内的液体 操作中注意无菌原则	外耳道清洁、无耵聍	2	1	0	0	
				耳郭及耳周皮肤、外耳道及鼓膜消毒到位	5	4	3	2	
				麻醉满意	3	2	1	0	
				穿刺过程规范	8	6	4	2	
				穿刺部位正确	4	3	2	1	
				分泌物抽吸干净	8	6	4	2	
				拔针动作轻柔	4	3	2	1	
				外耳道干燥、无液体	2	1	0	0	
				严格遵守无菌原则	4	3	2	1	

续表

项目	总分	技术操作要求	考核要点	评分等级				实际得分
				A	B	C	D	
操作后	10	整理用物 洗手 记录抽出液体的颜色、性状、量 指导患者保持外耳道清洁,一周内严禁耳内进水,预防感染	处理用物得当	2	1	0	0	
			手卫生规范	2	1	0	0	
			观察准确、记录完整	2	1	0	0	
			宣教内容全面	2	1	0	0	
			患者掌握效果好	2	1	0	0	
评价	15	动作轻巧、准确、操作规范 与患者沟通语言规范,态度和蔼 理论提问	操作规范	4	3	2	1	
			效果评价客观	3	2	1	0	
			服务意识好	3	2	1	0	
			理论知识熟练	5	3	2	0	
总分	100							

考生姓名_____　　主考教师_____　　考核日期_____

（薛亚琼）

第五节　滴鼻法 / 鼻喷雾法

　　滴鼻法 / 鼻喷雾法是将药液从前鼻孔滴入或喷入鼻腔的局部给药方法,是临床上鼻部常见疾病的局部治疗方法之一,它能够湿润或收缩鼻腔黏膜,预防、治疗鼻腔或鼻窦疾病,达到促进引流、消除炎症、改善鼻腔通气的作用。另外,滴鼻方法必须正确,否则将会影响治疗效果。

滴鼻法 / 鼻喷雾法操作规范

【适应证】

1. 鼻部专科检查(鼻内镜检查、鼻部活检)前的鼻腔用药。

2. 治疗变应性鼻炎、慢性鼻窦炎等。

3. 鼻部疾病术后用药,保持鼻腔引流通畅,湿润鼻腔,防止鼻腔干燥结痂,利于黏膜恢复。

4. 用于缓解急、慢性鼻炎的鼻塞症状。

【禁忌证】

1. 萎缩性鼻炎及鼻腔干燥者禁用血管收缩剂;高血压、心脏病、青光眼患者应慎用血管收缩剂,以防加重原有病情。

2. 鼻部有急性炎症、鼻出血时禁止滴鼻,防止炎症扩散。

3. 各种颅内手术后、脑脊液鼻漏修补术后、鼻中隔手术后 3d 内禁用。

4. 孕妇和 2 岁以下儿童禁用。

【操作规范】

1. 评估患者

（1）评估患者病情，有无鼻塞、流涕、鼻出血，近期有无颅内手术史，有无脑脊液鼻漏，有无高血压、心脏病等。

（2）评估患者年龄、自理能力、配合程度等。

（3）评估患者周围环境是否安全、舒适。

2. 操作前准备

（1）操作者准备：服装整洁，仪表端庄、大方，七步洗手法洗手，戴口罩（必要时携带一次性无菌手术帽）。

（2）用物准备：无菌棉签或清洁棉球，生理盐水，滴鼻剂或鼻喷剂。

3. 操作过程

（1）携用物至患者床旁，核对医嘱，患者的床号、姓名（反问式核对），滴鼻剂名称，向患者解释操作方法和操作过程中的配合要点。

（2）嘱咐患者轻轻擤鼻，如鼻腔内有干痂，可用生理盐水或温水清洗浸泡，待干痂变软取出后再滴药；如鼻腔内有填塞物，不用撤除，直接滴鼻即可，待鼻腔分泌物彻底清除干净后，用棉签或棉球蘸取少量生理盐水为患者清洁鼻腔。

（3）协助患者取滴鼻体位：一种是仰卧垂头滴药法，即肩下垫软枕或者头悬于床沿，头尽量后仰，使头部与身体垂直；另一种是侧垂头滴药法，即患者头部用药侧偏转，使头低于肩部。喷鼻时，协助患者取坐位或者头向后仰。

（4）滴鼻前要摇匀药液，左手轻推患者鼻尖，充分暴露鼻腔，右手持滴鼻液在距患者鼻孔 1~2cm 处滴入药液，每侧滴入药液 2~3 滴，轻捏鼻翼两侧，使药液均匀分布于鼻黏膜。喷鼻时，要摇匀药液，在患者吸气时喷入，让药液随气流进入鼻腔，防止药液流入咽腔，刺激咽部产生咳嗽、恶心等不适症状。另外，喷鼻时如果是患者自己操作一定要避开鼻中隔，交叉喷鼻，即右手喷左鼻，左手喷右鼻，以免引起鼻中隔穿孔等疾病。

（5）滴鼻完毕后保持原有体位 3~5min，让药液在鼻腔充分被吸收。

4. 操作后

（1）再次核对医嘱、姓名、滴鼻液名称等。

（2）协助患者取舒适体位，向患者解释操作的相关注意事项。

（3）整理用物，记录，洗手。

（4）健康指导：再次详细告知患者药液的名称及副作用，切忌随意用药或停药，如若出现头部不适等症状，及时呼叫医护人员。

【注意事项】

1. 认真检查药液有效期，有无沉淀、絮状物等。

2. 正确进行鼻腔滴药，体位、手法均要正确，以免药液进入咽腔引起不适症状。

3. 滴药或喷药，瓶口不要触及鼻部，以免污染药液。

4. 滴药过程中询问患者是否有不适，如有不适应及时处置。

5. 药液温度要与正常体温相近，不可过热过凉，温度较低时可放入 40℃ 温水中加热。

6. 如果有鼻腔冲洗时,先冲洗干净后再滴鼻。

【并发症的预防和处理】

1. 误咽 如果滴鼻法不正确,滴鼻液会流入咽部刺激咽喉而产生咳嗽、恶心等不适症状。

(1)预防:掌握正确滴鼻体位;滴右侧鼻腔头向右肩偏,滴左侧鼻腔头向左肩偏;滴药后静卧 5min,然后再坐起,使多余药液从前鼻孔流出而不是倒流至咽部。

(2)处理:轻轻擤出或向后鼻孔抽吸,以便排出多余药液。

2. 药物性鼻炎 长期使用麻黄素、盐酸萘甲唑林滴鼻液等,可使滴鼻剂疗效差,所需药量加大,鼻塞会变得更加严重。

(1)预防:严格遵医嘱用药,注意鼻腔局部用药原则和用药时间,勿长期使用滴鼻液。

(2)处理:治疗药物性鼻炎,先停用血管收缩剂类滴鼻药物 2 周以上,积极治疗原发病。在滴鼻同时,内服抗组胺药物,如氯雷他定等,有助于改善症状。同时还要告知患者多饮水,注意休息,参加适宜的体育运动,提高机体对病毒的抵抗力。

【评分标准】

滴鼻法 / 鼻喷雾法操作考核评分标准见表 8–6。

表 8–6 滴鼻法 / 鼻喷雾法操作考核评分标准

项目	总分	技术操作要求	考核要点	评分等级				实际得分
				A	B	C	D	
仪表	5	仪表端庄,服装整洁	按护士仪表要求着装	5	4	3	2	
评估	10	评估患者病情 评估有无脑脊液鼻漏 评估患者有无全身性疾病 评估年龄、自理能力、配合程度 评估周围环境是否安全、舒适	评估患者全身状况	2	1	0	0	
			评估有无脑脊液鼻漏	2	1	0	0	
			评估鼻部症状	2	1	0	0	
			沟通流畅、清晰全面	2	1	0	0	
			环境舒适、安全	2	1	0	0	
操作前准备	10	操作者洗手、戴口罩 备齐用物(无菌棉签或清洁棉球、生理盐水、滴鼻剂或鼻喷剂) 检查用物	洗手、戴口罩方法正确	3	2	1	0	
			用物准备齐全	3	2	1	0	
			正确检查用物	4	3	2	1	
操作过程	10	核对医嘱、床号、姓名及药液 讲解操作方法和配合要点 协助取适当卧位	操作前核对	4	3	2	1	
			健康教育知识	3	2	1	0	
			体位正确	3	2	1	0	
	5	擤鼻,用棉签清洁鼻腔 用物处理正确	方法正确	3	2	1	0	
			按照垃圾分类处理	2	1	0	0	
	35	再次核对医嘱 反问式核对患者名字 核对药物名称、剂量、有效期	医嘱正确	5	4	2	1	
			操作中核对	4	3	2	1	
			药物正确	4	3	2	1	

续表

项目	总分	技术操作要求	考核要点	评分等级				实际得分
				A	B	C	D	
操作过程	35	检查药液温度 轻推患者鼻尖,在距患者鼻孔1~2cm处滴入药液,滴入药液每侧2~3滴 轻捏鼻翼两侧 使患者保持原位3~5min	温度合适	4	3	2	1	
			方法正确	8	6	4	2	
			利于药物吸收	5	4	2	1	
			体位正确	5	4	2	1	
操作后	10	再次核对医嘱、姓名等 协助患者取舒适体位 交代注意事项 整理用物,记录,洗手	操作后核对	3	2	1	0	
			滴鼻后体位舒适	2	1	0	0	
			健康教育到位	3	2	1	0	
			洗手方法正确	2	1	0	0	
评价	15	患者无不良反应 动作轻柔、方法正确 沟通语言规范,态度和蔼 理论提问	效果评价	4	3	2	1	
			操作规范	3	2	1	0	
			服务意识	3	2	1	0	
			理论知识	5	3	2	0	
总分	100							

考生姓名_____　　　主考教师_____　　　考核日期_____

（张淑彩）

第六节　剪鼻毛法

剪鼻毛法是鼻内手术的常规准备,有助于鼻前庭皮肤的清洁,防止交叉感染,并使手术野更清晰。

剪鼻毛法操作规范

【适应证】

1. 适用于鼻部疾病手术前的术野准备。

2. 预防鼻部疾病手术术腔感染。

【禁忌证】

1. 小儿或不能配合者。

2. 鼻出血者。

【操作规范】

1. 评估患者

（1）了解患者年龄、病情、意识状态。

（2）评估患者的自理及合作程度。

（3）评估患者的鼻腔情况,如鼻腔内有无分泌物、鼻黏膜是否完整等。

（4）评估操作环境。环境应安静、整洁、舒适。

2. 操作前准备

（1）操作者准备:着装整洁,洗手,戴口罩。

（2）用物准备:额镜、光源、手套、治疗盘、无菌钝头眼科剪、碘伏棉签、油膏、纱布。

3. 操作过程

（1）备齐用物,携用物至患者床旁,核对患者姓名等,并向患者解释操作目的和方法,取得患者的配合。协助患者取舒适坐位,告知患者剪鼻毛时应屏住呼吸。

（2）患者取坐位,擤尽鼻涕,清洁鼻腔,头稍后仰,固定。

（3）操作者戴额镜,开光源,检查鼻前庭及鼻腔情况,进一步清洁鼻腔。

（4）戴手套,将油膏用棉签均匀涂在剪刀两叶。操作者右手持剪刀,左手持纱布固定鼻部,将鼻尖向上推。将鼻前庭四周鼻毛剪下。检查鼻毛有无残留。

（5）用棉签或纱布清洁落在鼻前庭的鼻毛。

（6）检查鼻毛是否剪除干净。

（7）用碘伏棉签消毒鼻前庭。依法剪对侧鼻毛。

（8）观察鼻腔黏膜及鼻前庭皮肤有无破损。

（9）协助患者恢复体位,整理床单位,清理用物,洗手,记录。

4. 操作后

（1）整理用物,脱手套,洗手。

（2）健康指导:①操作前患者运用正确的擤鼻方法,擤尽鼻涕。②操作过程中患者头稍后仰,微张口,经口平静呼吸。③操作过程中有不适症状应及时向护士反映。④小儿及不合作者不宜进行本操作。

【注意事项】

1. 操作时灯光焦点集中于一侧鼻前庭。

2. 操作时应用钝头眼科剪,剪刀弯头朝向鼻腔,剪刀贴住鼻毛根部,动作要轻,避免破坏鼻前庭皮肤及鼻腔黏膜。

【并发症的预防与处理】

并发症主要为鼻腔黏膜损伤,临床表现为患者感觉鼻腔黏膜疼痛,局部出血。主要原因为鼻前庭未充分暴露、动作粗暴、鼻腔分泌物多影响视野、剪刀尖端锋利、操作过程中患者突然移动头部。

（1）预防:①动作轻柔、熟练;②操作前充分清洁鼻腔;③光线充足,充分暴露鼻前庭;④使用专用钝头眼科剪;⑤不能配合者或剪鼻毛可能会伤及鼻内肿物者不剪鼻毛。

（2）处理:①干棉签压迫 3min;②仍有出血,使用蘸有呋麻滴鼻剂的棉签压迫止血;③必要时汇报医生处理。

【评分标准】

剪鼻毛法操作考核评分标准见表8-7。

表8-7　剪鼻毛法操作考核评分标准

项目		总分	技术操作要求	考核要点	评分等级				实际得分
					A	B	C	D	
仪表		5	仪表端庄,服装整洁	按护士仪表要求着装	5	4	3	2	
评估		10	了解患者病情、合作程度,关爱患者 向患者讲解操作的目的及注意事项 询问患者是否如厕,评估患者鼻腔的情况 评估操作环境	病情掌握全面	2	1	0	0	
				沟通流畅,清晰全面	3	2	1	0	
				局部情况评估	3	2	1	0	
				环境清洁、舒适、安全	2	1	0	0	
操作前准备		10	操作者洗手、戴口罩 用物备齐(额镜、光源、手套、治疗盘、无菌钝头眼科剪、碘伏棉签、油膏、纱布)并检查 核对医嘱	洗手、戴口罩方法正确	3	2	1	0	
				用物准备齐全,是否在有效期内,摆放合理	3	2	1	0	
				核对方法正确(包括,三查八对、二人核对)	4	3	2	0	
操作过程	安全	10	核对患者姓名 向患者讲解操作方法和配合要点 协助患者摆好体位	至少两种核对方式	3	2	1	0	
				告知全面	3	2	1	0	
				体位正确	4	3	2	1	
	剪鼻毛法	40	戴额镜,开光源,清洁患者鼻腔 再次核对医嘱、患者姓名 将油膏用棉签均匀涂在剪刀两叶 右手持剪刀,左手持纱布固定鼻部 剪刀弯头朝向鼻腔,剪刀贴住鼻毛根部,将鼻前庭四周鼻毛剪下 检查鼻毛有无残留,用棉签或纱布清洁落在鼻前庭的鼻毛 用棉签消毒鼻前庭,依法消毒对侧	方法正确	8	6	3	1	
				操作前核对	3	2	1	0	
				涂抹均匀	8	6	3	1	
				方法正确	8	6	3	1	
				是否剪掉全部鼻毛	8	6	3	1	
				消毒隔离意识	5	3	2	1	
操作后		10	再次核对患者姓名 观察鼻腔黏膜、鼻前庭皮肤有无破损 指导患者相关注意事项 整理用物 操作后洗手	操作后核对	2	1	0	0	
				护理观察到位	2	1	0	0	
				正确宣教指导	2	1	0	0	
				处理用物得当	2	1	0	0	
				消毒隔离意识	2	1	0	0	

项目	总分	技术操作要求	考核要点	评分等级				实际得分
				A	B	C	D	
评价	15	操作中能随时做好病情观察 动作轻巧、准确 与患者沟通时语言规范,态度和蔼 理论提问	病情变化能及时发现	4	3	2	1	
			操作规范	4	3	2	1	
			服务意识	2	1	0	0	
			理论知识	5	3	2	0	
总分	100							

考生姓名_____ 主考教师_____ 考核日期_____

（许立华）

第七节　鼻腔冲洗法

鼻腔冲洗是指借助某种装置,通过一定压力将冲洗液输送到鼻腔,深入鼻窦,使药液与鼻腔组织接触,将鼻腔内的痂皮及分泌物清除,达到清洁鼻腔、治疗鼻部疾病的一种常用方法。它是一种操作简单、安全性高的治疗方法,被广泛应用于鼻腔及鼻窦疾病的围手术期治疗。它可以减少术腔的结痂,促进鼻腔、鼻窦内分泌物的排出,避免手术后恢复过程中鼻腔极易出现的窦口粘连和术腔粘连,从而大大缩短手术的治疗时间,提高治愈率。同时,鼻腔冲洗还可以起到清洗变应原、炎性分泌物,湿润干燥的黏膜,防止进一步感染,促进鼻腔黏膜内血液循环,减轻鼻塞症状等作用。在临床应用的鼻腔冲洗装置由于结构的不同,在操作上略有区别,本章所描述的操作规范是以临床最常用的鼻腔冲洗器为标准。

鼻腔冲洗法操作规范

【适应证】

慢性鼻窦炎、过敏性鼻炎及鼻内镜术后患者;日常鼻腔清洁护理。

【禁忌证】

脑脊液鼻漏、重度中耳感染的患者;鼻－颅底开放术后、鼻中隔手术后 3d 内的患者;严重血液病、严重心脑血管疾病、哮喘发作期、鼻腔有出血的患者。

【操作规范】

1. 评估患者

（1）了解患者的病情、年龄、意识状态。

（2）了解患者的自理能力、合作程度。

（3）了解患者鼻腔局部状况,包括鼻腔黏膜情况、鼻腔分泌物情况、鼻腔是否通畅、是否有鼻腔渗血等。

2. 操作前准备

（1）操作者准备：着装整洁，洗手、戴口罩。

（2）用物准备：可调式鼻腔清洗器、药液、毛巾。

3. 操作过程

（1）备齐用物，携用物至患者床旁。核对患者，做好解释工作，取得患者的配合。

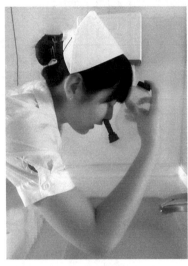

图8-2　鼻腔冲洗

（2）指导患者擤鼻，解开患者衣领；协助患者取坐位或站立位，头部位于盥洗池上方，低头，身体微向前倾（图8-2）。

（3）打开鼻腔清洗器，确认鼻塞端口处于关闭位置，拔出清洗器盖塞。

（4）协助患者一手握住瓶体凹陷处，并用示指堵住上盖进气孔，旋转鼻塞端口至合适的出水位置（"1"为较小出水量，"2"为较大出水量）。

（5）指导患者用鼻腔清洗器的鼻塞端口堵住需冲洗的鼻孔，用示指堵住冲洗器气孔，握住清洗器瓶体的手同时挤压瓶体开始冲洗。冲洗时，指导患者低头前倾30°，张口缓慢平静呼吸，勿说话，勿做吞咽动作。当水流强度变弱时，指导患者将示指离开清洗器上盖进气孔换气，同时将握清洗器的手放松，瓶体依靠弹性重新回复原位后，再继续冲洗，一次冲洗量约260ml。

（6）清洗器内溶液使用完后，将上盖旋下，将补充的药液注入清洗器内继续使用。用同样的方法冲洗对侧鼻腔。

（7）冲洗完毕后，将清洗器鼻塞端口旋至"0"位置，重新盖上盖塞。

4. 操作后

（1）鼻腔冲洗完毕后，为患者清理面部，协助患者平卧数分钟以利于药物吸收。

（2）观察患者有无不良反应。

（3）清理用物，洗手，记录。

（4）健康指导：指导患者按时进行鼻腔冲洗，指导患者鼻腔冲洗器的清洗与放置方法，鼻腔冲洗后需对冲洗器进行全面清洁，并晾干放置，避免病原菌滋生。

【注意事项】

1. 冲洗前应仔细检查清洗器的质量，确认清洗器密闭良好、无漏液，确认清洗器鼻塞端口倾斜向上；检查药液有无沉淀、变质，是否在有效期内。

2. 冲洗药液温度应与正常体温相近，不可过凉或过热，气温较低时，可将冲洗液瓶放在40℃温水中加热至与正常体温接近。

3. 严密观察患者冲洗时的反应，如出现鼻腔出血、耳闷等不良反应时，应停止冲洗。

4. 观察患者冲洗后有无头痛、鼻部刺痛、耳闷等不良反应。

5. 鼻内镜术后的患者，一般于填塞敷料取出后的次日进行鼻腔冲洗，行鼻中隔矫正的患者冲洗时间需要延后。

【并发症的预防与处理】

1. **鼓膜刺激及中耳炎**　鼻腔冲洗力度过大或冲洗不当，致使冲洗液进入咽鼓管，可能会造成鼓膜刺激及中耳炎。

（1）预防：①协助患者采取正确的冲洗体位,取坐位或站立位。②冲洗时指导患者低头前倾30°,张口缓慢平静呼吸,勿说话。③冲洗压力不宜过大。

（2）处理：①患者出现耳痛、耳闷等不适,应停止冲洗。②指导患者保持头低位,深呼吸,轻拍患者的背部,利于水从鼻腔或者口腔中排出。③患者如出现中耳炎症状,遵医嘱给患者用药。

2. **鼻腔出血**　冲洗压力过大或操作不当,可能造成患者鼻腔出血。

（1）预防：①冲洗前,认真评估患者鼻腔状况,注意是否有鼻腔渗血等。②冲洗时,指导患者冲洗压力不宜过大,勿直射鼻中隔。③行鼻中隔手术的患者开始冲洗时间不可过早。

（2）处理：①立即停止鼻腔冲洗。②给予患者局部冷敷,同时手指捏紧两侧鼻翼。③如出血量较多时,应立即通知医生,给予患者鼻腔黏膜收缩剂或填塞止血。

【评分标准】

鼻腔冲洗法操作考核评分标准见表8-8。

表8-8　鼻腔冲洗法操作考核评分标准

项目		总分	技术操作要求	考核要点	评分等级				实际得分
					A	B	C	D	
仪表		5	仪表端庄,服装整洁	按护士仪表要求着装	5	4	3	2	
评估		10	评估患者病情及合作程度 评估患者鼻腔情况 向患者讲解鼻腔冲洗的目的、操作方法,冲洗器使用方法及注意事项	病情掌握全面	3	2	1	0	
				鼻腔情况评估全面	3	2	1	0	
				沟通流畅、清晰、全面	4	3	2	1	
操作前准备		10	核对医嘱,检查清洗器 备齐用物(鼻腔冲洗器、药液) 操作者洗手、戴口罩	查对制度	4	3	2	1	
				用物准备齐全	3	2	1	0	
				洗手、戴口罩正确	3	2	1	0	
操作过程	安全	10	推车至床旁,核对姓名、药品名称 向患者讲解操作方法和配合要点 指导患者取站立位或坐位,头前倾30°	查对制度	3	2	1	0	
				健康教育全面	3	2	1	0	
				体位正确	4	3	2	1	
	冲洗过程	40	指导患者正确使用清洗器冲洗 指导患者正确给清洗器换气 指导患者冲洗过程中低头、张口呼吸、勿做吞咽动作等 观察患者病情 冲洗过程顺利、安全	冲洗方法正确	10	9	8	7	
				清洗器换气方法正确	8	6	4	2	
				宣教指导	8	6	4	2	
				病情观察	4	3	2	1	
				冲洗体位正确	5	4	3	2	
				冲洗过程安全	5	4	3	2	

项目	总分	技术操作要求	考核要点	评分等级				实际得分
				A	B	C	D	
操作后	10	协助患者进行面部清洁并平卧观察病情,如有不适及时处理 交代注意事项 处理物品后洗手	面部清洁体位正确	3	2	1	0	
			护理观察	3	2	1	0	
			宣教	2	1	0	0	
			用物处理正确	2	1	0	0	
评价	15	患者舒适 动作轻巧、准确、规范 与患者沟通时语言规范,态度和蔼 理论提问	操作效果评价	3	2	1	0	
			操作准确规范	4	3	2	1	
			服务意识	3	2	1	0	
			理论知识	5	3	2	0	
总分	100							

考生姓名＿＿＿＿＿＿　　主考教师＿＿＿＿＿＿　　考核日期＿＿＿＿＿＿

（李秀雅）

第八节　鼻窦负压置换法

鼻窦负压置换法指用吸引器具使鼻窦形成负压,吸出鼻窦内分泌物并使药液进入鼻窦腔内,从而达到治疗目的的方法,是一种用来治疗慢性鼻窦炎的有效方法。

鼻窦负压置换法操作规范

【适应证】

儿童慢性额窦炎、慢性筛窦炎、慢性蝶窦炎以及慢性化脓性全组鼻窦炎。

【禁忌证】

1. 急性鼻窦炎或慢性鼻窦炎急性发作期。

2. 高血压患者不宜用此法,因治疗中应用盐酸麻黄碱滴鼻液以及所采取的头位和鼻内的真空状态可致患者血压增高、头痛加重。

3. 鼻腔肿瘤及局部或全身有病变而易发生鼻出血者,不宜采用此法治疗。

4. 吞咽功能障碍者。

【操作规范】

1. 评估患者

（1）评估病患者有无禁忌证。

（2）评估患者的合作程度。

（3）评估患者鼻腔有无填塞物。

2. 操作前准备

（1）操作者准备：仪表整洁，洗手、戴口罩。

（2）用物准备：橄榄头、1% 盐酸麻黄碱滴鼻液、负压置换液、负压吸引装置（中心负压吸引装置）、镊子、滴管、干净纱布。

3. 操作过程

（1）备齐用物，携用物至患者床旁，核对患者，向患者解释鼻窦负压置换操作的目的、操作方法及注意事项，取得患者的配合，检查患者鼻腔有无异物及填塞物。

（2）用 1% 盐酸麻黄碱滴鼻液（儿童用 0.5% 盐酸麻黄碱滴鼻液）收缩鼻黏膜，使窦口开放，指导患者擤尽鼻涕。

（3）患者取仰卧位，肩下垫枕，伸颈，使颏部与外耳道口连线与水平线（即床平面）垂直（图 8-3A）。用滴管自前鼻孔徐徐注入 2~3ml 药液，嘱患者张口呼吸（图 8-3B）。

（4）用连接吸引器（负压不超过 24kPa）的橄榄头塞于患者一侧鼻孔，同时用一手指轻压对侧鼻翼以封闭该侧前鼻孔，指导患者均匀地发出"开－开－开"之声，使软腭断续上提，间断关闭鼻咽腔，同步开动吸引器行负压吸引 1~2s，使鼻腔形成短暂负压，利于鼻窦脓液排出和药液进入。上述操作重复 6~8 次，鼻窦内分泌物吸出同时，药液进入鼻窦，达到充分置换目的（图 8-3C）。

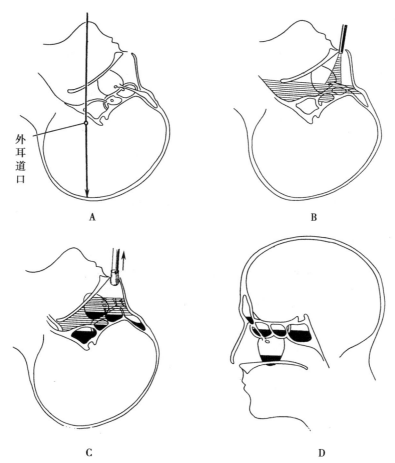

外耳道口

A

B

C

D

图 8-3 鼻窦负压置换示意图

（5）若患儿年幼不能合作时，其哭泣时软腭已自动上举，封闭鼻咽部，或可让其尽量张大口，则软腭亦可将鼻咽封闭。

（6）同法治疗对侧。操作完毕，协助患者坐起，吐出口内、鼻腔内药液及分泌物，部分药液将仍留于鼻腔内（图8-3D）。根据病情，1~2d行鼻窦负压置换1次。

4. 操作后

（1）整理用物，洗手，记录。

（2）健康指导：①指导患者在治疗结束后15min内，避免擤鼻及弯腰。②嘱患者预防感冒，遵医嘱用药和随访。③如有不适及时就诊。

【注意事项】

1. 操作时动作轻柔，抽吸时间不可过长，负压不可过大（一般不超过24kPa），以免损伤鼻腔黏膜，引起头痛、耳痛及鼻出血，若出现此情况应立即停止吸引。

2. 急性鼻窦炎或慢性鼻窦炎急性发作期，不用此法，以免加重出血或致感染扩散。

3. 高血压患者不宜用此法，因治疗中应用盐酸麻黄碱滴鼻液以及所采取的头位和鼻内的负压状态，可使患者血压增高、头痛加重。

4. 鼻腔肿瘤者及局部或全身有病变而易发生鼻出血者，不宜采用此法治疗。

5. 行鼻窦负压置换4~5次不见效者，应考虑改用其他疗法。

【并发症的预防与处理】

1. 鼻黏膜损伤、鼻出血

（1）预防：①操作前耐心解释操作目的、操作方法及配合的注意事项，消除患者疑虑及紧张、恐惧心理，使其能积极配合治疗，减少不良反应的发生；②操作前评估患者有无禁忌证。

（2）处理：立即停止操作，双手捏紧鼻翼，指导患者张口呼吸，冷敷患者额部及鼻根部10min，如出血仍然不能缓解，立即请急诊会诊，行相关处理。

2. 中耳炎

（1）预防：①操作前耐心解释操作目的、操作方法及配合的注意事项。②操作前评估患者有无禁忌证。

（2）处理：立即停止操作，口服黏液促排剂，使用鼻喷药物等。

【评分标准】

鼻窦负压置换法操作考核评分标准见表8-9。

表8-9 鼻窦负压置换法操作考核评分标准

项目	总分	技术操作要求	考核要点	评分等级				实际得分
				A	B	C	D	
仪表	5	仪表端庄，服装整洁	按护士仪表要求着装	5	4	3	2	
评估	10	评估患者有无禁忌证 评估患者合作程度 评估患者鼻腔有无填塞物 向患者讲解操作的目的及注意事项 评估操作环境	病情掌握全面	2	1	0	0	
			患者合作良好	2	1	0	0	
			正确评估患者鼻腔	2	1	0	0	
			沟通流畅、清晰、全面	2	1	0	0	
			环境清洁、舒适、安全	2	1	0	0	

项目		总分	技术操作要求	考核要点	评分等级				实际得分
					A	B	C	D	
操作前准备		10	操作者洗手、戴口罩 备齐用物：橄榄头、1%盐酸麻黄碱滴鼻液、负压置换液、负压吸引装置（中心负压吸引装置）、镊子、滴管、干净纱布 检查用物	洗手、戴口罩方法正确	3	2	1	0	
				用物准备齐全，摆放合理	5	4	3	2	
				正确检查用物	2	1	0	0	
操作过程	安全	10	核对患者床号、姓名 向患者讲解操作方法和配合要点 为患者取适当卧位	正确核对	4	3	2	1	
				沟通流畅、清晰全面	3	2	1	0	
				体位正确	3	2	1	0	
	鼻窦负压置换方法	40	用麻黄碱滴鼻液收缩鼻黏膜，使窦口开放 指导患者擤尽鼻涕 患者取仰卧位，肩下垫枕，伸颈，使颏部与外耳道口连线与水平线（即床平面）垂直 用滴管自前鼻孔徐徐注入2~3ml药液，嘱其张口呼吸 用连接吸引器的橄榄头塞入一侧鼻孔，同时封闭对侧鼻翼，指导患者均匀地发出"开–开–开"之声，同步开动吸引器（负压不超过24kPa）吸引1~2s，如此操作重复6~8次，达到充分置换目的，同法治疗对侧 观察分泌物液的颜色、性质和量 操作中注意无菌原则	滴鼻方法正确，窦口开放	4	3	2	1	
				鼻腔无鼻涕	2	1	0	0	
				卧位正确，患者颏部与外耳道口连线与床平面垂直	3	2	1	0	
				滴药规范	2	1	0	0	
				操作正确	8	6	4	2	
				负压符合要求	3	2	1	0	
				鼻窦负压置换充分	8	6	4	2	
				操作中指导患者到位	4	3	2	1	
				观察分泌物色质量	2	1	0	0	
				遵守无菌原则	4	3	2	1	
操作后		10	协助患者坐起 吐出口内、鼻腔内药液及分泌物 观察患者呼吸情况，有无不适 指导患者在治疗结束后15min内，避免擤鼻及弯腰 整理用物 操作后洗手	协助患者做起	1	0	0	0	
				口鼻腔内无液体留存	1	0	0	0	
				观察患者病情	2	1	0	0	
				患者能掌握宣教内容并配合	2	1	0	0	
				处理用物得当	2	1	0	0	
				手卫生规范	2	1	0	0	
评价		15	动作轻巧、准确，操作规范 鼻窦负压置换效果 与患者沟通语言规范，态度和蔼 理论提问	操作规范	4	3	2	1	
				效果评价客观	3	2	1	0	
				服务意识好	3	2	1	0	
				理论知识熟练	5	3	2	0	
总分		100							

考生姓名＿＿＿＿＿＿　　　　主考教师＿＿＿＿＿＿　　　　考核日期＿＿＿＿＿＿

（薛亚琼）

第九节 经鼻雾化吸入法

经鼻雾化吸入法是用雾化装置将药液形成较小的雾滴,使雾滴悬浮于气体中,自鼻吸入以达到治疗的目的。吸入药物除了对鼻腔和咽喉部局部产生疗效外,还可通过肺吸收,达到全身治疗的效果。根据雾滴产生的原理不同,经鼻雾化吸入法分为射流式雾化吸入法和超声雾化吸入法。其中,射流式雾化吸入法又包括压缩机(空气)雾化吸入法和氧气雾化吸入法。

经鼻雾化吸入法操作规范

【适应证】

1. 各种急、慢性呼吸道感染(包括真菌感染),如咽炎、喉炎、气管炎、支气管炎、毛细支气管炎、肺炎等。

2. 一般鼻部手术后。

3. 张口受限,无法经口雾化吸入。

4. 无法配合经口雾化吸入的小儿。

5. 其他呼吸道疾病。

【禁忌证】

1. 鼻腔急性炎症、鼻出血。

2. 鼻腔通气障碍。

3. 严重呼吸衰竭。

【操作规范】

1. 评估患者

(1) 评估患者的年龄、病情、意识状态、呼吸情况、过敏史等。

(2) 评估患者生活自理能力及鼻腔通畅情况。

(3) 评估患者对经鼻雾化吸入的认识和合作程度等。

2. 操作前准备

(1) 护士准备:着装整洁,洗手、戴口罩。

(2) 环境准备:安静、清洁、舒适。

(3) 用物准备:雾化装置(专用的经鼻空气压缩雾化吸入装置/氧气雾化吸入装置/超声雾化吸入装置)、治疗盘、注射器、药物、纸巾(少许),使用超声雾化器时需备冷蒸馏水、水温计。

3. 操作过程(以经鼻氧气雾化吸入为例)

(1) 查对医嘱及准备药物;检查经鼻氧气雾化吸入装置的功能(图8-4)。

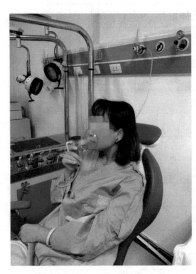

图8-4 经鼻雾化吸入法

（2）核对患者,解释操作目的、注意事项,取得患者的配合。

（3）体位:依据患者病情选择坐位或半坐卧位,以防雾化液遗撒。

（4）嘱患者擤鼻,分泌物多时协助患者用生理盐水棉签清洁鼻腔,以减少鼻分泌物对吸入颗粒的阻碍,有利于吸入颗粒与鼻腔黏膜广泛接触,提高雾化吸入的效果。

（5）再次查对,正确连接雾化装置及各管道,确保管道密闭、通畅。打开调节阀,调节合适的雾化参数（如时间、压力、流量等）,氧气流量为 5~8L/min,流量过小则雾量小,影响药液的吸收与弥散,流量过大会导致鼻腔黏膜不适。

（6）协助患者取合适体位,将鼻腔喷雾器轻轻插入一侧鼻前庭,嘱患者张口自然呼吸,此时药液呈雾状喷入鼻腔,同时,指导患者用手指压闭对侧鼻腔,两侧鼻腔交替进行（若使用面罩吸入法,为患者佩戴雾化吸入面罩;嘱患者用一只手扶好雾化吸入装置,另一只手固定面罩,防止面罩移位和漏气,用鼻深吸气,用口呼气）。在吸入过程中,患者需进行慢而深的吸气,吸气末梢停片刻,使吸入颗粒能在鼻黏膜停留时间长一些,作用强一些。

（7）观察患者的反应和效果,并记录。待雾化药物使用完毕,取下雾化吸入装置,关闭氧流量,清洁患者面部,进行操作后核对。

4. 操作后

（1）整理用物、洗手。

（2）健康指导:①雾化吸入前需清理鼻腔分泌物,保持鼻腔通畅,雾化吸入时鼻腔有分泌物要及时擤出;②有呼吸道炎症的患者禁食刺激性食物,禁烟酒;③每次雾化后协助患者清洁面部。

【注意事项】

1. 各部件连接紧密,勿漏气。

2. 鼻腔喷雾器专人专用,用后按规定消毒并清洗晾干后备用。

3. 氧气雾化吸入时,注意严禁接触烟火及易燃品。

4. 使用超声雾化吸入时水槽和雾化罐切忌加温水或热水,水槽无水时不可开机。

5. 鼻中隔明显损伤者禁用激素类药物,以免引起鼻中隔穿孔。

6. 经鼻雾化吸入的时间安排在饭前 30min 或饭后 2h,避免药液刺激咽喉部引起恶心、呕吐。

【并发症的预防与处理】

1. **呼吸困难**　原因有喷雾压力过大、患者不能自行排痰、严重的阻塞性肺病等。

（1）预防:①操作前耐心解释治疗的目的、意义、操作方法以及配合的注意事项,消除患者的疑虑及紧张、恐惧心理,使其积极配合治疗;②评估患者有无雾化吸入的禁忌证;③评估患者情况,调节合适的雾化参数。

（2）处理:治疗过程中,密切观察患者的反应及血氧饱和度变化。如出现咳嗽、恶心、呕吐、胸闷、气短、呼吸困难等不适时,应暂停雾化吸入治疗,并分析出现上述症状的原因,采取相应的处理,同时检查雾化液温度、剂量及体位是否合适,进行必要的调整。

2. **鼻中隔穿孔**　患者有明显鼻中隔损伤,使用激素经鼻雾化。

（1）预防:①评估患者有无禁忌证;②评估患者情况,使用合理的雾化吸入药物。

（2）处理:针对发生的原因给予相应处理,及时停药。

【评分标准】

经鼻雾化吸入法操作考核标准（表 8-10）。

表 8-10　经鼻雾化吸入操作考核评分标准

项目		总分	技术操作要求	考核要点	评分等级				实际得分
					A	B	C	D	
仪表		5	仪表端庄,服装整洁	按护士仪表要求着装	5	4	3	2	
评估		10	评估患者病情及合作程度 向患者讲解操作的目的及注意事项 评估患者鼻腔通畅情况 评估环境	病情掌握全面	3	2	1	0	
				沟通流畅、清晰、全面	2	1	0	0	
				正确评估鼻腔	3	2	1	0	
				环境清洁、舒适、安全	2	1	0	0	
操作前准备		10	备齐用物(雾化吸入装置、注射器,雾化药物) 操作者洗手、戴口罩 核对医嘱、药液名称,检查氧气雾化吸入装置	用物齐全,放置合理	3	2	1	0	
				洗手、戴口罩方法正确	3	2	1	0	
				正确查对	4	3	2	1	
操作过程	安全	10	推车至患者床旁,核对医嘱、药品名称 向患者讲解操作方法、配合要点和注意事项 协助患者摆好体位	查对制度	3	2	1	0	
				告知程序	3	2	1	0	
				体位正确	4	3	2	1	
	雾化过程	40	安装氧气雾化吸入装置,检查 核对药液名称,加药液 调节氧气流量 雾化方法正确 正确指导患者呼吸 观察用药效果	检查装置密闭性	8	6	4	2	
				正确加药	8	6	4	2	
				氧气流量适当	6	4	3	2	
				雾化吸入正确	9	7	5	3	
				正确指导	5	4	3	2	
				护理观察	4	3	2	1	
操作后		10	询问患者有无不适 再次核对,整理用物,处理正确 操作后洗手、记录签字 交代注意事项	护理观察	3	2	1	0	
				核对正确	2	1	0	0	
				消毒隔离原则	2	1	0	0	
				宣教指导	3	2	1	0	
评价		15	患者舒适,雾化效果好 动作轻巧、准确、规范 与患者沟通时语言规范,态度和蔼 理论提问	效果评价	3	2	1	0	
				操作规范	4	3	2	1	
				服务意识	3	2	1	0	
				理论知识	5	3	2	0	
总分		100							

考生姓名＿＿＿＿＿＿　　　主考教师＿＿＿＿＿＿　　　考核日期＿＿＿＿＿＿

（田梓蓉）

第十节　喉部雾化吸入法

喉部雾化吸入法是用雾化装置将药液形成较小的雾滴,使雾滴悬浮于气体中,自口吸入以达到治疗的目的。根据雾化产生的原理不同,分为射流式雾化吸入法和超声雾化吸入法。其中,射流式雾化吸入法又包括压缩机(空气)雾化吸入法和氧气雾化吸入法。

喉部雾化吸入法操作规范

【适应证】

1. 各种急、慢性呼吸道感染(包括真菌感染),如咽炎、喉炎、气管炎、支气管炎、毛细支气管炎、肺炎等。

2. 一般喉部手术后。

3. 气管切开术后。

4. 呼吸道烧伤及麻醉后呼吸道并发症的预防和治疗。

5. 慢性阻塞性肺疾病以及肺心病。

6. 全身其他疾病引起的肺部并发症。

【禁忌证】

严重呼吸衰竭。

【操作规范】

1. 评估患者

(1)评估患者的年龄、病情、意识状态、过敏史、自理能力、心理反应。

(2)评估患者咳痰能力及痰液黏稠情况。

(3)评估患者呼吸频率、节律、深度。

(4)评估患者对喉部雾化吸入的认识和合作程度等。

2. 操作前准备

(1)操作者准备:着装整洁,洗手、戴口罩。

(2)用物准备:执行单、治疗车、雾化器、口含嘴、药液(按医嘱准备)、治疗巾、治疗盘、注射器,使用超声雾化器时需备冷蒸馏水、水温计。

3. 操作过程

(1)准备用物并核对,携用物至患者床旁,向患者解释操作的目的、方法及注意事项,取得患者的配合。

(2)检查雾化器的功能,雾化器是否完好。

(3)遵医嘱吸取所需药物,连接好雾化器。

(4)再次核对。

(5)体位:协助患者取半卧位。

（6）开调节阀,调节合适的雾化参数（时间、压力、氧气流量等）,氧气流量为6~8L/min,空气气源压力为147~196kPa。

（7）嘱患者包紧口含嘴,教会患者用口深吸气,屏气1~2s后用鼻呼气,气管切开患者,可直接将面罩放在气管切开造口处。

（8）雾化完毕,取下口含嘴,关闭调节阀,清洁患者面部,分离雾化器,进行操作后核对。

（9）观察患者的反应和雾化效果。

4. 操作后

（1）整理用物,洗手,记录。

（2）健康指导:雾化吸入前可先指导患者自行咳痰,雾化吸入时有痰要及时咳出;声带充血、水肿或声带手术后的患者禁食刺激性食物,禁烟酒;每次雾化后加强漱口,尤其是使用了激素类药物后,应立即用清水漱口,以减少口咽部激素沉积,减少不良反应。

【注意事项】

1. 各部件连接紧密,勿漏气。

2. 雾化器专人专用,用后按规定消毒、清洗、晾干后备用。停止治疗时,按相关规定处理医疗废物。

3. 氧气雾化吸入时,注意严禁接触烟火及易燃品。

4. 使用超声雾化吸入时水槽和雾化罐切忌加温水或热水,水槽无水时不可开机。

5. 儿童的雾化量应较小,为成年人雾化量的1/3~1/2,且以面罩吸入为佳。

6. 使用过程中,如患者出现憋气、发绀等情况,应立即停止雾化吸入,通知医生并协助医生处理。

7. 指导患者有效呼吸,即用口深吸气,屏气1~2s后用鼻呼气。

【并发症的预防与处理】

1. 呼吸困难 原因为喷雾压力过大、患者不能自行排痰、严重的阻塞性肺疾病等。

（1）预防:①指导患者选择合适的体位。②评估患者有无雾化吸入的禁忌证。③评估患者情况,调节合适的雾化参数。

（2）处理:停止雾化,协助患者取半卧位,密切观察患者的反应及血氧饱和度变化。分析呼吸困难出现的原因,采取相应的处理,如适当调节雾量、缩短雾化时间等。

2. 口腔真菌感染 治疗周期长,每次治疗后未及时漱口,口腔局部菌群失调。

（1）预防:①每次雾化后加强漱口,尤其是使用了激素类药物后,应立即用清水漱口,以减少口咽部激素沉积,减少不良反应。②避免治疗周期过长。

（2）处理:针对口腔真菌感染发生的原因给予相应处理,及时停药。

【评分标准】

喉部雾化吸入操作考核评分标准见表8-11。

表 8-11 喉部雾化吸入操作考核评分标准

项目		总分	技术操作要求	考核要点	评分等级				实际得分
					A	B	C	D	
仪表		5	仪表端庄,服装整洁	按护士仪表要求着装	5	4	3	2	
评估		10	评估患者病情及合作程度 评估咳痰能力及痰液黏稠情况 评估患者呼吸频率、节律、深度 向患者讲解操作的目的及注意事项 评估操作环境	病情掌握全面	2	1	0	0	
				正确评估患者痰液	2	1	0	0	
				正确评估患者呼吸	2	1	0	0	
				沟通流畅、清晰、全面	2	1	0	0	
				环境清洁、舒适、安全	2	1	0	0	
操作前准备		10	操作者洗手、戴口罩 备齐用物(执行单、治疗车、雾化器、口含嘴、按医嘱准备药液、治疗巾、治疗盘、注射器) 检查用物	洗手、戴口罩方法正确	3	2	1	0	
				用物准备齐全,摆放合理	3	2	1	0	
				正确检查用物	4	3	2	1	
操作过程	安全	10	核对患者床号、姓名 向患者讲解操作方法和配合要点 为患者取适当卧位	正确核对	4	3	2	1	
				沟通流畅、清晰全面	3	2	1	0	
				体位正确	3	2	1	0	
	雾化吸入方法	40	检查雾化器的功能、雾化器完好 核对药液名称,加药液 再次核对 调节氧气流量 雾化方法正确 指导患者呼吸 清洁患者面部,分离雾化器 核对	检查装置方法正确	4	3	2	1	
				正确加药	4	3	2	1	
				正确核对	2	1	0	0	
				氧气流量适当	10	8	4	2	
				雾化吸入正确	8	6	4	2	
				正确指导	4	3	2	1	
				处理正确	4	3	2	1	
				消毒隔离意识	4	3	2	1	
操作后		10	观察患者反应和效果,有无不适 指导患者相关注意事项 协助患者进行清洁,必要时漱口 整理用物及床单位 操作后洗手	护理观察到位	2	1	0	0	
				正确宣教指导	2	1	0	0	
				人文关怀,处理得当	2	1	0	0	
				处理用物得当	2	1	0	0	
				消毒隔离意识	2	1	0	0	
评价		15	动作轻巧、准确、操作规范 患者舒适,雾化效果好 与患者沟通语言规范,态度和蔼 理论提问	操作规范	4	3	2	1	
				效果评价	3	2	1	0	
				服务意识	3	2	1	0	
				理论知识	5	3	2	0	
总分		100							

考生姓名_____ 主考教师_____ 考核日期_____

(王宏艳)

第十一节　扁桃体周围脓肿穿刺法

扁桃体周围脓肿穿刺法是针对扁桃体周围脓肿患者进行穿刺排脓的一项检查及治疗方法。

扁桃体周围脓肿穿刺法操作规范

【适应证】

扁桃体周围脓肿。

【禁忌证】

扁桃体周围脓肿未形成时。

【操作规范】

1. 评估患者

（1）评估患者有无上述禁忌证。

（2）评估患者的配合情况。

2. 操作前准备

（1）操作者准备：着装整洁，洗手、戴口罩。

（2）用物准备：额镜、1% 丁卡因溶液喷雾器、压舌板、消毒干棉球、18 号针头、治疗碗、20ml 注射器、扩张钳、长弯血管钳。

3. 操作过程

（1）备齐用物，携用物至患者床边，核对患者，解释操作目的、注意事项，取得患者配合。

（2）体位：患者取端坐位，头稍后仰，嘱患者尽量张大嘴，用 1% 丁卡因溶液喷雾器做表面喷雾麻醉 2 次。

（3）将 18 号针头接于 20ml 注射器，在脓肿最隆起处进行穿刺。应注意穿刺深度，不可刺入太深，以免误伤咽旁间隙内的大血管。边进针边抽吸，见脓液抽出后，停止进针，抽吸脓液直至抽尽，拔除注射器。

（4）观察有无出血，如有出血可用干棉球按压出血处 2~3min 进行止血。

4. 操作后

（1）整理用物，洗手，记录穿刺时间及抽出脓液的颜色、性质、量。

（2）健康指导：嘱患者 2h 后方可进食温、冷流质饮食或软食，避免过烫的食物。

（3）保持口腔清洁，遵医嘱用漱口液漱口。次日复查伤口，必要时再次穿刺排脓。

【注意事项】

1. 操作前询问患者有无晕血、晕针史，做好心理护理及核对和解释后再行治疗。如遇特殊情况及时报告医生，遵医嘱对症处理。

2. 穿刺时应注意方向，防止损及距扁桃体外缘 1~2cm 的颈动脉，还应注意勿刺入扁桃体组织。

3. 避免患者在紧张、饥饿、疲劳时进行治疗,以防患者发生晕针。

4. 术后遵医嘱使用抗生素控制感染。

5. 术后注意观察患者呼吸情况及有无出血征兆,嘱患者进食温凉流质食物。

6. 保持口腔卫生,进食后给予含漱剂漱口。

【并发症的预防与处理】

1. 出血　患者过度紧张、穿刺中误伤大血管、患者的凝血功能差等所致。

(1)预防:①操作前了解患者的身体状况如出凝血时间,耐心解释治疗的目的、意义,取得患者的合作。②操作方法正确。操作时在脓肿最隆起处或规范的解剖位置进行穿刺(前上型者,在悬雍垂根部作水平线,沿腭舌弓做垂直线,在两线交点进行穿刺;后上型者,则在腭咽弓处切开排脓)。

(2)处理:立即停止穿刺,用棉球或纱布按压止血。做好心理护理,嘱患者勿紧张,将口中血液吐出,如出血量较大,报告医生进行手术止血。

2. 晕血、晕针

(1)预防:①操作前对患者进行细致、耐心的解释工作,消除患者的思想顾虑和恐惧心理。②尽可能避免让患者直视注射部位及注射过程,保证治疗顺利进行。③避免患者紧张、饥饿、疲劳时进行治疗,以防晕针的发生。

(2)处理:应立即停止治疗,嘱其深呼吸、给予吸氧,保持室内空气流通。

【评分标准】

扁桃体周围脓肿穿刺法操作考核评分标准见表8-12。

表 8-12　扁桃体周围脓肿穿刺法操作考核评分标准

项目		总分	技术操作要求	考核要点	评分等级				实际得分
					A	B	C	D	
仪表		5	仪表端庄,服装整洁	按护士仪表要求着装	5	4	3	2	
评估		10	评估患者病情及合作程度 评估及检查患者脓肿情况 向患者讲解操作的目的及注意事项 评估操作环境	病情掌握全面	4	2	1	0	
				正确检查并评估	2	1	0	0	
				沟通流畅、清晰、全面	2	1	0	0	
				环境清洁、舒适、安全	2	1	0	0	
操作前准备		10	操作者洗手、戴口罩 备齐用物(额镜、1%丁卡因液体喷雾器、压舌板、消毒干棉球、18号针头、治疗碗、20ml注射器、扩张钳、长弯血管钳) 检查用物	洗手、戴口罩方法正确	3	2	1	0	
				用物准备齐全,摆放合理	3	2	1	0	
				正确检查用物	4	3	2	1	
操作过程	安全	10	核对患者床号、姓名 向患者讲解操作方法和配合要点 为患者取适当卧位	正确核对	4	3	2	1	
				沟通流畅、清晰、全面	3	2	1	0	
				体位正确	3	2	1	0	

续表

项目		总分	技术操作要求	考核要点	评分等级				实际得分
					A	B	C	D	
操作过程	穿刺方法	40	头稍后仰 表面喷雾麻醉 2 次 将 18 号针头接于 20ml 注射器，在脓肿最隆起处进行穿刺 边进针边抽吸，见脓液抽出后，停止进针，抽吸脓液直至抽尽，拔除注射器 观察有无出血 操作中注意无菌原则	体位正确	4	3	2	1	
				麻醉方法正确	8	6	4	2	
				正确给予患者穿刺	8	6	4	2	
				穿刺手法正确	8	6	4	2	
				观察分泌物	8	6	4	2	
				遵守无菌原则	4	3	2	1	
操作后		10	观察患者脓液情况，有无不适 指导患者相关注意事项 整理用物及床单位 操作后洗手	护理观察到位	4	2	1	0	
				宣教指导正确	2	1	0	0	
				处理用物得当	2	1	0	0	
				有消毒隔离意识	2	1	0	0	
评价		15	动作轻巧、准确，操作规范 穿刺后无不适主诉 与患者沟通语言规范，态度和蔼 理论提问	操作规范	4	3	2	1	
				效果评价	3	2	1	0	
				服务意识	3	2	1	0	
				理论知识	5	3	2	0	
总分		100							

考生姓名＿＿＿＿＿＿＿＿　　主考教师＿＿＿＿＿＿＿　　考核日期＿＿＿＿＿＿＿

（王宏艳）

第十二节　气管内套管清洗消毒法

气管内套管清洗消毒法是气管切开护理的重要环节，是维持气管切开患者气道通畅、预防局部及肺部感染的关键。

气管内套管清洗消毒法操作规范

【适应证】
气管切开后佩戴气管套管的患者。
【禁忌证】
无。

【操作规范】

1. 评估患者

（1）评估患者年龄、病情、自理能力、合作程度。

（2）评估患者气管套管的材质、固定情况及套管内痰液的颜色、性质和量。

（3）评估操作环境：安静、整洁、舒适、光线适宜、适合操作。

2. 操作前准备

（1）护士准备：衣帽整洁，洗手，戴口罩，必要时穿防护服、戴护目镜。

（2）用物准备：生理盐水 2 瓶、一次性橡胶手套、不锈钢透气带盖容器、无菌治疗碗 2 个、气管套管毛刷、无菌内套管。

3. 操作过程

（1）携用物至患者床旁，核对相关信息，向患者讲解气管内套管清洗消毒的目的、操作方法及注意事项，取得患者的配合。

（2）协助患者取坐位或半卧位，充分暴露颈部，戴好手套，为患者吸净气管套管内分泌物。

（3）一手固定外套管柄两端，一手顺其弧度缓慢取下内套管置于治疗碗中。

（4）更换手套并洗手，查对，取出另一个消毒备用的内套管，一手固定外套管柄两端，一手顺其弧度缓慢放入内套管，放入内套管后要将内套管缺口与外套管上的固定栓错位，以免脱出。

（5）检查并调节套管系带松紧度，以伸进一指为宜。

4. 操作后

（1）协助患者取舒适体位，再次查对，整理床单位，整理用物，洗手，记录。

（2）携用物至处置室，进行预处理：戴手套，将治疗碗内的内套管泡在温水里 3~5min（污染严重时使用医用酶清洗剂进行浸泡），然后在流动水下顺时针或逆时针反复抽拉式刷洗，直至清除套管表面污物，然后将内套管置于带盖容器内由消毒供应中心集中处理。

5. 健康指导

（1）告知患者在活动或咳嗽后检查内、外套管是否在防脱管的位置。

（2）告知患者外套管固定系带不要随意调节，如有不适请随时联系医护人员。

（3）患者出院后气管套管的消毒：刷洗干净内套管后，金属气管套管用煮沸法，煮沸 5~10min（塑料气管套管则用过氧化氢溶液浸泡 10~15min），用生理盐水冲洗、晾干后备用。

【注意事项】

1. 气管套管、治疗碗、气管套管刷、带盖容器应专人专用，治疗碗、气管套管刷及带盖容器定时消毒。

2. 患者气管内分泌物较为干燥不易取出内套管时，宜先用生理盐水充分湿化。

3. 取出和放入内套管时动作轻柔，避免套管壁的刺激引起患者不适。

4. 内套管刷洗完后将其对着光观察看是否刷干净。

5. 清洗消毒内套管每 6~8h 1 次，分泌物较多的患者及儿童可增加消毒频次；尝试堵管的患者每天消毒内套管一次。

6. 内套管消毒完毕后，应及时放入，不宜取出时间过长，否则外套管内分泌物干结，内套管不易再放入。

7. 随时检查、固定外套管的系带,并根据情况进行松紧调节。如果系带污染应及时给予更换。

8. 对于特殊感染的患者,严格执行消毒隔离制度,最后清洗特殊感染患者的套管,并与消毒供应中心做好交接。

【并发症的预防与处理】

1. 感染　更换内套管时手卫生不到位、消毒不彻底、套管保管环境不当,增加感染机会。

（1）预防:严格执行无菌操作技术及消毒隔离技术。气管套管、治疗碗、气管套管刷、带盖容器应专人专用,防止交叉感染,治疗碗、气管套管刷及带盖容器定时消毒。

（2）处理:观察患者生命体征及气管内分泌物颜色、性质和量,加强湿化,增加叩背或吸痰频次。加强气管切开处的护理,及时换药。必要时做细菌培养,应用合适的抗生素。增加蛋白摄入,必要时取得营养科的合作。

2. 堵管　湿化不足,痰痂形成,内套管更换不及时,气管套管清洗不到位,套管表面污物附着。

（1）预防:严格遵守各项规章制度,保证湿化量,清洗消毒内套管每 6~8h 1 次,分泌物较多的患者及儿童可增加消毒频次,尝试堵管的患者每天消毒内套管一次。内套管不宜取出时间过长,否则外套管内分泌物干结,内套管不易再放入。内套管要彻底刷洗,防止分泌物残留。

（2）处理:立即取出内套管,快速湿化后吸痰,给予吸氧,观察患者呼吸、面色等。

【评分标准】

气管内套管清洗消毒法操作考核评分标准见表 8-13。

表 8-13　气管内套管清洗消毒法操作考核评分标准

项目	总分	技术操作要求	考核要点	A	B	C	D	实际得分
仪表	5	仪表端庄,服装整洁	按护士仪表要求着装	5	4	3	2	
评估	10	评估患者病情及合作程度 评估及检查患者气管套管 评估患者痰液状况 向患者讲解操作的目的及注意事项 评估操作环境	病情掌握全面	2	1	0	0	
			正确检查并评估套管	2	1	0	0	
			正确评估患者痰液	2	1	0	0	
			沟通流畅、清晰、全面	2	1	0	0	
			环境清洁、舒适、安全	2	1	0	0	
操作前准备	10	操作者洗手、戴口罩 备用物(生理盐水、一次性橡胶手套、不锈钢透气带盖容器、无菌治疗碗、气管套管毛刷、消毒灭菌好的内套管) 检查用物	洗手、戴口罩方法正确	3	2	1	0	
			用物准备齐全,摆放合理	3	2	1	0	
			正确检查用物	4	3	2	1	

170

续表

项目		总分	技术操作要求	考核要点	评分等级				实际得分
					A	B	C	D	
操作过程	安全	10	核对患者床号、姓名 向患者讲解操作方法和配合要点 为患者取适当卧位	正确核对	4	3	2	1	
				沟通流畅、清晰、全面	3	2	1	0	
				体位正确	3	2	1	0	
	清洗方法	40	戴手套,一手固定外套管柄两端,一手顺其弧度缓慢取下内套管并将其置于治疗碗中 更换手套并洗手 查对,取出消毒备用的内套管,顺其弧度放入外套管中,旋转,使内套管缺口与外套管上的固定栓错位 检查并调节套管系带松紧度,以伸进一指为宜 携用物至处置室,戴手套,将治疗碗内的内套管泡在温水里3~5min(污染严重时使用医用酶清洗剂进行浸泡) 在流动水下顺时针或逆时针反复抽拉式刷洗内套管 对光检查内套管是否刷干净 将内套管置于带盖容器内由消毒供应中心集中处理 操作中注意无菌原则	取出内套管方法正确	4	3	2	1	
				手法规范,动作轻柔	4	3	2	1	
				正确检查系带松紧度	4	2	0	0	
				选择合适浸泡液,充分浸泡	8	6	4	2	
				刷洗手法正确	8	6	4	2	
				无痰痂残留	4	3	2	1	
				正确放置	4	3	2	1	
				遵守无菌原则	4	3	2	1	
操作后		10	检查患者内、外套管是否在位及固定情况 指导患者相关注意事项 整理用物及床单位 再次查对 操作后洗手	套管固定牢固	2	1	0	0	
				正确宣教指导	2	1	0	0	
				处理用物得当	2	1	0	0	
				正确核对	2	1	0	0	
				消毒隔离意识	2	1	0	0	
评价		15	动作轻巧、准确,操作规范 患者套管在位,固定良好,内套管刷洗合格 与患者沟通语言规范,态度和蔼 理论提问	操作规范	4	3	2	1	
				效果评价	4	3	2	1	
				服务意识	2	1	0	0	
				理论知识	5	3	2	0	
总分		100							

考生姓名＿＿＿＿＿　　主考教师＿＿＿＿＿　　考核日期＿＿＿＿＿

（底瑞清）

第十三节 经气管套管吸痰法

经气管套管吸痰是气管切开患者保持呼吸道通畅最有效的方法之一，它是利用负压吸引的原理，将呼吸道分泌物经气管套管吸出以保持呼吸道通畅、防止套管堵塞、预防感染的一种方法。吸痰前若实施雾化吸入，效果会更好。

经气管套管吸痰法操作规范

【适应证】

气管切开术后，气道分泌物量多、黏稠或咳嗽功能差。

【禁忌证】

无。

【操作规范】

1. 评估患者

（1）了解患者病情、意识状态、合作程度、呼吸状况、有无缺氧症状及痰鸣音。

（2）评估患者气管套管类型、型号及气道是否通畅，检查气管套管是否固定牢固、松紧适宜。

（3）评估患者痰液状况，包括痰液颜色、性质、黏稠度及量。

2. 操作前准备

（1）操作者准备：着装整洁，洗手、戴口罩。

（2）用物准备：负压吸引装置、可调压吸痰管、生理盐水、手套及快速手消毒液。

3. 操作过程

（1）备齐用物，携用物至患者床边，核对患者，向患者讲解经气管套管吸痰的目的、操作方法及注意事项，取得患者的配合。

（2）协助患者取合适体位，病情允许、意识清醒能够配合者取坐位或半卧位；危重、昏迷者取平卧位。

（3）连接负压吸引装置，打开压力开关，检查负压吸引装置的性能是否完好，连接是否正确。

（4）根据患者情况及痰液黏稠度调节负压、选择合适的吸痰管型号，操作者戴手套，将吸痰管与负压吸引装置连接，检查管路是否通畅、有无漏气。

（5）吸痰前，给患者高流量吸氧。

（6）吸痰时，操作者一手握住吸痰管末端与负压吸引装置连接管的接口处，另一手将吸痰管头端沿着套管壁弧度插入套管内，然后用手指盖住吸痰管的压力调节孔形成负压，由深至浅，左右旋转上提吸痰，遇到分泌物时可稍作停留，切忌上下抽吸。操作过程中，注意观察患者痰液的颜色、性质、黏稠度及量（图8-5）。

（7）吸痰后，再次给予患者高流量吸氧，并观察吸痰后患者的呼吸状况。

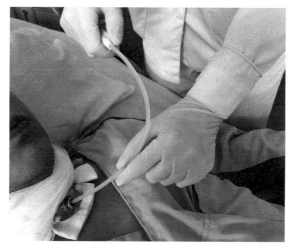

图 8-5　经气管套管吸痰

（8）抽吸生理盐水冲洗吸痰管和连接管,关上压力开关,将吸痰管用手套翻转包裹后弃之。

4. 操作后

（1）再次确认患者气管套管固定牢固、松紧适宜,防止脱管。

（2）协助患者取舒适体位,整理用物,洗手,记录。

（3）健康指导:卧床患者,给予床头抬高 30°~45°,定时变换体位和叩背,以利于痰液排出;可活动患者,指导其多下床活动,促进患者自行咳痰,减少吸痰的刺激。

【注意事项】

1. 应严格执行无菌操作,插管动作轻柔、敏捷,从深部向上、左右旋转、上提吸痰管进行吸痰。

2. 吸痰时负压吸引的压力应严格掌握,成人负压吸引的压力一般为 0.04~0.053MPa。压力过小不能有效吸痰,压力过大则会损伤气管壁黏膜,引起出血。

3. 吸痰前后应当给予高流量吸氧,且每次吸痰时间不应超过 15s。根据需要,吸痰操作可重复进行,但两次吸痰应间隔 3~5min,更换吸痰管后再进行。

4. 吸痰时应观察痰液颜色、性质、黏稠度及量,并注意观察患者面色。

5. 吸痰管一人一用,且一根吸痰管只能使用一次,防止交叉感染。

【并发症的预防与处理】

1. **低氧血症**　吸痰时负压过大、吸痰管插入过深、每次吸痰时间过长、两次吸痰间隔时间过短、吸痰方法不当均可导致吸痰时出现低氧血症。

（1）预防:①严格遵守吸痰的各项规章制度;②吸痰前后给予高流量氧气吸入;③吸痰过程中,密切观察患者的面色,并告知患者如有不适,举手示意。

（2）处理:立即停止吸痰,给予高流量氧气吸入;如低氧血症症状不缓解,遵医嘱给予药物治疗。

2. **呼吸道黏膜损伤**　吸痰时负压过大、吸痰管插入过深、每次吸痰时间过长、频繁吸痰、吸痰动作粗暴均可导致吸痰时出现气道黏膜损伤。

（1）预防:①严格遵守吸痰的各项规章制度;②吸痰动作准确、轻柔、敏捷,避免动作粗暴。

（2）处理：立即停止吸痰；黏膜损伤严重时，遵医嘱给予必要的药物治疗。

【评分标准】

经气管套管吸痰法操作考核评分标准见表8-14。

表8-14　经气管套管吸痰法操作考核评分标准

项目		总分	技术操作要求	考核要点	评分等级				实际得分
					A	B	C	D	
仪表		5	仪表端庄，服装整洁	按护士仪表要求着装	5	4	3	2	
评估		10	评估患者病情及合作程度 评估及检查患者气管套管状况 评估患者痰液状况 向患者讲解操作的目的及注意事项 评估操作环境	病情掌握全面	2	1	0	0	
				正确检查并评估套管	2	1	0	0	
				正确评估患者痰液	2	1	0	0	
				沟通流畅、清晰、全面	2	1	0	0	
				环境清洁、舒适、安全	2	1	0	0	
操作前准备		10	操作者洗手、戴口罩 备齐用物（负压吸引装置、生理盐水、相应型号吸痰管、手套及快速手消毒液） 检查用物	洗手、戴口罩方法正确	3	2	1	0	
				用物准备齐全，摆放合理	3	2	1	0	
				正确检查用物	4	3	2	1	
操作过程	安全	10	核对患者床号、姓名 向患者讲解操作方法和配合要点 为患者取适当卧位	正确核对	4	3	2	1	
				沟通流畅、清晰、全面	3	2	1	0	
				体位正确	3	2	1	0	
	吸痰方法	40	正确安装负压吸引装置，检查装置的密闭性及吸引效果 调节负压吸引器压力 吸痰前，给予患者吸氧 用生理盐水湿润并冲洗吸痰管 将吸痰管放入套管内，旋转吸痰 吸痰动作轻柔、深浅度适宜，每次吸痰时间不超过15s 随时观察痰液的颜色、性质和量 吸痰后，给予患者吸氧并处理吸痰管 操作中注意无菌原则	安装、检查负压装置方法正确	4	3	2	1	
				负压压力适当	4	3	2	1	
				正确给予患者吸氧	2	1	0	0	
				正确用生理盐水冲洗	2	1	0	0	
				吸痰手法正确	8	6	4	2	
				吸痰过程规范	8	6	4	2	
				观察分泌物	4	3	2	1	
				正确给予患者吸氧及处理吸痰管	4	3	2	1	
				遵守无菌原则	4	3	2	1	

项目	总分	技术操作要求	考核要点	评分等级				实际得分
				A	B	C	D	
操作后	10	观察患者呼吸情况,有无不适症状 指导患者相关注意事项 检查套管固定情况 整理用物及床单位 操作后洗手	护理观察到位	2	1	0	0	
			正确宣教指导	2	1	0	0	
			套管固定牢固	2	1	0	0	
			处理用物得当	2	1	0	0	
			消毒隔离意识	2	1	0	0	
评价	15	动作轻巧、准确,操作规范 吸痰效果好,无痰鸣音 与患者沟通语言规范,态度和蔼 理论提问	操作规范	4	3	2	1	
			效果评价	3	2	1	0	
			服务意识	3	2	1	0	
			理论知识	5	3	2	0	
总分	100							

考生姓名_____ 主考教师_____ 考核日期_____

(任晓波 谢常宁)

第十四节 气管切开换药法

气管切开换药法是了解气管切开患者伤口愈合情况,清除气管造瘘口周围的分泌物,使创面清洁,减少细菌及分泌物的刺激,预防感染,促进创面愈合,增加患者舒适度的一种换药方法。

气管切开换药法操作规范

【适应证】

1. 气管切开伤口处敷料有血迹。

2. 气管切开伤口分泌物多。

3. 气管切开患者每日至少换药一次。

【禁忌证】

特殊伤口(如新的手术方式造成的伤口、感染伤口等)。

【操作规范】

1. 患者评估与观察要点

(1)评估患者病情、年龄,以及患者的自理、合作程度。

（2）评估患者造瘘口分泌物的颜色、性质、量。

（3）评估负压装置的性能，包括装置的密闭性、负压吸引状况等。

（4）评估操作环境，环境应安静、整洁、舒适。

（5）气管套管的位置是否合适，套管是否通畅，患者有无呼吸困难。

2. 操作前准备

（1）操作者准备：服装整洁，洗净双手，戴口罩、手套。

（2）用物准备（图8-6）：治疗车、治疗盘、治疗巾1块（用于铺简易盘）、无菌换药盘1个（内置弯盘、止血钳、枪状镊、剪口纱布、75%酒精棉块若干；生理盐水棉块2~3块，大小适宜，备用）置入简易盘内，胶布、手套、污物袋、生活垃圾桶、医用垃圾桶、快速手消毒液。

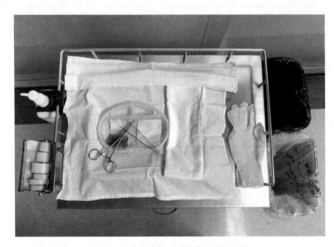

图8-6　气管切开换药用物准备

3. 操作过程

（1）备齐用物，推车至患者床旁，核对患者姓名，做好解释和告知工作，取得患者的配合。

（2）打开简易盘，准备用物（酒精棉块、生理盐水棉块、污物袋、胶布等）摆放用物，便于操作。

（3）协助患者取舒适坐位或仰卧位，仰卧位时协助患者解开衣领，肩下垫枕，使颈部舒展，充分暴露颈部气管造瘘口。

（4）戴手套，为患者吸净套管内痰液，取下气管垫，观察分泌物的颜色、性质、量，将取下的气管垫放于污物袋内，观察造瘘口皮肤颜色、气味及愈合情况。

（5）七步洗手法洗手，询问患者有无不适（如您有没有不舒服）。

（6）戴无菌手套，用枪状镊夹取酒精棉块，将酒精棉块传递至止血钳，用止血钳夹紧酒精棉块在距套管柄10cm处由外向内Z字形依次消毒皮肤，直至套管柄周围，消毒面积为切口周围15cm²，消毒顺序按套管柄的高侧、远侧，再近侧、下侧的原则进行，擦拭过的污染棉球放入污物袋内。

（7）用止血钳夹取酒精棉块擦拭套管柄下方，直至套管根部，每次一块，不得反复擦拭，擦拭时如果套管柄紧贴皮肤，可以用枪状镊轻提套管系带，便于擦拭干净。每次擦拭均应观察酒精棉块上分泌物的量、颜色及性质,注意观察擦拭效果。

（8）用生理盐水棉块擦净套管柄上的分泌物,将擦拭过的污染棉球放入污物袋内。

（9）用枪状镊夹取清洁的剪口纱布垫于套管柄下,动作轻柔,以免引起患者呛咳,并用胶布固定纱布。

（10）调节套管系带松紧度,以伸进一个手指为宜。

4. 操作后

（1）协助患者取舒适卧位,清理用物,询问患者有无不适。

（2）摘掉手套,七步洗手法洗手,做好记录。

（3）再次确认患者气管套管固定牢固、松紧适宜,防止脱管。

（4）再次向患者讲解气管切开相关注意事项。

（5）健康指导:卧床患者,给予床头抬高 30°~45°,定时变换体位和叩背,以利于痰液排出;可活动患者,指导患者进行床旁活动,促进患者自行咳痰,防止伤口感染和坠积性肺炎的发生。

【注意事项】

1. 操作过程中严格遵循无菌技术,避免跨越无菌区,接触患者的止血钳不可直接进入换药盘内,夹取消毒棉块时应用镊子进行传递,镊子不可触及止血钳。

2. 消毒气管套管周围皮肤时,应遵循先高侧、远侧,再近侧、下侧的原则,避免跨越无菌区。

3. 消毒皮肤时,套管柄下每块酒精棉块只使用一次,不可反复使用。注意观察擦拭棉块分泌物颜色、性质、量,若有颜色异常应及时送检,做分泌物培养及药敏试验。

4. 操作时动作轻柔,避免套管过度活动摩擦气管壁引起患者咳嗽。

5. 操作过程中严密观察患者病情变化,如患者出现咳嗽,可指导患者深吸气;若患者出现咳嗽剧烈、憋气、气道分泌物过多时,应暂停操作,及时给患者清理气道分泌物。

6. 告知患者消毒皮肤时,由于酒精有一定的刺激性,可能会出现不同程度的咳嗽,指导患者深吸气或示意操作人员暂停。

7. 如遇特殊耐药菌感染、铜绿假单胞菌感染等,换药时应严格执行无菌操作,遵循消毒隔离制度,最后进行特殊感染患者换药。操作用物使用一次性物品,防止交叉感染。

【并发症的预防与处理】

1. 气管异物　与操作不当有关。

（1）预防:操作时选择适宜的器械,尽量使用止血钳夹取用物,防止消毒棉块儿经气管套管落入气道内。

（2）处理:①立即通知医生。②准备抢救用物。③配合医生进行异物取出术。

2. 气道刺激症状　与操作过程中气管套管摩擦气管壁有关。

（1）预防:①操作前认真评估患者的气道分泌物状况,清理呼吸道分泌物。②操作时动作轻柔,避免气管套管过度活动引起咳嗽。③套管柄下不可反复擦洗,以免引起咳嗽。

（2）处理:①操作过程中如患者出现咳嗽,可指导患者进行深吸气。②若患者出现咳嗽剧烈、憋气、气道分泌物过多时,应暂停操作,及时给患者清理气道分泌物。

【评分标准】

气管切开换药法操作考核评分标准见表 8-15。

表 8-15　气管切开换药法操作考核评分标准

项目		总分	技术操作要求	考核要点	评分等级 A	B	C	D	实际得分
仪表		5	仪表端庄,服装整洁	按护士仪表要求着装	5	4	3	2	
评估		10	评估患者病情及合作程度 评估患者的痰液及负压装置 向患者讲解操作的目的及注意事项,询问是否如厕 评估环境	病情掌握全面	2	1	0	0	
				了解痰液及负压状况	3	2	1	0	
				沟通流畅、清晰全面	3	2	1	0	
				环境清洁、舒适、安全	2	1	0	0	
操作前准备		10	准备用物 操作者洗手、戴口罩、手套 核对医嘱、物品	用物准备齐全、摆放合理	4	3	2	1	
				洗手、戴口罩、手套方法正确	3	2	1	0	
				正确核对	3	2	1	0	
操作过程	安全	10	推车至床旁,核对姓名 向患者讲解操作方法和配合要点 协助患者摆好体位(充分暴露颈部)	正确核对	3	2	1	0	
				告知全面	3	2	1	0	
				体位正确,暴露充分	4	3	2	1	
	换药过程	40	为患者吸痰 取下污染纱布,观察分泌物的颜色、量、性质 操作者洗手为患者颌下铺巾 消毒方法、顺序正确 操作过程中随时观察患者病情变化 套管柄清洁、干净 更换纱布方法正确,固定牢固 严格无菌操作	正确吸痰	6	4	3	2	
				观察分泌物	3	2	1	0	
				洗手、铺巾方法正确	3	2	1	0	
				正确消毒	8	6	4	2	
				观察病情变化	4	3	2	1	
				干净,无痰痂	3	2	1	0	
				更换纱布正确	8	6	4	2	
				无菌观念	5	3	2	1	
操作后		10	检查、调节套管系带松紧度(以伸进一指为宜) 协助患者取舒适体位,整理床单位、整理用物 操作后洗手 正确处理换药用物	安全意识	3	2	1	0	
				患者舒适	3	2	1	0	
				洗手方法正确	2	1	0	0	
				符合垃圾处理原则	2	1	0	0	
评价		15	动作轻巧、准确、规范 消毒效果好 与患者沟通时语言规范,态度和蔼 理论提问	操作规范性	3	2	1	0	
				效果评价	4	3	2	1	
				服务意识	3	2	1	0	
				理论知识	5	3	2	0	
总分		100							

考生姓名_____　　　主考教师_____　　　考核日期_____

（刘永玲）

第十五节　环甲膜穿刺法

环甲膜穿刺法是在前正中线上增厚的部分即连于环状软骨弓和甲状软骨前角之间的部分进行穿刺的方法,是非常有效的急救手段。

【适应证】

1. 急性上呼吸道梗阻。

2. 喉源性呼吸困难(如白喉、喉头水肿等所致呼吸困难)。

3. 头面部严重外伤。

4. 无气管切开条件而病情紧急需快速开放气道时。

5. 需气管内注射治疗药物者。

【禁忌证】

1. 无绝对禁忌证。

2. 已明确呼吸道阻塞发生在环甲膜水平以下及有严重出血倾向时,不宜行环甲膜穿刺术。

【操作规范】

1. 评估患者

(1)了解患者病情、意识状态、合作程度、有无呼吸困难。

(2)评估患者有无出血倾向。

2. 操作前准备

(1)操作者准备:着装整洁,洗手,戴口罩。

(2)用物准备:碘伏、无菌棉签、2% 利多卡因、无菌手套、10ml 注射器、12~16 号穿刺针、0.9% 氯化钠注射液、气管导管接头、简易呼吸器、氧气、呼吸机、所需治疗药物。

3. 操作过程

(1)备齐用物,携用物至患者床旁,核对患者,讲解环甲膜穿刺法的目的、操作方法及注意事项,取得患者的配合。

(2)体位:患者平卧,肩下垫一薄枕,头后仰。

(3)用碘伏消毒颈部皮肤两遍,消毒范围不少于 15cm。

(4)一般采用局部麻醉:自甲状软骨下缘至胸骨上窝,用 2% 利多卡因于颈前正中线做皮下和筋膜下浸润麻醉。

(5)确定穿刺位置:环甲膜位于甲状软骨下缘和环状软骨之间,正中部位最薄,为穿刺部位。

(6)检查穿刺针是否完好、通畅。注射器内装 2~5ml 生理盐水备用。

(7)戴无菌手套,固定环甲膜两侧,持注射器在正中线环甲膜处进针。针尖朝向患者足部,针柄与颈长轴的垂直线成 45°角刺入。阻力感消失表明针头进入气管。

(8)连接注射器并回抽,可见大量气泡进入注射器。患者出现咳嗽反射,表明穿刺成功。

（9）除去穿刺针芯及注射器,固定套管。

（10）外套管接气管导管接头。

（11）连接呼吸器,通气。

4. 操作后　整理用物,洗手,记录穿刺时间。

【注意事项】

操作时应避免损伤环状软骨,以免术后引起喉狭窄。

【并发症的预防与处理】

1. 出血　为最常见的并发症,是由颈前正中处浅静脉和环甲动脉断裂造成的。

（1）预防:避免损伤血管。

（2）处理:按住出血位置,便可止血。

2. 喉狭窄　操作不当可损伤环状软骨,甚至引起环状软骨坏死,往往是导致喉狭窄的最主要原因。

（1）预防:准确识别环甲膜位置。

（2）处理:可以通过游离软骨或使用带蒂软骨进行修复。

【评分标准】

环甲膜穿刺法操作考核评分标准见表8-16。

表 8-16　环甲膜穿刺法操作考核评分标准

项目		总分	技术操作要求	考核要点	评分等级				实际得分
					A	B	C	D	
仪表		5	仪表端庄,服装整洁	按护士仪表要求着装	5	4	3	2	
评估		10	评估患者病情及合作程度 评估患者呼吸情况 评估患者有无出血倾向 向患者讲解操作的目的及注意事项 评估操作环境	病情掌握全面	2	1	0	0	
				正确评估患者痰液情况	2	1	0	0	
				正确评估患者呼吸情况	2	1	0	0	
				沟通流畅,讲解清晰、全面	2	1	0	0	
				环境清洁、舒适、安全	2	1	0	0	
操作前准备		10	操作者洗手、戴口罩 备齐用物(碘伏、无菌棉签、2%利多卡因、无菌手套、10ml注射器、12~16号穿刺针、0.9%氯化钠注射液、气管导管接头、简易呼吸器、氧气、呼吸机、所需治疗药物) 检查用物	洗手、戴口罩方法正确	3	2	1	0	
				用物准备齐全,摆放合理	3	2	1	0	
				正确检查用物	4	3	2	1	
操作过程	安全	10	核对患者床号、姓名 向患者讲解操作方法和配合要点 为患者取适当卧位	正确核对	4	3	2	1	
				沟通流畅,讲解清晰、全面	3	2	1	0	
				体位正确	3	2	1	0	

续表

项目		总分	技术操作要求	考核要点	评分等级				实际得分
					A	B	C	D	
操作过程	操作方法	40	肩下垫一薄枕,头后仰 手消毒 消毒颈部皮肤两遍,消毒范围不少于15cm 进行局部麻醉 确定穿刺位置 检查穿刺针是否完好、通畅 戴无菌手套,进行穿刺 针柄与颈长轴的垂直线成45°角刺入 连接注射器并回抽,除去穿刺针芯及注射器,固定套管,外套管接气管导管接头 连接呼吸器,通气	体位正确	4	3	2	1	
				消毒隔离意识	4	3	2	1	
				消毒方法正确	4	3	2	1	
				局麻方法正确	2	1	0	0	
				位置正确	4	3	2	1	
				检查装置方法正确	4	3	2	1	
				消毒隔离意识	4	3	2	1	
				角度正确	4	3	2	1	
				手法正确	6	4	2	1	
				连接正确	4	3	2	1	
操作后		10	观察患者反应和通气效果,有无不适 指导患者相关注意事项 协助清洁,必要时漱口 整理用物及床单位 操作后洗手	护理观察到位	2	1	0	0	
				正确宣教指导	2	1	0	0	
				人文关怀,处理得当	2	1	0	0	
				处理用物得当	2	1	0	0	
				消毒隔离意识	2	1	0	0	
评价		15	动作轻巧、准确,操作规范 穿刺成功 与患者沟通时语言规范,态度和蔼 理论提问	操作规范	4	3	2	1	
				效果评价	3	2	1	0	
				服务意识	3	2	1	0	
				理论知识	5	3	2	0	
总分		100							

考生姓名＿＿＿＿＿＿　　主考教师＿＿＿＿＿＿　　考核日期＿＿＿＿＿＿

（王宏艳）

第九章　耳鼻咽喉头颈外科
急危重症应急管理

学习目标

完成本章内容学习后，学生将能：
1. 掌握上呼吸道梗阻、气管切开术后呼吸困难、甲状腺术后呼吸困难的护理应急预案。
2. 熟悉急性鼻出血、气管异物抢救护理应急预案。
3. 配合进行紧急气管切开抢救护理应急预案。

第一节　上呼吸道梗阻所致呼吸困难
抢救护理应急预案

一、上呼吸道梗阻所致呼吸困难抢救护理流程

上呼吸道梗阻所致呼吸困难抢救护理流程见图9-1。

二、上呼吸道梗阻所致呼吸困难的分度

吸气性呼吸困难是上呼吸道梗阻所致呼吸困难的主要症状，根据病情轻重可分为四度，具体分度详见第五章第八节喉阻塞患者的护理。

三、上呼吸道梗阻所致呼吸困难的健康指导

1. 休息环境　创造良好的休息环境，室内保持适宜的温湿度，限制探视人数，减少刺激。
2. 保持呼吸道通畅　遵医嘱及时用药，并观察用药后的效果。必要时遵医嘱予以雾化吸入、吸氧。床旁备好抢救物品，如气管切开包、适当型号的气管套管、吸引器、环甲膜穿刺针等物品。
3. 活动与体位指导　采取半卧位，指导患者勿离开病区，尽量减少活动范围及活动量；儿童患者尽量避免哭闹，以免加重呼吸困难或有意外发生。

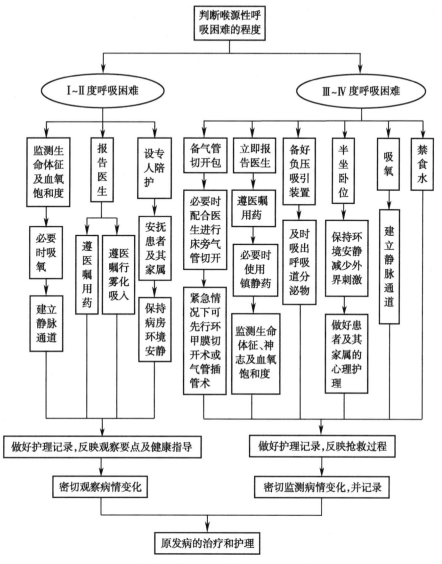

图 9-1 上呼吸道梗阻所致呼吸困难抢救护理流程

4. **严密观察患者的病情变化** 观察患者呼吸、脉搏、血压、神志及缺氧症状的变化,根据缺氧症状、是否有辅助呼吸肌参与呼吸运动、有无吸气性喘鸣来判断患者呼吸困难的程度。

5. **心理护理** 向患者讲解疾病相关知识,避免不良刺激,减轻恐惧心理,帮助患者树立信心。

6. **饮食指导** 若为喉部炎症、水肿、肿瘤、畸形等引起且为Ⅰ~Ⅱ度呼吸困难,可进清淡、温凉的半流质或流质饮食,勿食辛辣刺激及过热的饮食。若为Ⅲ~Ⅳ度呼吸困难或病因为外伤、异物、声带瘫痪等需行手术的患者,应禁食水。

7. **防治知识指导** 增强机体免疫力,预防上呼吸道感染;养成良好的进食习惯,吃饭时不宜大声谈笑、打闹;家长注意不要给小儿吃豆类、花生、瓜子等食物,防止异物吸入;有药物、花粉过敏史或有明确变应原者应避免与变应原接触;喉外伤者应及早到医院就诊。

8. 沟通指导　评估患者语言沟通障碍程度,解释原因,安抚患者。患者说话困难时,注意观察患者口形,耐心倾听,及时满足患者的需求;患者暂不能发声时,指导其用纸、笔或简单手语沟通;气管切开患者,教会其戴气管套管期间如何发声。

9. 行气管切开者　详见气管切开患者的护理。

(陈　庆)

第二节　急性鼻出血抢救护理应急预案

一、急性鼻出血抢救护理流程

急性鼻出血抢救护理流程见图 9-2。

二、鼻出血患者出血量的评估

血红蛋白数值是反映出血量的重要指标之一。密切观察患者面色、神志、生命体征变化等,以辅助评估患者的出血量。

1. 少量出血,患者表现为鼻腔滴血、流血,可无其他体征变化。

2. 出血量较多时,患者表现为鼻腔不停流出鲜血或反复出血,可有新鲜渗血从口中吐出。出血达 500ml 时,患者可出现头晕、口渴、乏力、面色苍白等症状。

3. 大量出血,患者可表现为从口鼻涌出大量鲜血,当出血达 500~1 000ml 时,可出现出汗、血压下降、脉速无力等,若收缩压低于 80mmHg,提示血容量已损失约 1/4。

三、鼻出血后的安全指导

1. 休息环境　创造良好的休养环境,保持室内安静清洁,空气新鲜湿润,按时通风,保持床单位、病号服干净整洁。

2. 填塞物的护理　保持鼻腔填塞物固定牢固,尽量避免剧烈咳嗽、打喷嚏等,不可自行将填塞物拔出。填塞物常规 48~72h 取出或遵医嘱。

3. 鼻腔黏膜的保护　多饮水,多食水果、蔬菜。保持房间干湿度适宜,鼻腔干燥局部可涂红霉素眼膏或磺胺冰片膏等。

4. 活动与体位指导　尽量采取半卧位,以减轻颅内压,减轻头部疼痛。减少增大颅压的动作,如低头、干重活等。适当进行床下活动。注意整体入量,勿因入量过少而发生虚脱。

5. 合理饮食指导　鼓励患者进食清淡、易消化、温凉的且富含铁、蛋白质、维生素的半流质饮食,勿食辛辣刺激及过热的饮食,以免血管充盈而增加出血的风险。适当进食高纤维食物,多食水果、蔬菜,防止便秘。

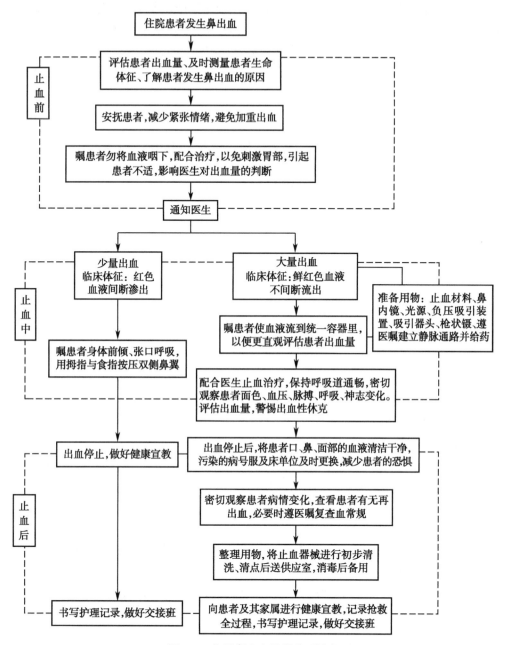

图 9-2　急性鼻出血抢救护理流程

6. **加强口腔护理**　每日给予 1~2 次口腔护理或用漱口水漱口,清除口腔异味,增加舒适度,防止细菌繁殖而发生口腔炎、舌炎等。

7. **积极控制原发病**　指导高血压患者定时监测血压,坚持长期、规律服用降压药;有全身疾病的患者应积极治疗;血友病的患者应减少活动,避免磕碰鼻部发生出血。

8. **出血的观察**　再次发生出血时勿紧张,采取低头位,并用手指捏住双侧鼻翼轻压鼻根部,及时用纱布或纸巾堵住鼻腔,如有鲜血流入口中请及时吐出,勿咽下,以免出现胃部不适。

9. **情绪管理**　保持良好的心理状态,避免紧张激动的情绪,以利于疾病的恢复。家属应做好患者的心理安抚工作,不要急躁,以免增加患者的紧张情绪而加重出血。

10. **改善不良习惯**　改掉挖鼻、用力擤鼻等不良习惯。

（刘永玲）

第三节　气管切开术后呼吸困难护理应急预案

一、气管切开术后呼吸困难护理流程

气管切开术后呼吸困难护理流程见图 9-3。

二、气管切开术后发生呼吸困难的原因分析

1. **气管套管阻塞**

（1）表现:呼吸困难,发绀,气道阻力高,血氧饱和度下降,吸痰管插入受阻,气管套管被痰痂、血痂或其他异物阻塞。

（2）原因

1）气道湿化不足:正常成人呼吸道失水量为 300~500ml/d;气管切开后呼吸道失水量为 800~1 200ml/d;支气管黏膜－纤毛清除功能障碍,分泌物难以排出;氧气经套管口吹入,加重气道黏膜干燥。

2）异物:异物不慎落入气管套管,堵塞气道。

3）有效吸痰不够:吸痰时机不当、不彻底;吸痰管插入深度不够等。分泌物滞留于气道局部,形成痰痂堵塞气道。

4）套管原因:使用没有内套管的一次性气管套管,不能定时清洗、消毒,易形成痰痂发生堵管。

2. **气管套管移位**

（1）表现:发生短期或渐进性呼吸困难,表现为憋气、气短、烦躁不安,甚至出现面唇发绀、血氧饱和度下降等,无脱管,无痰痂,分泌物不多,但套管气流弱。

（2）原因

1）金属套管位置逆转（180°）,套管内口与气管壁抵触致呼吸困难。多发生于肥胖颈项粗短者,套管系带松弛者,吸痰、更换内套管等操作不当时。

2）颈部伤口敷料过厚压迫套管底板或将套管推向一侧,颈部处于过度屈、伸位,套管内口移位接触气管壁。

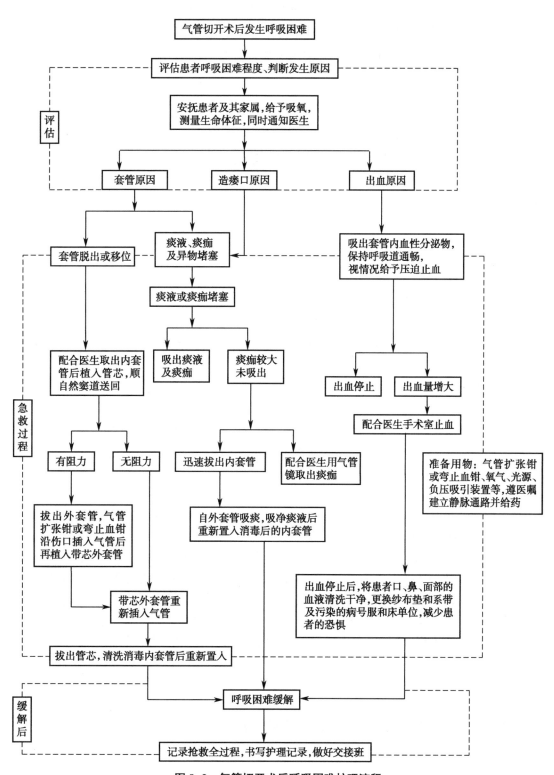

图 9-3　气管切开术后呼吸困难护理流程

3. 气管套管脱出

（1）表现：气管套管脱出有部分脱出和完全脱出。气管切开术后48h内最危险。气管切开术后患者经套管呼吸时安静无声，如呼吸有阻塞音，患者面色发绀，烦躁，呼吸、心率加快，血压升高，出汗等，套管口气流细微，说明套管部分脱出；患者如果突然面色青紫、呼喊、呼吸停止，表示气管套管完全脱出。

（2）原因

1）套管系带固定不牢或过松，更换系带、气管垫、取放内套管、吸痰操作不当。

2）套管下纱布垫过厚。

3）翻身方法不当：未保持头、颈、躯干在同一轴线。

4）颈部切口过大致使套管活动度过大。

5）患者烦躁、挣扎致意外拔管。

6）剧烈咳嗽时意外脱管。

7）套管选择不当，肥胖颈部短粗者套管过短。

8）皮下气肿逐渐加重或减轻使套管脱出。

9）呼吸机外围管道的牵拉。

4. 气管软化

（1）表现：出现严重呼吸困难。

（2）原因：肿瘤压迫气管时间过长致气管软化塌陷，而套管长度有限，成人套管长度仅75~80mm，支撑范围小。

5. 气道或气管切开周围组织出血

（1）表现

1）原发性出血以静脉性出血为主，血液呈暗红色，有效压迫出血位置可达到止血效果。

2）继发性大出血较少见，以动脉性出血多见，血液呈鲜红色，为喷射性，患者死亡率极高。

（2）原因

1）原发性出血：手术止血不充分；气管切开术后套管刺激；呼吸道内分泌物增加，吸痰刺激气道，剧烈咳嗽致切口周围静脉破裂出血。

2）伤口感染：气管切开周围组织因分泌物刺激，导致炎症浸润，组织脆性增加，甚至发生糜烂坏死。特别是放疗后颈部感染者，坏死组织深达血管，致血管破裂而发生大出血。

3）动脉损伤：气管切开位置低，戴管时间长，套管型号不合适，套管和气囊压迫、摩擦而损伤气管黏膜，致局部黏膜组织缺血坏死，损伤无名动脉致大出血。

4）吸痰方法不当：负压过大或局部吸痰持续时间过长，使气管黏膜血管受损而发生破裂出血。

6. 声门下肉芽肿、瘢痕引起气道狭窄

（1）表现：呼吸困难逐渐加重。

（2）原因：声门下肉芽肿、瘢痕生长堵塞气道，引起狭窄，为气管切开术远期并发症。

（张淑彩）

第四节　气管异物抢救护理应急预案

一、气管异物抢救护理流程

气管异物抢救护理流程见图 9–4。

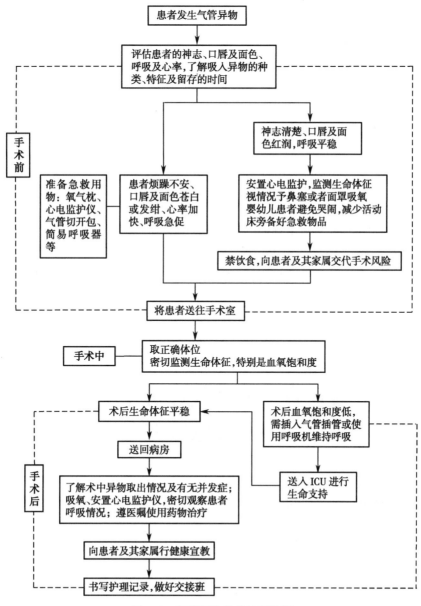

图 9–4　气管异物抢救护理流程

二、气道异物术前评估及指导要点

1. **病情评估**　评估患者气道异物的种类、大小、留存的时间,有无持续性或者阵发性咳嗽,有无呼吸困难、烦躁不安、三凹征等症状和体征。

2. **安全评估**　评估患者是否有安全问题,包括患者呼吸困难的程度、神志及精神状态。若呼吸困难达Ⅱ度以上,应及时通知医生进行处理。

3. 嘱患儿家属不予拍背、摇晃等,避免刺激患儿导致其哭闹,以免引起异物移位。

三、气道异物术后护理要点

1. 了解患者术中异物取出情况,给予吸氧,监测血氧饱和度,观察呼吸情况,如果再次出现明显的呼吸困难则提示有喉头水肿的发生,应报告医生及时处理。

2. 术后继续根据病情进行抗感染治疗。

3. 对患儿及其家属进行健康知识宣教。

(1)婴幼儿5岁以前不宜进食花生、瓜子、豆类等坚果或者果冻等润滑块状食物。

(2)小儿进食时应保持安静,不在进食时嬉戏、哭闹或者喊叫。

(3)纠正小儿口内含物的不良习惯。

(4)发现小儿口内含异物时,应耐心劝其吐出,不可强行挖取,以免小儿哭闹而致异物误入呼吸道。

4. 加强对昏迷、全麻、重症患者的监护,使其头偏向一侧,取出义齿及拔除松动的牙齿,随时吸出口内分泌物。

5. 帮助患者及其家属正确认识气道异物的危险性,指导患者家属观察患者面色及呼吸的方法,一旦发现异常应及时就诊。

(余　蓉)

第五节　紧急气管切开抢救
护理应急预案

一、紧急气管切开抢救护理流程

紧急气管切开抢救护理流程见图9-5。

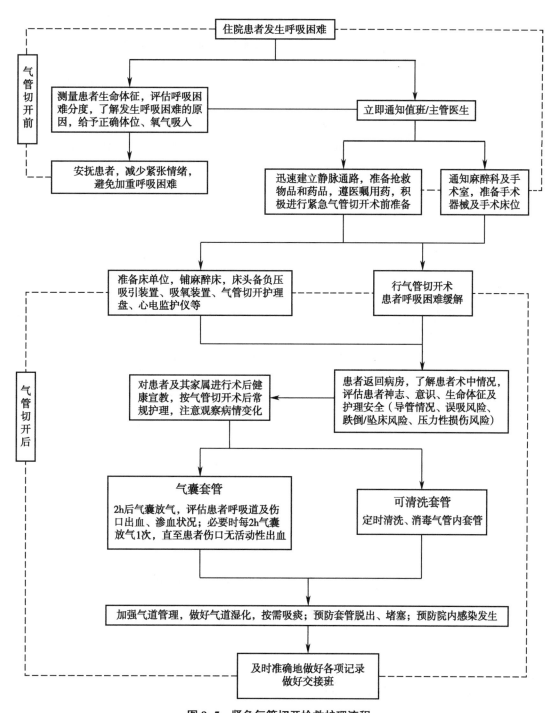

图 9–5 紧急气管切开抢救护理流程

二、气管切开术后护理要点

1. 保持呼吸道通畅,防止气管套管堵塞或脱出　定时清洗消毒内套管,防止内套管堵塞。内套管每 6~8h 清洗或更换一次,如为小儿患者或分泌物较多者,要增加内套管清洗次数;保持室内适宜的温湿度,创造良好的休养环境。温度保持在 22~24℃,相对湿度保持在 50%~70%;及时清理呼吸道分泌物(可以通过吸痰、拍背、气道湿化及有效咳嗽排出分泌物),保持室内安静、整洁。

2. 积极预防院内感染　加强无菌观念,执行标准预防,避免发生院内感染。保持颈部切口清洁,气管垫清洁、无污染;密切观察患者伤口情况及体温变化;遵医嘱使用抗生素;鼓励患者尽早下床活动,以预防肺部感染。

3. 再次发生呼吸困难的处理

1)内套管堵塞:可取出内套管。

2)外套管或下呼吸道堵塞:滴入湿化液,进行深部吸痰。

3)外套管脱出:给予重新置管。

4. 术后并发症的观察和处理　常见的并发症有窒息、皮下气肿、纵隔气肿、气胸、出血、气管 - 食管瘘及拔管困难。

5. 活动与体位指导　尽量采取半坐卧位,以利于呼吸;适当下床活动,促进排痰,预防压力性损伤和血栓的发生。

6. 合理饮食指导　鼓励患者进食清淡、易消化、营养丰富的流质或半流质饮食,增加蛋白质和维生素的摄入,勿食辛辣刺激及过热的食物。

7. 加强口腔护理　每日 1~2 次口腔护理或用漱口水漱口,清除口腔异味,增加舒适度,防止细菌繁殖而发生口腔炎、舌炎等。

8. 情绪管理　保持良好的心理状态,避免紧张情绪,以利于疾病的恢复。家属应做好患者的心理安抚工作,不要急躁,避免患者因情绪紧张而导致出血。

9. 拔管及护理　拔管前需要堵管 24~48h,活动及睡眠时呼吸平稳方可拔管。

(杨　慧)

第六节　甲状腺术后呼吸困难
护理应急预案

一、甲状腺术后呼吸困难护理流程

甲状腺术后呼吸困难护理流程见图 9-6。

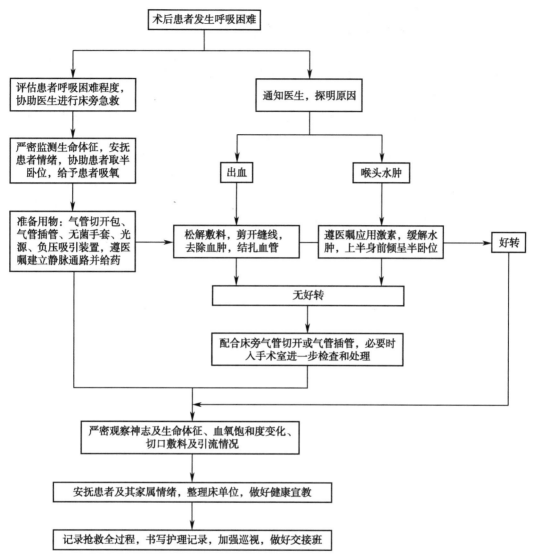

图9-6　甲状腺术后呼吸困难护理流程

二、甲状腺术后出现呼吸困难的原因

1. **甲状腺术后出血**　残余甲状腺切面或手术野其他地方持续渗血、血管结扎线滑脱、凝血功能障碍、引流不通畅等是甲状腺术后出血的重要原因。血肿在颈深筋膜的封闭间隙内形成，可压迫气管，引起喉头水肿、呼吸道阻塞、呼吸功能障碍。患者表现为颈部肿痛、呼吸困难进行性加重、颈部伤口出血或引流管有大量新鲜血液，如引流不通畅则情况更紧急，可导致重度缺氧甚至窒息而危及患者的生命。

2. **喉返神经损伤**　喉返神经损伤是与甲状腺手术操作有关的并发症，双侧喉返神经损伤后双侧声带外展受限、声门关闭而导致通气障碍，患者可发生呼吸困难甚至窒息；单侧喉返神经损伤后患者表现为声音嘶哑，通常不会导致呼吸困难，但若同时合并喉头水肿、气管痉挛,就可能发生呼吸功能障碍。

3. **气管痉挛、喉痉挛、喉头水肿**　手术操作对喉部、气管的刺激或损伤,麻醉时气管插管损伤,麻醉深浅度不稳定,手术时间过长,术后伤口出血,血肿压迫致喉部静脉回流障碍等,是导致甲状腺术后气管痉挛、喉痉挛、喉头水肿的诱因。患者发生以上情况时,通气严重障碍,可出现呼吸困难、窒息。

4. **气管软化、塌陷**　气管软化和塌陷大多发生在甲状腺肿大明显、病史较长的病例中,长时间增大的甲状腺持续压迫气管,导致气管软骨环发生退行性变或坏死,弹性减弱,甚至消失呈笛膜状。术前已经软化的气管借助甲状腺和周围组织的支撑仍可保持通畅。而手术时,因采取颈部过伸后仰体位而加重压迫气管,术中搬动时会牵拉腺体,致软化的气管受压移位,扭曲更明显,引起气管阻塞,出现急性窒息。在切除腺体后,软化的气管失去支撑而塌陷,致呼吸道急性阻塞,若不及时抢救,患者可窒息死亡。

（王　芳）

第十章　耳鼻咽喉头颈外科康复训练

学习目标

完成本章内容学习后,学生将能:
1. 复述耳石症的常见症状及基本病理。
2. 列出耳石症的几种常见分型。
3. 描述前庭康复的作用机制。
4. 应用后半规管及水平半规管耳石症的复位方法。

第一节　无喉发音训练

一、概述

无喉患者是指由于喉部肿瘤或在喉外伤的情况下,为挽救生命而不得不接受全喉切除术的患者。全喉切除术后,无喉患者无法正常地通过喉部进行发音,其术后生活(包括心理、社会、经济、就业等)受到重大影响,因此对无喉患者进行语言康复具有重要的意义。目前,发音重建主要有3种方法,即人工喉(artificial larynx)、气管 - 食管发音(tracheoesophageal speech)和食管发音(esophageal speech)。人工喉是外置辅助发音装置,按其振动源的不同可分为人工机械喉和电子人工喉。人工机械喉是将呼出的气体引出,冲击橡皮膜使之振动发音;电子人工喉是在电池驱动下振动膜片发音。气管 - 食管发音是通过手术方式在气管 - 下咽/气管 - 食管之间形成一个通道(瘘),肺内气流经此通道进入食管或下咽腔,冲击黏膜而发音,再经过构音器官的共同作用形成语言;现有的气管 - 食管发音是将发音管植入气管 - 食管造口处,以提高发音质量并预防食管内分泌物误吸入气管。食管发音是指通过胸腹腔的压力使食管内气体流动并振动咽 - 食管上段黏膜(新声门)而产生基音,经构音器官加工形成语言。这三种发音方式中,人工喉经简单训练即可应用,但发音清晰度差,需特殊装置及双手的帮助;气管 - 食管发音质量最佳,经较简单的特殊训练即可掌握,但需再次手术,花费较高,发音管需维护且可引起并发症;食管发音自然、交流自由、易于推广,但发音强度低、持续时间短、需要经过长期的特殊训练。医护人员可根据无喉患者生理、经济及需求等情况,选择适合无喉患者的语言康复方法。

二、发音评估

1. 发音的主观评估　　通过语音训练师或语言矫正师等相关专业人员的主观听力感知评估和无喉患者自我评估,了解无喉患者发音训练的效果、进步的快慢及可改善的方面。目前,临床他评主要评价发音的清晰程度、流利程度、换气声音强弱、交流能力等,也可评价言语速度、清浊辅音发音能力及音调调节能力。评价者应由 3 名及以上人员组成,评价工具包括韦普曼等级评价法、海曼评分法、马丁评价法及纪燕分级评分法等,也可使用嗓音他觉性主观评价工具。无喉患者自我评估工具主要有嗓音障碍指数(voice handicap index,VHI)、语言相关生活质量量表(voice-related quality of life,V-RQOL)、欧洲肿瘤研究和治疗组织制定的头颈肿瘤患者生活质量问卷中涉及的语言功能康复条目。

2. 频闪喉镜或电子喉镜　　利用物理学原理观察无喉患者发音时发音部位的情况。

3. 发音客观声学分析　　应用嗓音声学分析软件对无喉患者发音的频谱进行分析,包括基频、基频微扰、振幅、振幅微扰及标准化噪声量等,可客观地评价无喉患者发音质量,从而为无喉患者发音训练指明方向。

4. 空气动力学评估　　应用空气动力学评估能够较为客观、全面地评估发音部位的功能,以了解无喉患者发音的动力源,从而指导训练。

5. 其他检查　　食管吞钡造影检查可观察下咽 – 食管上段储气情况及食管入口处的形态情况;咽喉反流 24h pH 检测可明确诊断有无胃 – 咽喉反流。

三、适应证

1. 人工喉　　适用于所有喉全切除术后患者、不能进行食管发音患者,或者气管 – 食管重建与发音管安装有禁忌证的患者。

2. 气管 – 食管发音　　适用于不能食管发音或不愿应用人工喉发音的患者,发音管的安装应排除出现下咽腔瘢痕性狭窄、食管镜不能下达的患者。

3. 食管发音　　适用于行全喉切除术或并行 1/3 以下舌体切除术、颈廓清术、胃代或肠代食管术,以及放化疗后恢复期且气管造瘘口无肉芽、红肿等异常现象的患者,排除近期并发脑卒中、面瘫、冠心病、肺部疾病、肿瘤转移或复发及咽瘘的患者。

四、训练前患者的评估

发音训练教师接诊患者后,应先与患者及其家属进行交谈,了解患者的一般情况、听力、既往史、手术范围、手术时间、放疗和化疗时间;评估患者气管造瘘口及其他伤口愈合情况;结合心电图、胸片、电子喉镜及喉部影像学检查结果了解患者近期有无冠心病、肺部疾病、肿瘤转移或复发、咽瘘;通过触诊了解患者头颈肩部肌肉的紧张情况;结合发音主观及客观评估结果对患者发音、共鸣、心理、发音部位的功能以及与嗓音有关的生活习惯、职业等相关情况进行初步了解和评估。综合以上评估结果,选择适合患者的语言康复方法;根据患者康复情况,确定患者训练开始的时间。

五、发音训练方法

1. **人工喉发音训练方法**　人工喉经简单训练后可应用,术后 1~2d 即可开始训练。因人工机械喉装置较为笨拙,且存在消毒、清洁等问题,电子人工喉已成为最常用的人工喉装置。发音训练前应向患者介绍电子人工喉的外部结构,如电源开关按钮、音频和音量调节旋钮,并说明每个结构的操作使用方法,选择适合患者的音频和音量。电子人工喉发音训练方法如下:

（1）在颈部选定最佳传音点:应选定最软、最薄、柔韧性好且大小适合电子喉振动头端的位点作为电子喉的放置位置。全喉切除术后但舌骨全保留者,最佳传音点在颈上部两侧;舌骨已全切除者,最佳传音点为颈上正中。

（2）发音时的操作方法:首先,患者练习发音时,电子喉的振动头端要完全贴住颈部皮肤,指向咽部导入声音。其次,电子喉的开关控制应与产生言语的开始和结束同步化,即患者说话时,电子喉开关打开,在标点或长句子中需停顿时,电子喉应关闭。再次,患者说话时,口形要比正常发音时扩大,决不能用气管造瘘口呼吸发音,以避免气管造瘘口噪声。最后,医护人员要经常安慰、鼓励患者,使其接受电子人工喉,以达到电子人工喉发音的最佳效果。

2. **气管 - 食管发音训练方法**

（1）气管 - 食管发音训练步骤

1）单音节发音训练:一般于手术后第 2 周颈部解除加压包扎后开始练习。训练前护士向患者讲解加压呼气的方法,患者取端坐位,双手置于腹部,深吸气后用双手下压,配合腹肌的力量将气体呼出,以获得平稳的气流,然后练习发音,发音时让患者头略向前倾,颈部放松,先深吸气,拇指用适当的力量按住颈部气管造瘘口,然后缓缓呼气,均匀用力使气流经发音管进入食管及咽喉部,冲击该部分黏膜产生振动,再通过舌、齿、唇等辅助而发音。先进行单音节训练,如"啊""呜"音。每天早、中、晚各练习 1 次,循环练习 30min。

2）多音节发音训练:单音节训练满意后,开始多音节发音训练。先从简单字母开始,再扩展练习单字、单词,进而练习短的语句,做到能连续读数字和电话,进行言语交流,甚至唱歌。每天早、中、晚各练习 1 次,每次 30min。

（2）气管 - 食管发音训练技巧:训练时环境宜安静,指导患者利用吸气、呼气的协调动作和肺内压力完成语音训练;指导患者发音时保持稳定的情绪、平衡的心态,练习多音节发音,并根据患者发音是否具有连续性、有无音调变化、沟通是否连贯及发音时有无呛咳等,综合考虑和调整训练进度和方法。

（3）发音管的护理

1）清洁和预防感染:及时清除发音管周围的分泌物,先用蘸有生理盐水的小棉签轻轻擦洗发音管外口,遇有难清除的结痂等,先湿润后再用蚊式钳轻轻夹除。口鼻腔的微生物附着在发音管表面,随后侵入硅胶管,是导致发音管失效的主要原因。为了防止术后感染及咽瘘发生,应遵医嘱预防性地使用抗生素;术后 7d 内对患者进行口腔护理;要求患者术后 10d 内避免进行吞咽;使用吸痰管及时吸出患者鼻腔分泌物。

2）扩张发音管:术后定期用特制探针轻轻探查、扩张发音管,1~2 次 /d;清除发音管内分泌物,以保持发音管清洁、通畅。

3）防止发音管脱落:正确为患者吸痰,教会患者正确擦拭痰液的方法,定时观察发音管在气管造瘘口处的固定情况。告知患者发音管脱落后,要及时到医院重装,以免导致气管－食管瘘口狭窄甚至闭锁。

4）防止咽食管反流:因手术中切断了咽缩肌,患者术后有发生咽食管反流的可能。因此,应指导患者鼻饲后保持半卧位至少 30min,少量多餐,防止胃内食物过多导致胃内压力增大而引起反流。

5）发音管漏液的观察:发音管漏液包括管内漏液和管周漏液。引起管内漏液的主要原因是清洁发音管的方法不当或长期戴管导致真菌生长,引起管周漏液的主要原因是气管－食管瘘口扩大和上皮形成,或者气管壁菲薄。当患者开始发音训练时,密切观察患者的发音质量,能否正常发音。可在经口进食时,观察患者进食或饮水后管周有无漏液。一旦发现异常,及时报告医生排查处理。

3. 食管发音训练方法

（1）食管发音训练步骤

1）基本音形成阶段,训练打嗝:指导患者向下吞咽空气后腹部收缩使食管内气流反向流出时,做屏气咽部收缩动作完成打嗝过程。要求患者能利用咽部收缩的力量发出声音,反复重复该动作,直至能够自如完成。同时要进行空咽的练习,要求患者利用舌的前伸、后缩运动将口腔内气体经咽部咽下,类似于进食的动作,同时收缩咽部发出"咕噜"的声音,进一步要求患者利用下咽部的收缩发出以上的声音,并且能保持口形和舌的位置。此阶段的主要训练技巧:可利用产气饮料或茶水练习进气和排气,进行打嗝,发出食管音;一旦出现了食管音,便需加强练习,提高食管音的长度、速度和响度,要求发音 1.5~2.3s,最好达 4~6s,每秒发音 2~3 次,要求音调高、有变化。

2）食管音和语言配合阶段,发音和发单音节:能随意打嗝后,让嗝声经口腔、舌、腭、牙唇、颊和咽等构音器官后变成元音"啊,欧……;然后,利用已发出的食管基音与共鸣腔及口形配合协调,以单字或数字进行训练,可从简单的声母 P、T、K 等开始,结合韵母（相当于元音）如 P（o）——泼、T（a）——他、K（ai）——开等。此阶段要求患者很快利用胸腹部收缩使食管内气流逸出,并练习咽部收缩动作,同时加快速度。

3）食管音和语言配合阶段,说双音节和多音节:单音节掌握后,学会发双音节,以叠词开始,如漂漂、亮亮、开开、心心;随后可扩展到 2 字词语,如吃饭、洗澡、你好等;双音节学会后,开始学习 3~4 字组成的词语或成语,如看电视、玩游戏、恭喜发财等。此阶段要求患者能延长气流时间,练习咽部收缩动作并保持一定的时间,使得食管发音时间尽可能延长,为下一步说词语和句子做准备。

4）食管音完成阶段,训练说话:继续训练单音词、复合词和词组,并配合简单的生活用语反复练习,提高言语的可懂度及质量。等以上发音连贯后,可逐渐练习说成句,成句以简单的"主＋谓＋宾"格式构成,如我在看电视、你在玩游戏、他在吃饭等,反复练习直到能像正常人一样表达信息。此阶段要求患者能够在不断地下咽空气时随意发音,增强患者交流的信心,增加患者交流的机会。

（2）食管发音训练技巧

1）进气法

①吸气法：无喉患者进入学习状态,面对讲者取坐位或站位,腰部挺直,全身放松,头微向后仰,下颌稍向前倾,口张开,将软腭向后上方提起,放低舌根,形成匙状,使口腔、咽部与食管形成一畅通的空气路径,同时做提肩、收腹动作,造成食管内负压,快速经口鼻吸气,使空气进入食管。

②注气法：是指舌体后部对口腔内空气挤压造成口咽腔的高压,同时降低食管内的负压,形成高压向低压强行灌注冲开咽食段的过程。先关闭口鼻,鼻腔不呼吸,舌尖顶住齿龈,舌面逐渐抬高并贴向硬腭,使口腔内压力增高,通过舌部做活塞运动和腮的内收,将口腔内的气体压入咽腔。

③辅音注气法：是指使舌头的注气动作与某些清辅音如"刻""哥"等的吐字动作结合起来,达到既发音又注气的目的。为了发好清辅音,必须使吐字器官相互接触点后面的空气被压缩。因此,当发这些音时,一部分空气会被自然地注入食管,其余的用来发这些音。

④吞咽法：有的敏感性学员在训练时会出现干呕,不能理解食管进气方法,可试做吞咽动作,也可通过喝茶法等尝试食管进气的感觉。但需注意的是,吞咽动作会使空气咽到胃部深处,很难进行下一个排气动作,所以吞咽法仅适应于初学者训练时不得已才采用的辅助方法。

2）排气法：许多方法均能使空气排出,而对于食管语言成功的关键是对空气的摄入,失败也多来自空气摄入方面的问题。但只会摄入空气不会排出空气,同样会导致失败,对于排气至关重要的有两点:①掌握好排气的时机。排气过早则气还未进入下咽的咽食管段,排气过迟则气体会进得太深,甚至跑进胃里,达不到向上排气的目的。②掌握好排气的延续时间。为了使排气、发音最后变成源源不断的语言,就必须要求一次排气不是一冲而过,而是悠悠长长的排气,使新声门维持相当一段时间的振动。在训练中可以引导患者发笑、打哈欠,利用发笑和打哈欠的声音来使患者理解怎样延长发音时间。因此,在懂得了排气原理之后,需要的是大量练习,只有通过不断的实践,才能逐渐掌握好排气的时机和排气的强度,使整个排气过程达到完善自如的境地。

3）适当进行肌肉锻炼：训练前进行腹部肌肉和膈肌力量锻炼,如气沉丹田、双臂绷直、马步下蹲,这些部位的肌肉力量关系着食管发音质量的高低。训练前后也可做颈部放松活动和呼吸运动,如深呼吸和头、颈、肩放松以及面部、颈部按摩等,这些动作可使精神得到充分放松,能影响神经对咽食管段的控制,促使咽食管段松弛。

4）食管发音杂音的识别和纠正：食管发音中的杂音干扰是左右语音清晰度的关键因素。因此,识别患者训练时出现的杂音并及时纠正是完美食管发音的重要内容。食管杂音包括口腔音、咽杂音、气管音、气泡音、注气音及摩气音等。有口腔音和咽杂音者,应禁语1~2个月,用咽压注气法训练食管发音。有气管音者,应多行进气法训练,抑制肺呼吸的呼气。有气泡音者,可间接饮水漱洗新声门。有注气音者,可用吸气法代替注气法,或者减少注气次数。有摩擦音者,吸气时闭嘴,改用鼻咽腔进气,可试用咬笔法训练正确进气的方法。

5）社交技巧训练：无喉者恢复了语言功能,要充满自豪与自信地去面对社会,回到社会交往中。初学者,说话时要身心放松,避免紧张情绪。先在较安静、熟悉的环境中练习,再慢慢扩大接触范围,而后再到社会与陌生人进行交往。说话时应尽可能吸饱每一口气,加强发音时吸气、吐气、换气的练习。如果长时间与人对话交流,则一定设法坐硬座而避免坐软座或沙发,否则下陷的弹性座位会使患者无法很好地运用腹部力量,而造成言语气流不足,影响发音效果。同时,要学会倾听,养成说话时饮茶或饮水的习惯,创建休息机会,借此调节食管的功能。

6)训练形式技巧:食管发音训练是长期的过程,良好的训练形式将起到事半功倍的作用。训练人员可由相关语言专家、已学会食管发音的无喉患者和医务人员等组成。除无喉患者参加训练外,还应鼓励患者家属参与,促进家属对患者的鼓励和理解,尤其对于某些学习能力不足者,可通过家属共同参与而使患者有效地学习和巩固知识。训练开始可先行小班集体短期训练,以使患者初步了解训练方法和内容;再运用 QQ 群或微信群,督促患者加强训练;平时可间断组织联谊会,加强患者之间的交流,以鼓励患者坚持训练。训练过程中,应根据患者的意愿、需求、情感来制定个体目标,循序渐进,因人施教,强调个性化食管发音健康教育过程,及时反馈练习效果,纠正不正确发音习惯。

(3)训练时患者不适症状的评估与处理:患者在学习食管发音时,训练教师应间断评估患者是否出现以下不适症状并及时处理。出现呕吐者,建议将注气法逐步改为吸气法,若沿用注气法,应控制进气和排气的气量,可配合服用谷维素、维生素 B_1 或 B_6。出现腹胀者,鼓励患者平衡好进气量与排气量,严重者可适当进食萝卜等导气食物。出现胃灼热感的患者,尽量让患者在饭后 2h 后进行训练,告知患者随着发音技巧的提高,此症状会逐渐减轻直至消失,鼓励患者坚持训练。若因吸入过量气体出现头晕、心慌症状者,应让患者坐位或卧位休息,放慢呼吸,切不可吸氧,待症状消失后再继续训练。因紧张或呼吸急促加大肺呼吸量而出现脸红、出汗症状者,应腹部加压冲击新声门,缓和肺部呼吸。因戴管训练而造成瘘口出血者,指导其训练时动作应轻柔,可视情况在训练时摘取套管。由于咽食管缝合使食管上段狭窄,因进食过硬或过大食物而造成食管梗阻者,可加大腹压或胸压咳出食物,或请医生在食管镜下取出食物。

(陈 庆)

第二节 颈肩功能训练

一、概述

颈肩功能训练多用于喉癌术后患者,喉癌患者手术范围较大,术中淋巴结清扫需切除与肿瘤相关的淋巴组织、紧邻的肌肉及脂肪结缔组织,以及被肿瘤侵犯的血管、神经等。由于伤口渗出液较多,伤口需要加压包扎等,术后易发生颈面部及上肢水肿,患者可能会出现局部肿胀、肩周麻木、疼痛、肩颈活动受限等功能障碍,影响患者的生活质量。对颈淋巴清扫术后患者早期开展颈肩功能训练,可促进全身和局部血液循环,加快病理产物的吸收和清除,减轻疼痛,促进患肢消肿,防止失用性肌萎缩、关节挛缩僵硬,避免因手术切口瘢痕形成而致上肢活动受限,促进肩关节活动度的增加,降低淋巴水肿的发生率,预防颈肩功能障碍,促进患者早日康复。

二、颈肩部相关评估

1. 颈肩部功能评估　国际上针对颈肩部功能评估多以评价肩关节活动及功能障碍为主,目前国际上有众多关于肩关节功能的评分体系,但没有统一标准。肩关节功能障碍的主观评估较为常见的主要有:Constant-Murley 评分(Constant-Mudey score, CMS)、Neer 评分、肩关节疼痛和功能障碍指数(shoulder pain and disability index, SPADI)。其中,SPADI 在临床中较为常用。

2. 肌力评估　是评定肌肉功能的重要参数,可以反映骨骼肌肉系统及周围神经受损程度及范围。临床常见的上肢肌力检查方法是徒手肌力检查(manual muscle testing, MMT)。

3. 淋巴水肿评估　最常用的评估方法为周径测量法,对两侧上肢的对应部位进行周径测量,将测量结果进行比较,进而估计淋巴水肿的发病情况及其严重程度。其他新兴检测工具有红外线技术和生物电阻抗技术。

三、适应证

颈肩功能训练适用于患有喉癌、下咽癌、甲状腺疾病等,术中行颈部淋巴结清扫的术后患者。

四、训练前患者的评估

评估患者的一般情况、疼痛程度、颈肩部功能状态、肌肉紧张程度、水肿程度、患者配合程度、心理状况等相关情况。

五、颈肩功能训练方法

1. 颈部两侧锻炼　头部缓缓向两侧倾斜,尽量触及肩部。

2. 颈部前屈、后仰锻炼　低头,使下颌接触胸部,再抬头后仰。

3. 颈部左右旋转锻炼　颈部左右旋转顺序是:前—左—后—右,再反向旋转。开始时宜缓慢,不要用力。颈部要尽量放松,肌肉不宜紧张。

4. 肩部摆动锻炼　将对侧手放在椅或凳上,腰稍弯,摆动术侧肩及臂,自左向右再恢复至原位;摆动肩及臂,由前向后;摆动肩及臂,向前再向后,摆动幅度逐渐加大,并抬高至尽可能舒适的高度。

5. 手臂平举、上举及后展锻炼

(1)手臂平举:手臂伸直,向前平举。

(2)手臂伸直,向两侧平举。

(3)手臂上举:手臂伸直,向上举。

(4)手臂后展:手臂伸直,向后伸。

6. **肩关节旋转锻炼**　在镜前进行,坐直放双手于胸前,肘关节成直角,肘向后外展,肩向后旋转并使肘恢复至原来的位置。

7. **肩关节抬高锻炼**　全身放松,手臂在肘缘交叉,对侧手支持术侧肘,并缓缓耸肩,注意用手协助抬高肩及臂,对恢复力量很重要。对于上臂外展受限(一般不超过 40°),手臂仅能抬高过头顶,影响生理和劳动能力的患者,可指导其站立时将患侧肘部用三角巾悬吊或用健侧手臂抬扶,坐位时用枕垫高约 20cm 或放在椅子扶手上,防止肩部牵拉,随时注意使患肘高于健侧,以矫正肩下垂的趋势。教会家属在协助患者运动时观察患者的表情,以便使患者控制好力度。

(李　野)

第三节　吞咽训练

一、概述

吞咽是指人体从外界经口摄入食物并经咽腔、食管传输到达胃的过程。吞咽运动根据食物通过的部位可分为 3 期,分别是口腔期、咽部期、食管期,其中口腔期又可分为口腔准备期和口腔推送期。也有学者在口腔期前加入口腔期前期,从而将吞咽分为 4 期。吞咽障碍是指由于下颌、双唇、舌、软腭、咽喉、食管等器官结构和 / 或功能受损,不能安全有效地把食物输送到胃内。从广义上讲,吞咽障碍还应包括认知和精神心理等方面问题引起的行为异常导致的吞咽和进食问题,即摄食 - 吞咽障碍。狭义的吞咽障碍则侧重于生理解剖异常所致的吞咽障碍,精神行为因素所致摄食障碍暂不列入其中。就耳鼻咽喉头颈外科专科而言,则集中在头颈部恶性肿瘤、头颈部放疗、化疗、手术等因素所导致的吞咽障碍。

二、吞咽评估

1. **进食评估问卷调查工具 -10(EAT-10)(表 10-1)**　该问卷有 10 项与吞咽障碍相关的问题,包括各种吞咽障碍症状、临床特点、心理感受、社交影响,每个问题分为 5 个等级:没有(0 分)、轻度(1 分)、中度(2 分)、重度(3 分)、严重(4 分)。EAT-10 总分≥3 分为异常。

2. **洼田饮水试验(表 10-2)**　通过饮用 30ml 水来筛查患者有无吞咽障碍及其程度,评定级别为Ⅰ~Ⅴ级。Ⅰ级,5s 以内完成为正常;Ⅰ级,5s 以上完成或Ⅱ级为可疑吞咽功能异常;Ⅲ级、Ⅳ级、Ⅴ级为吞咽功能异常。评估方法:患者取端坐位,喝下 30ml 温开水,观察所需时间及呛咳情况。

表10-1　EAT-10

题　目	没有	轻度	中度	重度	严重
我的吞咽问题已经使我体重减轻	0	1	2	3	4
我的吞咽问题影响到我在外就餐	0	1	2	3	4
吞咽液体费力	0	1	2	3	4
吞咽固体费力	0	1	2	3	4
吞咽药片（丸）费力	0	1	2	3	4
吞咽时有疼痛	0	1	2	3	4
我的吞咽问题影响到我享用食物的快感	0	1	2	3	4
我吞咽时有食物卡在喉咙里	0	1	2	3	4
我吃东西有时会咳嗽	0	1	2	3	4
我吞咽时感到紧张	0	1	2	3	4

表10-2　洼田饮水试验

级别	评定标准
Ⅰ级（优）	能顺利地1次将水咽下
Ⅱ级（良）	分2次以上,能不呛咳地咽下
Ⅲ级（中）	能1次咽下,但有呛咳
Ⅳ级（可）	分2次以上咽下,但有呛咳
Ⅴ级（差）	频繁呛咳,难以全部咽下

3. 安德森吞咽困难量表（表10-3）　是专门用于头颈部肿瘤患者吞咽困难及对生活质量影响的自评量表,该量表由20个条目组成,分为总体（1个条目）、情感（6个条目）、功能（5个条目）和生理（8个条目）4个维度,采用5级评分法,1分表示非常同意,5分表示非常不同意,总分100分,得分越高,表示日常吞咽功能越好,患者生活质量也越好。

4. 吞咽造影检查　是在X线照射下,针对口、咽、喉、食管的吞咽运动所进行的特殊造影检查,并可以通过录像来动态记录所看到的影像,并加以专业的定性和定量分析的一种检查方法。吞咽造影检查被认为是吞咽障碍检查和诊断的"金标准",但对于头颈部肿瘤术后不能经口进食的患者不适用。

5. 软式喉内镜吞咽功能检查　是一种通过软式喉镜,在监视器直视下观察患者在基本自然状态下,平静呼吸、用力呼吸、咳嗽、说话和食物吞咽过程中鼻、咽部、喉部各结构如会厌、杓状软骨和声带等功能状况。该检查可以了解患者进食时色素食团残留的位置及量,从而判断是否存在渗漏或误吸,适用于手术后解剖结构异常所造成的吞咽功能障碍。

表 10-3　中文版安德森吞咽困难量表

题　　目	非常同意	同意	不知道	不同意	非常不同意
1. 我无法正常吞咽食物,这给我的日常生活造成了非常多的不便	1	2	3	4	5
2. 我的进食习惯让我很尴尬(不知道怎么办)	1	2	3	4	5
3. 为我做饭很困难	1	2	3	4	5
4. 在晚上的时候吞咽食物就更加困难了	1	2	3	4	5
5. 吃东西的时候我没觉得有意识	1	2	3	4	5
6. 吞咽困难让我心烦意乱	1	2	3	4	5
7. 吞咽很费力	1	2	3	4	5
8. 因为吞咽问题我几乎从不外出了	1	2	3	4	5
9. 因为吞咽问题导致我的收入也减少了	1	2	3	4	5
10. 因为无法正常吞咽食物,我得花更长时间吃饭	1	2	3	4	5
11. 别人常问我:"为什么你不吃那个?"	1	2	3	4	5
12. 甚至有人被我的进食问题给惹怒了	1	2	3	4	5
13. 当我试着喝东西时我就咳嗽	1	2	3	4	5
14. 我的吞咽问题限制了我的社交和个人生活	1	2	3	4	5
15. 我可以自由自在地跟我的朋友、邻居和亲戚出去吃饭	1	2	3	4	5
16. 因为吞咽问题,我限制了食物的摄入量	1	2	3	4	5
17. 由于吞咽问题,我不能维持我的体重	1	2	3	4	5
18. 吞咽问题让我很自卑	1	2	3	4	5
19. 我感觉我在吞大量的食物	1	2	3	4	5
20. 无法正常吞咽食物让我觉得自己不合群	1	2	3	4	5

三、适应证

本章节所讨论的吞咽训练,是针对本专业领域因头颈部恶性肿瘤,特别是喉癌手术后所导致的结构性吞咽障碍患者的术后吞咽训练。

四、训练前患者的评估

进行吞咽指导前,临床护理人员应对头颈部恶性肿瘤术后患者进行专科评估,制订适宜患者的吞咽指导计划和方案。需评估头颈部肿瘤患者术后咽喉部等术区的状况，包括患者的病变范围、手术方式、具体切除范围等。医务人员指导患者进食前，应对患者进食过程中可能产生的风险进行评估，包括患者伤口愈合情况、气管切开套管状况、鼻饲管状况、口腔及气道分泌物状况等。在条件具备的情况下，护士可协助医师对患者行软式喉内镜吞咽功能检查，以判断喉部各结构的状况，并评估进食后食团残留的位置及量。

五、吞咽训练方法

1. **训练时机的选择** 根据患者术后恢复状况，可从患者术后 1 周左右开始指导患者进行空咽训练。

2. **辅助训练方法** 主要用于吞咽功能的辅助锻炼，常见的训练方法有：

（1）空咽训练：喉切除术后第 7 天，患者若无严重感染、咽瘘等并发症，护理人员应指导其进行空咽训练，3~5 次 /d，每次完成 10 个吞咽动作，训练时间为 5~7d。空咽训练宜在抬头和低头时交替进行，若患者发生呛咳则停止训练。指导患者进行空咽训练，有利于咽反射、喉内残余肌群运动、杓状软骨运动的恢复，为经口进食做好准备。

（2）头颈训练：喉切除术后 7d 内，患者颈部宜制动，以利于伤口愈合。术后第 8 天开始应进行头颈部训练。头颈部训练包括头部旋转、前倾、侧偏等代偿性姿势训练，每日 3~5 次，每次 10min。肌肉锻炼的次数和强度以头颈部舒适，没有酸、痛为度。训练可持续至患者可经口进食时。

（3）屏气 – 发声运动：部分喉切除术后气道恢复正常的患者，可进行屏气 – 发声运动。方法：让患者坐在椅子上，双手支撑椅面屏气并做推压运动，然后突然松手，声门打开，呼气发声，5~10min/ 次，3~5 次 /d。

3. **指导患者术后试经口进食时间** 部分喉切除患者试经口进食可于术后 10~14d 开始，全喉切除患者可早期尝试经口进食，每位患者的具体进食时间应根据患者专科评估结果来决定。

4. **患者进食体位选择**

（1）水平部分喉切除患者进食时，宜指导患者采取端坐位，可采取头低位，下颌内收，躯干略前倾，每位患者的具体角度及位置应根据专科评估结果进行调整。

（2）垂直部分喉切除患者进食时，宜指导患者采取端坐位，可采取头偏向非手术侧（非障碍侧）的进食体位，躯干侧倾，每位患者的具体角度及位置应根据专科评估结果进行调整。

（3）全喉切除患者进食时，宜指导患者采取端坐位，头部及颈部角度无特殊要求，以患者舒适、利于吞咽为准。

5. **患者吞咽过程指导** 患者进食时，应指导患者小口进食，用舌体顶住硬腭后用力吞咽，并通过反复吞咽动作将滞留于下咽部的食团挤入食管。部分喉切除患者进食过程中，应指导患者根据吞咽时食物通过状况，进行颈部位置调节，指导患者让食物顺利通过非障碍侧。进食过程中，还应指导患者先深吸气，然后屏气吞咽，可用手暂时堵住气管套管口，吞咽结束后紧接着自主咳嗽，以及时排除滞留于咽喉腔的食物残余。患者经口进食过程中发生呛咳时,应暂停进食,叩击患者背部,指导患者清除口腔、咽腔及食管内残留食物。指导患者吞咽过程中,还应及时观察和评估患者呛咳发生的频次及患者的耐受状况,指导患者循序渐进地练习。

6. **进食后其他指导** 进食结束后,告知患者适当活动,指导患者由少到多逐渐增加进食量,在正常饮食恢复前,应继续保留鼻饲管,根据患者摄入状况补充相应的鼻饲饮食量。

(李秀雅)

第四节　耳石症康复训练

一、概述

良性阵发性位置性眩晕(benign paroxysmal positional vertigo, BPPV),俗称耳石症,是最常见的前庭周围性眩晕,女性发病率高于男性,随着人口老龄化,BPPV 发病率有增高的趋势。其病理机制主要为椭圆囊、球囊囊斑上脱落的耳石(碳酸钙结晶)进入半规管所致。按照脱落耳石在半规管不同的位置,分为后半规管 BPPV(PC-BPPV)、水平半规管 BPPV(LC-BPPV)、前半规管 BPPV(AC-BPPV),其中后半规管 BPPV 最为常见。BPPV 表现为头位相对于重力变化引起的伴有特征性眼震的短暂发作性眩晕,持续数秒或数十秒不等,患者多主诉躺下、床上翻身、弯腰或抬头时出现眩晕,常见于起床、家务劳动、沐浴、洗头等日常活动时。虽然该病具有自限性,常可自行缓解,但患者均有不同程度的平衡障碍、不稳感,严重影响患者的正常生活活动。耳石复位是治疗 BPPV 的主要方法,其原理是通过体位改变把耳石碎片从半规管引导出来使其回归到椭圆囊。

二、评估方法

1. **后半规管 BPPV** Dix-Hallpike 试验,患者取坐位,水平方向转头 45°,快速躺下使头悬垂与水平面呈 30°角(Hallpike 位置),引起扭转向上的眼震为阳性。

2. **水平半规管 BPPV** 滚转试验,患者头正中位抬高 30°,自然仰卧,头向一侧快速转90°,再转回中线位。管石症为向地性眼震,嵴顶耳石症为背地性眼震。

3. **前半规管 BPPV** 相对少见。Dix-Hallpike 试验,患者取坐位,水平方向转头 45°,快速躺下使头悬垂与水平面呈 30°角(Hallpike 位置),引起扭转向下的眼震为阳性。

三、复位训练方法

1. **后半规管 BPPV** 主要采用 Epley 耳石复位法,具体方法见表 10-4。
2. **水平半规管 BPPV** 主要采用 Barbecue(BBQ)复位方法,具体方法见表 10-5。

表 10–4　Epley 耳石复位法步骤（以右后 BPPV 为例）

步骤	头位	可能反应
位置 1	坐在床上头向右转 45°	无
位置 2	头悬垂与水平面呈 30°角（Hallpike 位置）	解脱眼震
位置 3	头向左侧转 90°（反向 Hallpike 位置）	解脱眼震
位置 4	再左转 90°成左侧卧位，面朝下，鼻子与仰卧时位成 135°	解脱眼震
位置 5	起身坐起，头转至正中位下颌下倾 20°位置	复位成功：无眩晕、无眼震

表 10–5　BBQ 复位步骤（以右水平 BPPV 为例）

步骤	头位	旋转
位置 1	鼻朝上仰卧位	
位置 2	向健侧（左）转 90°（左侧卧位）	转 90°
位置 3	再向健侧（左）转 90°（面朝下俯卧位）	转 180°
位置 4	再向健侧（左）转 90°（患侧朝下的侧卧位）	转 270°
位置 5	再向健侧（左）转 90°（回到位置 1，再坐起来）	转 360°

3. Bnrandt-Daroff 习服训练　对各种复位效果不好的患者可考虑进行 Bnrandt-Daroff 习服训练，目的在于训练患者习服适应位置性眩晕。患者坐在床边，快速向一侧侧卧。然后头向上转 45°，在此位置停留 30s，然后坐起来 30s，再向对侧以相同方式重复训练。

（吴沛霞）

第五节　前庭康复训练

一、概述

对于前庭功能减退的患者，前庭康复是一种恰当的、有价值的物理治疗方法。前庭康复训练最早起源于 20 世纪 40 年代的英国，现代的前庭康复训练是随着科技的进步、基础研究的发展，在深入认识康复机制的基础上产生的新一代前庭康复治疗技术。人体平衡是多个系统共同作用的结果，包括前庭觉、视觉、本体觉组成的"平衡三联"。前庭系统具有可塑性，在受损后可建立静态代偿和动态代偿机制。促进前庭代偿的机制主要包括适应、习服和感觉替代。前庭康复的主要路径是基于两条前庭反射通路：前庭眼动反射（VOR），以维持视觉清晰；前庭脊髓反射（VSR），以维持姿势稳定。眩晕患者急性期多回避运动甚至惧怕运动，长此以往会阻碍正常的前庭代偿建立。早期前庭康复可能会加重眩晕症状，但只要尽早进入前庭康复流程,坚持前庭康复训练,定能促进患者前庭系统的恢复和代偿,帮助患者树立重获平衡的信心。护士应能够通过对前庭疾病患者早期、全面的基线评估,确定前庭康复具体方案的选择,指导患者进行有针对性的头眼协同运动和全身平衡运动。

二、适应证

1. 确诊为外周性前庭相关疾病,且处于稳定期,包括良性阵发性位置性眩晕(BPPV)、前庭神经炎、突发性耳聋伴眩晕、听神经瘤等。
2. 波动性前庭功能疾患(如梅尼埃病)间歇期。

三、评估内容

1. 病史 包括现病史、既往史、用药史、家族史。
2. 前庭症状 如眩晕、头晕、前庭视觉症状或姿势症状。
3. 起病方式 急性或慢性起病。
4. 症状持续时间 数秒、数分钟、数小时或为持续性。
5. 诱发因素 位置性变化诱发,视觉诱发,或乘车乘船、外伤、手术或感染等诱发。
6. 伴随症状 神经系统症状、胃肠道系统症状、听觉症状、视觉症状、精神心因方面的症状。
7. 跌倒风险 评估年龄、环境、是否有跌倒史、对于平衡的信心(可用 ABC 量表进行评估)。
8. 主观感受 可使用普适性量表和眩晕专用量表进行评估。常用的眩晕专用量表有眩晕残障量表(dizziness handicap inventory,DHI)、前庭活动与参与量表(vestibular activities and participation,VAP)、前庭康复获益量表(vestibular rehabilitation benefit questionnaire,VRBQ)等,上述量表均有中文版本,具有较好的信效度。
9. 客观评估前庭功能的检查 如半规管功能检查(眼震电图检查、冷热试验、甩头试验)、耳石器功能检查(前庭肌源性诱发电位检查)等。
10. 评估患者的感觉系统 如本体觉、视觉、前庭觉的损害或代偿情况。

四、训练方法

1. 作用机制
(1)适应:改善前庭-眼反射(vestibulo-ocular reflex,VOR)增益,在患者能够耐受的情况下,运动速度由慢逐渐加快,以达到不同的前庭系统频率适应的特性。
(2)习服:降低对特异性刺激重复性暴露的反应。应该明确患者激发症状最明显的体位,为患者提供简单、渐进式的锻炼计划,一般每个动作重复 20~30 次,整套训练每天进行 2~3 次,在治疗结束后 4~6 周眩晕症状多有明显减轻。
(3)替代:对于双侧前庭功能低下者,让患者应用替代策略和感觉传入补偿有缺陷的或完全损失的功能。如闭眼进行练习或在不同亮度的房间内步行,以改善本体觉替代;在不同难度的支持面(如海绵垫)练习平衡,以促进视觉替代。

2. 具体方法

(1)凝视稳定练习:患者在移动头部时尝试保持眼睛固定于目标(视靶),通过扫视和平稳追踪,促进习服和前庭眼反射的稳定性。

1)头动练习:左右摇头、上下点头、斜对角方向摇头,各重复20次,逐渐加快速度。

2)眼动练习:手持视靶,左右看、上下看、斜对角方向看,各重复20次,逐渐加快速度。

3)摇头固视:手持一个静止视靶,距眼睛一手臂距离,眼睛锁定目标,头从一侧移动到另外一侧,左右方向、上下方向各重复20次。

4)交替固视:两个固定静止视靶,距眼睛一手臂距离,眼睛要随着头动交替注视两个不同方向的视靶,左右方向、上下方向各重复20次。

(2)姿势稳定练习:改善动态、静态姿势控制功能,以增强日常活动的稳定性。

1)静态平衡练习:包括坐-站练习、单腿站立练习等,具体方法见表10-6。

2)动态平衡练习:包括行走练习、转头行走练习等,具体方法见表10-7。

表10-6 静态姿势稳定练习方案

名称	方法	目的
坐-站练习	连续5次坐下、站起来	增强股四头肌的力度
双腿站立练习	双脚分开与肩同宽,手臂两侧打开,睁眼、闭眼各保持30s	增强静态重心控制
单腿站立练习	交替单腿抬起或站立,睁眼、闭眼各保持5~10s	增强下肢肌持重力度
软垫站立练习	在海绵垫上站立,睁眼、闭眼各保持30s	不平表面的平衡控制

表10-7 动态姿势稳定练习方案

名称	方法	目的
步行练习	独立直行,练习2min,由慢加快。闭眼,在光线暗的房间分别重复以上练习	增强步行时的步态控制和平衡能力
脚跟脚尖一线走	尽可能一只脚的脚尖放在另一只脚的脚跟后,成一条直线行走,每次10步,重复3~5次	协调运动中的平衡能力
水平转头行走	行走过程中水平左右摇头,速度由慢逐渐加快,练习2min	提高前庭眼反射和步行稳定性
垂直转头行走	行走过程中垂直抬头、低头,速度由慢逐渐加快,练习2min	提高前庭眼反射和步行稳定性

(吴沛霞)

第六节 嗓音康复训练

一、概述

嗓音疾病多以不良的发声方式为基础,在感染、炎症、用声疲劳等诱发因素的作用下发展而来,由最初的可逆性发音障碍逐渐发展为部分可逆或不可逆的发音系统器质性病变。临床上针对嗓音疾病所采取的治疗方式多种多样,如手术、药物治疗、嗓音康复训练等。对于一些具有器质性病变的嗓音疾病,采取嗓音外科治疗可以直接从去除病变的角度解决问题,而很大一部分的嗓音疾病并非由器质性病变造成,嗓音康复训练能达到控制诱因和消除病因的目的。嗓音康复训练是将特定的训练方法作为训练发音和改善发音的一种手段,其目的在于纠正错误的发音方法、增强发音功能、摆脱错误条件反射的控制和影响,以改善和提升嗓音质量,是嗓音矫正的重要治疗方法。对于有器质性病变的嗓音疾病,嗓音外科手术和嗓音训练结合起来,能够起到巩固治疗效果、预防手术并发症的作用。

二、嗓音评估

1. 频闪喉镜　利用物理学原理通过频闪光源代替平光使高度振动的声带变为肉眼可见的慢速运动,从而观察到声带黏膜上的微细病变。通过频闪喉镜,可以观察到患者喉的形态改变、声带振动幅度、声带黏膜波运动情况等。

2. 嗓音的主观评估　包括嗓音的主观听力感知评估和患者自我评估。嗓音的主观听力感知评估是由嗓音治疗师等相关专业人员组成的听评委依靠听觉感知系统对嗓音质量或嗓音障碍进行分析的一种方法,是由他人对患者嗓音质量做出的主观评价。患者自我评估是从患者的主观感受方面看疾病的治疗效果。目前临床运用较广泛的评估方法包括:①GRBAS 听主观分级评估。G（grade）等级,R（roughness）粗糙度,B（breathiness）气息声,A（aesthenic）无力感,S（strain）紧张感。②嗓音障碍指数量表。③嗓音症状尺度量表。

3. 嗓音客观声学分析　包含音域图、嗓音疲劳测试、基频微扰和振幅微扰、声门噪声激发比等指标,可客观地评价患者嗓音质量。

4. 空气动力学评估　空气动力学评估能够较为客观、全面地评估喉功能,测量的参数包括发音平均声门气流量、声门下压力、发声压力域压力值、发声气流域气流值、声门气流量等。

5. 喉神经肌肉电功能评估　是一种测试喉肌及其支配神经电活动的检查方法,通过检查喉部在不同的发音状态及呼吸、吞咽等不同生理活动时喉肌电生理活动的情况,以判断喉神经、肌肉功能状态,可为嗓音训练的方法提供科学依据。

6. 电声门图　通过监测声带振动时的阻力来检测声带接触、分开的情况,反映声带振动的规律性。该检查不具有侵袭性,患者配合程度高,特别适合儿童和各种不宜用喉镜检查的患者。利用电声门图波形及其参数分析声带的振动和闭合情况,有助于喉疾病的诊断、治疗和声学研究。

7. **其他检查**　喉部 CT、喉部磁共振成像、光学相关断层扫描技术等可查找发声障碍的病因及进行鉴别诊断;咽喉反流 24h pH 检测可明确诊断有无胃 – 咽喉反流。

三、适应证

1. 声带小结、病程较短及病灶较小的声带息肉、肌紧张性发声障碍、发声疲劳、声带闭合不全、男声女调、女声男调及慢性喉炎等。

2. 声带手术的围手术期患者,可优化术后音质,降低术后病灶复发的概率。

3. 声音嘶哑的儿童及变声期后音调过高的青少年也适合该训练。

四、训练前患者的评估

嗓音治疗师接诊患者后,应先与患者进行交谈,观察和了解患者的一般情况、患病经过、是否存在嗓音滥用和误用等;对发音、肌肉、呼吸、共鸣、心理以及与嗓音有关的生活习惯、职业等相关情况进行初步了解和评估;通过触诊了解患者肌肉的紧张情况;结合喉镜检查、空气动力学评估、嗓音声学值分析、嗓音障碍指数检查结果了解患者嘶哑、音质和共鸣等情况。

五、嗓音训练方法

嗓音训练是通过系统练习的方法,对与发音有关的器官进行训练,增强机体的共鸣系统和敏感度,以保证正确发声方法的使用。尽管嗓音训练已经被广泛接受和应用,但嗓音治疗师所应用的治疗方法并不完全一致,训练时间也不尽相同。嗓音训练普遍采用小班制,主要的训练方法包括放松练习、呼吸训练、发音训练、共鸣和强化训练四个方面。具体训练方法及内容如下:

1. 讲解人体发声器官的部位和发声原理,介绍嗓音疾病多因发音方法不当、发音滥用及不良的生活习惯所引起,发声器官感染与炎症、全身因素如反流性喉炎、内分泌功能异常也可导致此病。

2. **嗓音保健**　是嗓音训练的另一个核心部分,向患者讲解如何正确用嗓,包括说话时应降低音量、减慢语速、使用合适的音调等。避免嗓音滥用,如长时间讲话或唱歌。养成良好的生活习惯,如保证充足的睡眠、避免情绪紧张、保证足够的饮水量、避免食用辛辣刺激的食物、避免化学物质及其他物质的刺激。

3. **放松练习**　是使机体从紧张状态松弛下来的一种练习过程。其目的是使整个机体活动水平降低,达到生理、心理上的松弛。采用点头、抬头、转颈、耸肩、扩胸、侧身及腿部运动进行全身的放松练习,有利于更好地发声。具体练习次数为每天 3 遍,每个动作重复 5 次。

4. **喉部按摩及喉部下拉**　甲状舌骨肌在控制声道的长度和改变音调中起到很重要的作用,因此通过对甲状舌骨肌的按摩可以起到在发音过程中稳定喉部的作用,消除甲状舌骨肌紧张,缓解发音障碍及发声疲劳。具体方法为将拇指和食指放在甲状软骨和舌骨之间的间隙进行轻柔稳定的打圈按摩,可对喉部上方的压力起缓冲作用,降低喉部肌肉张力。将甲状软骨的上缘往下拉,并轻压喉体,可以左右手交替进行,同时可给予颈部热敷以达到放松颈部肌肉的目的。

5. **下颌关节放松练习**　通过咀嚼练习,缓解咀嚼肌的紧张,提高下颌关节的灵活性,为发音打基础。具体方法为快速向前活动下颌,左右摇摆下颌,进行咀嚼动作练习。注意动作幅度要大,速度要快。

6. **唇舌放松练习**　可随时进行,具体方法为利用张大口、嘴唇打嘟、伸舌、卷舌等练习以达到唇舌放松、力量强化的目的。

7. **腹式呼吸训练**　腹式呼吸是呼吸训练的重点,腹式呼吸使横膈膜上下移动,吐气时横膈膜比平常上升更多,有利于进行深度呼吸,从而获得足够、稳定、可控的声门下气流的动力支持,相比胸式呼吸更省力。在坐、卧、躺等姿势时随时进行腹式呼吸训练。具体方法为:①吸气时,最大限度地向外扩张腹部,要深入、平稳、自然地吸气,避免胸部的起伏和肩部的抬高;②呼气时,最大限度地收缩腹部,平稳、持久地呼气,避免胸部的起伏和肩部的抬高。循环往复。

8. **共鸣练习**　采用鼻音哼鸣、共鸣应答、共鸣吟诵等方法在口腔和鼻腔产生最佳的共鸣效果。

9. **体能训练**　通过慢跑、仰卧起坐、平板支撑等运动方法达到强化发声动力器官(包括肺、胸廓和横膈膜、与呼吸相关的肌肉、支气管和气管)的目的。具体运动量为:①慢跑,每天 30~60min;②仰卧起坐,每天 4 组,每组 15~30 个;③平板支撑,每天 4 组,每组 1~3min。

10. **确定音域**　针对男声女调的患者要通过嗓音宣讲及心理疏导,消除患者对音调的错误认识,降调练习(如发气泡音、咳嗽发音、按压喉头发音)、降喉发音练习等均能有效降低患者嗓音的基频。

11. **动态评估**　每位患者都是独特的个体,所患的致嗓音障碍的疾病具有不同的诱因及特点,在训练过程中应采用动态计算机嗓音分析及频闪喉镜,根据患者不同的嗓音障碍程度、诱发因素和主观要求,制订个性化的训练方法,有针对性地进行个体训练,才能取得满意的效果。

（余　蓉）

第十一章　耳鼻咽喉头颈外科专科辅助检查

学习目标

完成本章内容学习后,学生将能:

1. 复述耳鼻咽喉头颈外科专科辅助检查的目的。
2. 列出常用的检查项目。
3. 描述常规检查结果的临床意义。
4. 应用常规检查的健康教育。

第一节　主观听力检查

一、纯音测听

纯音测听是测试听觉范围内不同频率的听敏感度,标准化的主观行为反应测听内容包括气导听阈和骨导听阈。纯音测听能够反映从外耳到听觉中枢整个听觉传导通路的情况,是目前唯一能准确反映听敏感度的行为测听法,是目前评价听功能最基本、最重要的方法。

【检查目的】

1. 确定听力是否正常。
2. 确定听力损失的程度。
3. 确定听力损失的性质和部位,为治疗及康复提供依据。

【操作前健康教育】

1. 受试者在测试前去除眼镜、头饰、耳环、助听器等。
2. 测试前告知受试者检查的名称、目的及配合方法,老年及儿童受试者,提前做好适当的解释和指导工作,以便患者配合检查。
3. 受试者耳道内不能点药水,如有耳道流水需提前找医生清理。
4. 有特殊病史者,请提前告知检查人员。

【操作前准备】

1. 受试者准备　观察并指导受试者是否能主动、准确地配合听力测试;告知受试者此检查为耳科常规检查,以减轻受试者的紧张情绪。

213

2. 询问病史　了解受试者的病史,以便在听力测试的过程中更加客观地进行听力结果的评估。

3. 配合指导　告知受试者测听过程中的配合方法,讲解测试基本要求。

4. 用物准备　检查纯音听力计功能是否完好,是否处于备用状态。

5. 环境准备　检查应在隔音环境下完成,隔音环境符合测试要求,测试过程中,测听室内不应出现无关事件或他人干扰。室内温度尽可能保持在 18~25℃,相对湿度应在 40%~60%,且应定时换气。测试者应能清楚地看到受试者的行为,而受试者不应看到测试者的动作、测试结果及仪器显示的内容。

【操作流程】

1. 指导受试者取坐位。

2. 协助受试者戴上气导耳机或骨导耳机,保证输出口对准外耳道,耳屏不被压向内,受试者听到声音按压反应器或举手示意。一般建议先测听力较好的一侧,若两侧差别不大,可先测右侧;一般先测气导,再测骨导。

3. 测试气导的频率顺序为 1kHz、2kHz、3kHz、4kHz、6kHz(8kHz)、125Hz、250Hz、500Hz;测试骨导的频率顺序为 1kHz、2kHz、4kHz、250Hz、500Hz。

4. 测试不同频率的气导听阈和骨导听阈(听阈即受试者刚刚能听到的最小声音),并绘出听阈曲线,得到听力图,根据听力图判断听力损失的程度、性质和病变部位。

5. 判断听力损失的程度　根据 500Hz、1 000Hz、2 000Hz、4 000Hz 气导平均听力,将听力损失分为以下几级,见表 11-1。

表 11-1　听力损失程度分级

听力损失 /dB HL	听力损失分级	会话情况
-10~15	正常	—
16~25	微小听力损失	—
26~40	轻度听力损失	听不清耳语,能听轻声
42~55	中度听力损失	听不清轻声,能听普通声
56~70	中重度听力损失	听不清普通声,能听高声
71~90	重度听力损失	听不清高声,能听喊话
90~	极度听力损失	完全听不到

6. 判断听力损失的性质　根据骨导听阈和气导听阈的关系,将听力损失分为传导性听力损失、感音神经性听力损失和混合性听力损失。

(1)传导性听力损失:气导阈值升高(>25dBHL),骨导阈值正常(≤25dBHL),骨气导差 >10dB(图 11-1)。

(2)感音神经性听力损失:气导阈值、骨导阈值都升高,骨气导差≤10dB(图 11-2)。

(3)混合性听力损失:气导阈值、骨导阈值都升高,骨气导差 >10dB(图 11-3)。

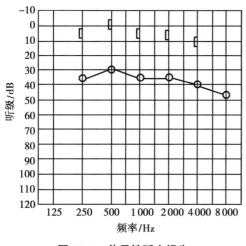

图 11-1　传导性听力损失

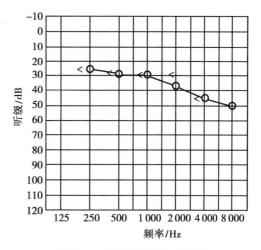

图 11-2　感音神经性听力损失

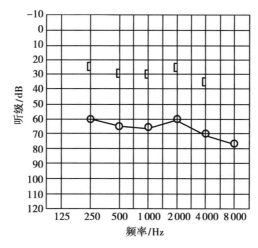

图 11-3　混合性听力损失

【操作后健康教育】

1. 询问受试者检查后有无不适,如有不适,请告知医护人员。
2. 告知受试者携听力检测结果就诊。
3. 告知受试者保留听力测试结果,以便下次复诊时医生进行听力结果对比。

（李　野）

二、小儿行为听力测试

　　小儿行为听力测试是重要的主观听力测试之一,检查者通过给出声音刺激,观察小儿主动对声音产生反应并通过某种行为表现出来,如将头转向声源或做出某种动作,检查者通过这些反应判断小儿的听阈,测试结果可表明听力损失程度和听力损失对小儿交流能力的影响。常用的行为听力测试包括行为观察测听、视觉强化测听、游戏测听等。

行为观察测听

行为观察测听(behavioral observation audiometry,BOA)适用于0~6个月的小儿,可作为新生儿听力筛查的评估方式之一。行为观察测听是在相对安静的环境下,通过发声玩具或设备发出声音,观察小儿对声刺激的行为反应,如观察小儿是否有吮吸、四肢晃动、惊跳反应等行为,从而判断小儿的听力情况。该检查只能作为听力正常或怀疑有听力损失的初级指标。

【检查目的】

1. 确定听力损失的程度。

2. 确定听力损失对小儿交流是否存在影响。

【操作前健康教育】

1. 小儿在测试前去除携带的玩具、饰品等。

2. 测试前告知小儿家长检查的名称、目的及配合方法,以便小儿和家长顺利配合检查。

3. 测试前告知小儿家长,在测试过程中家长不可进行肢体暗示或责备行为,否则可能会影响测听结果。

4. 有特殊病史的小儿,请提前告知检查人员。

【操作前准备】

1. **受试者准备**　小儿可单独坐卧在比较宽大的婴幼儿椅中,测试使用的椅子应高度合适,保证小儿感到身体舒适,并且小儿能够自如转向。如小儿不配合,可让家长抱着小儿测试。

2. **询问病史**　测试者应了解受试小儿的详细病史、小儿听觉发育史、听力损失病因以及听力损失发生的时间、程度和频率范围,以便在听力测试的过程中更加客观地进行听力结果的评估。

3. **建立关系**　诱导观察者与小儿建立亲近关系,以便对小儿的发育情况迅速作出判断。

4. **设备准备**　主要设备是声级计和发声玩具,也可以使用听力计。

5. **环境准备**　测试在隔声室中进行,要求室内灯光明亮。由于小儿有将视线转向明亮区域的趋势,在小儿视野范围内不能出现明显的明暗区,避免室内存在镜子等反光物品。

【操作流程】

1. 诱导观察者利用玩具适当地吸引小儿的注意力,使其达到安静、舒适的状态,以便观察小儿的听性反应。

2. 按照宽频信号、高频信号、低频信号、强度最大的信号的测试顺序选用合适的发声源,先选用宽频信号的发声工具发声,如言语声、小塑料瓶内装上绿豆发声。

3. 发声源应保持与小儿的测试耳在同一高度,并且置于小儿耳后,与外耳道成20°~30°角,以确保声源在婴幼儿视野范围之外,并确保测试耳与发声源之间距离为30~45cm。如果采用现场监测,此时也应该注意声级计与声源的位置。

4. 诱导观察者给出提示,测试者在适当的时机给出尽可能轻的刺激声,持续3~5s,查看声级计上的声压级读数。

5. 诱导观察者和测试者观察小儿的反应。如果小儿在给声后 2~3s 内作出与年龄发育相符的行为反应,可以认为这个反应与刺激信号有时间锁相关系;如果小儿对刺激声无反应,则使用上升法进一步给声,直至小儿出现反应或者刺激信号强度已到达极限。应当注意测试时,两次刺激间隔时间至少达到 10s 以上。

6. 在测试过程中,要随机采用无刺激声的对照方法,一般每 4 次有效刺激声给 1 次无刺激声,可以有效避免假阳性的出现;如果出现了假阳性反应,一定要观察小儿是由于噪声还是视觉影响产生的,可以适当延长刺激声间隔来控制小儿的随意活动。

7. 如果想要改变测试耳,则要使用与之前不同的玩具,否则引出反应的概率很低。

8. 采用强度最大的信号来引出惊跳反应,因为在此测试之后小儿很可能会处于哭闹的状态,所以强度最大的信号测试一定要放在最后测试。

【操作后健康教育】

1. 告知小儿家长携带行为观察测听结果找医生就诊。

2. 告知小儿家长保留听力测试结果,以便下次复诊时医生进行听力结果对比。

视觉强化测听

视觉强化测听(visual reinforcement audiometry,VRA)适用于 6 个月至 2.5 岁的小儿。通过小儿对声光刺激建立条件反射后,以视觉刺激物作为强化手段,观察小儿对声音反应的一种听力测试方法。目的是使小儿建立起对刺激声的条件反射,对刺激声作出定位反应则会受到奖励,并同时吸引小儿转向奖励的闪光玩具,使用奖励的定向反射,激励小儿即使在刺激声本身不再有趣时,仍继续能将头转向声源方向,以获得小儿的听力情况。

【检查目的】

1. 判断小儿听力损失情况。

2. 为小儿助听器验配提供精确的测量基线。

【操作前健康教育】

1. 小儿在测试前去除携带的玩具、饰品等。

2. 测试前告知小儿家长检查的名称、目的及配合方法,以便小儿和家长顺利配合检查。

3. 测试前告知小儿家长,在测试过程中家长要保持安静。

4. 有特殊病史的小儿,请提前告知检查人员。

【操作前准备】

1. **受试者准备** 小儿坐在带儿童固定装置的宝宝椅中,避免其随意起身活动,或坐在家长腿上。

2. **询问病史** 测试者应了解受试小儿的详细病史。

3. **设备准备** 主要测试仪器包括纯音听力计、换能器(包括头戴式耳机、插入式耳机、骨导耳机和扬声器)、声级计、视觉强化奖励设备、电耳镜,以及适合分散和吸引 6 个月 ~2.5 岁小儿注意力的玩具。

4. **环境准备** 测试在隔声室中进行,测试室内的布置应朴素,无吸引小儿注意力的图画,无多余的玩具、家具、仪器设备。采用可调节亮度的灯具,小儿刚进入房间熟悉环境时,灯光光线要亮一些,让其尽快适应环境,降低对陌生环境、暗光、局促狭小空间的恐惧心理;

待小儿适应环境并正式测试时可以适当降低灯光亮度,确保小儿能清晰看见视觉强化奖励器灯箱中的奖励玩具,使其安静、专心地配合测试。

【操作流程】

1. **训练受试小儿建立条件反射** 测试者给出刺激声,观察小儿出现的任何行为反应,如出现转头、微笑以及表明其听到声音的任何反应,此时诱导观察者应当迅速显示灯箱的奖励玩具,引导小儿看闪亮的玩具,给予口头的称赞,让其感到游戏有趣。训练进行 2~3 次,直到完全建立通过视觉刺激强化对声刺激引起的转头或定向反应。

2. **正式测试获得听力阈值** 测试可以根据小儿情况和测试目的,使用以下两种方式:

（1）纯音测听法:使用声场或耳机寻找受试儿童的听觉阈值。

（2）筛选法:给予“最小级”的声音,了解小儿是否能通过筛选。

3. **测试中频率顺序的选择** 根据本次测试的目的和小儿实际配合状态,可按照 $1kHz \rightarrow 4kHz \rightarrow 0.5kHz \rightarrow 2kHz$ 或者 $2kHz \rightarrow 0.5kHz \rightarrow 4kHz \rightarrow 1kHz$ 的顺序;当小儿听力损失较重或重度高频听力下降,也可采用 $0.5kHz \rightarrow 2kHz \rightarrow 1kHz \rightarrow 4kHz$ 的顺序。当使用插入式耳机和压耳式耳机以期快速获得每侧耳更多信息,需要按照以上不同情况下选择的频率顺序,从相对的好耳到相对的差耳,在同一频率上交替更换。

【操作后健康教育】

1. 告知小儿家长携带测听结果找医生就诊。

2. 告知小儿家长保留测听结果,以便下次复诊时医生进行听力结果对比。

游 戏 测 听

游戏测听(play audiometry,PA)方法适用于 2.5 岁至 6 岁的儿童,是让受试小儿参与一个简单有趣的游戏,教会小儿对所给的刺激声作出明确可靠的反应,被测试的小儿必须能理解和执行这项游戏,并且在行为反应之前可以等待刺激声的出现,从而获得受试小儿每侧耳各频率的气导和骨导听力阈值。

【检查目的】

1. 确定气导和骨导听力阈值。

2. 检查结果更接近被测试者真实的听阈。

【操作前健康教育】

1. 小儿在测试前去除携带的玩具、饰品等。

2. 测试前告知小儿家长检查的名称、目的及配合方法,以便小儿和家长顺利配合检查。

3. 测试前告知小儿家长,在测试过程中家长不可进行肢体接触、暗示等,并保持安静。

4. 有特殊病史的小儿,请提前告知检查人员。

【操作前准备】

1. **受试者准备** 小儿尽可能单独坐在测试椅中,家长坐在小儿侧后方。

2. **询问病史** 测试者应了解受试小儿的详细病史,同时观察小儿生长发育情况以选择合适的游戏。测试者应询问小儿身体的活动能力,是否存在头面部和肢体的发育畸形,如视觉障碍等;是否能够独立坐稳在小椅子里;手持握动作是否灵活,持握精细度决定了采用游戏玩具部件的大小选择等。

3. **建立关系** 测试者与小儿建立亲近关系,让存在恐惧心理的小儿放松下来,安静玩弄手边的玩具。

4. **耳郭及耳镜检查**　测试前检查者应以示指和中指压小儿的耳郭处,模拟耳机罩置于耳郭上的情形,观察是否会造成外耳道塌陷或堵塞,如果出现此情况,可以用纱布垫于耳郭后,这样戴上耳机后,耳郭和外耳道先后移位,从而开放了外耳道;或者改用插入式耳机。电耳镜检查小儿外耳道是否有耵聍、异物,观察鼓膜是否穿孔,中耳是否有渗出等。

5. **设备准备**　包括纯音听力计、换能器(包括头戴式耳机、插入式耳机、骨导耳机和扬声器)、声级计、电耳镜,以及适合 2.5 至 6 岁小儿测试用的玩具数套。

6. **环境准备**　同视觉强化测听的环境准备。

【操作流程】

1. 训练小儿建立对刺激声的条件化反应,首先让小儿戴上耳机,如果小儿拒绝戴耳机,需要进行声场测试。

2. 测试者选择和确定条件化的初始刺激频率和强度,游戏测听刺激声一般选择啭音或纯音,所给条件化刺激强度必须在阈上 15dB 或更高些。

3. 建立期望的行为反应,即测试诱导者向小儿演示完整的游戏过程,通过操作性条件化塑形和操控小儿的行为,使期望的行为活动仅对刺激声作出固定的具有唯一性的应答行为反应,即所谓的"听声放物"。例如,诱导者坐在小儿对面,将一个玩具放在耳边,当小儿注意力相对集中或处于安静状态时,测试者给出一个刺激声并做出听到声音的表情,同时将玩具放到准备好的筐里。经过 1~2 次重复后,让小儿自己拿玩具,帮助小儿将玩具放在耳边等待,给出刺激声后,诱导者观察到小儿听到声音的表情时,帮助小儿将玩具放入筐中。经过 1~2 次重复,给出刺激声时,鼓励小儿自己主动投入玩具,一旦小儿主动完成,给予表扬或鼓励,至少通过 3~5 次训练后再进行正式测试。

4. 当小儿的条件化反应建立稳定、可靠后,通常采用纯音测听法,确定某频率的气导和骨导的反应阈值。

【操作后健康教育】

1. 告知小儿家长携带测听结果找医生就诊。

2. 告知小儿家长保留测听结果,以便下次复诊时医生进行听力结果对比。

(李　野)

第二节　客观听力检查

一、声导抗测试

声导抗(acoustic immittance)测试是一种评估中耳功能及第Ⅶ、Ⅷ对脑神经功能状态的测试方法。该测试除能测量声能在中耳的传递状态,从而判断中耳病变之外,还可通过声反射测试对听功能疾患作出定性和定位诊断。声导抗测试包括鼓室声导抗和声反射两部分。鼓室声导纳是测量外耳道压力变化过程中的声导纳值,通过对鼓膜外侧声能传递过程变化的测量了解中耳功能状态。声反射是一种自我保护性反应,当中耳受到足够大强度的声音刺激时,双侧镫骨肌收缩,镫骨足板远离前庭窗,保护内耳使其免受损伤。

【检查目的】

帮助了解中耳的病理及生理状况。

【操作前健康教育】

1. 测试前告知患者检查的名称、目的及配合方法,使患者尽量放松。

2. 嘱患者检查时不要说话,不要做咳嗽、吞咽、擤鼻等动作。

3. 询问患者病史,若有鼓膜穿孔或其他情况,测试前告知检查人员。

【操作前准备】

1. **仪器准备**　接通电源,确保显示屏幕上出现说明书规定的文字、图形及预设参数。气泵处于"0"位。

2. **受试者准备**　尽量让受试者放松,测试前告知受试者检查的名称、目的及配合方法。检查前嘱患者不要说话,不要做咳嗽、吞咽、擤鼻等动作。将耳塞连接于探头系统上。

3. **注意事项**　检查前要清理耵聍,防止耵聍堵塞耳塞头或过多的耵聍阻挡探测音的传入;检查前准备各种大小及形状的耳塞,以适应不同的患者。

4. **环境准备**　保持环境安静,声反射应在隔音室环境下进行。

【操作流程】

（一）鼓室声导纳

1. 受试者取坐位。

2. 测试时,根据外耳道大小及形状,选择适当大小的耳塞,放入外耳道内并确定处于密闭状态。

3. 开始测量,不同的仪器要严格按说明书的步骤进行。

4. 根据鼓室声导抗曲线最大声顺的位置、幅度及鼓室声导抗的形状分为五种类型（Liden/Jerger 分类法）:

（1）A 型:峰值在 $-100\sim+100\text{daPa}$,峰值幅度为 $0.3\sim1.6\text{ml}$,曲线平滑,说明中耳有正常含气腔,多见于正常人。鼓室内有小肿物,听骨链轻度固定也可出现此型,见图 11-4。

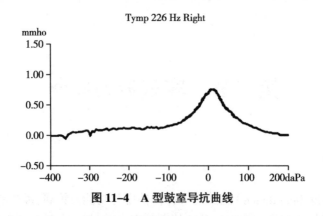

图 11-4　A 型鼓室导抗曲线

（2）Ad 型:峰值在 $-100\sim+100\text{daPa}$,峰值幅度 $>1.6\text{ml}$,峰压点正常。多见于鼓膜松弛或鼓膜萎缩性瘢痕耳中耳正常者,听骨链中断、鼓膜病变、镫骨切除术后,见图 11-5。

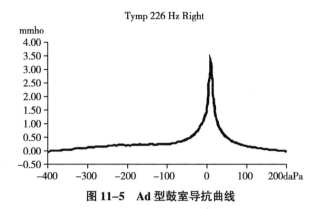

图 11-5 Ad 型鼓室导抗曲线

（3）As 型：峰值在 -100~+100daPa，峰值幅度 <0.3ml，多见于听骨链固定，见图 11-6。

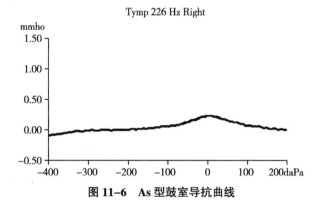

图 11-6 As 型鼓室导抗曲线

（4）C 型：峰值 <-100daPa，峰值幅度在正常范围，多见于咽鼓管功能障碍，见图 11-7。

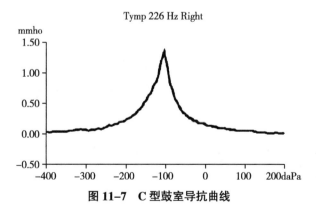

图 11-7 C 型鼓室导抗曲线

（5）B 型：无明显峰值，平缓，幅度 <0.3ml，多见于鼓室积液、鼓膜穿孔、耵聍堵塞，见图 11-8。

（二）声反射

1. 患者在屏蔽室内取坐位。

2. 测试时需在隔声室内将仪器的探头密封于外耳道内，作鼓室导抗图。

3. 于峰值点给予不同刺激声，应用上升及下降法确定不同阈值，刺激声纯音为 5dB 一档，宽带噪声为 1~2dB 一档，刺激声时程为 1~2s。

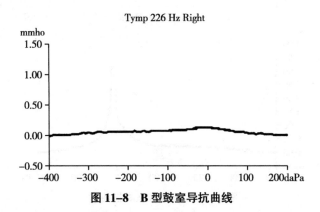

图 11-8　B 型鼓室导抗曲线

4. 声反射测试内容包括声反射阈、声反射振幅、声反射衰减及声反射潜伏期。

5. **结果判断**　声反射阈是指能引出声反射的最小的声音强度［报告单（图 11-9）上记录的数据就是不同频率刺激声的声反射阈］。声反射阈与纯音听阈的关系：正常人声反射阈大约在听阈上 70~95dB；感音性聋的声反射阈与听阈之差 <60dB 时提示有重振现象；传导聋通常不能引出声反射。

✔ 声导抗测试

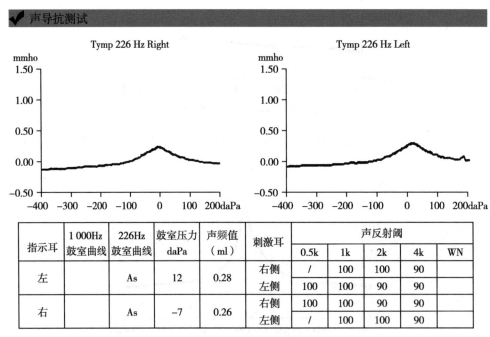

指示耳	1 000Hz 鼓室曲线	226Hz 鼓室曲线	鼓室压力 daPa	声频值（ml）	刺激耳	声反射阈				
						0.5k	1k	2k	4k	WN
左		As	12	0.28	右侧	/	100	100	90	
					左侧	100	100	90	90	
右		As	−7	0.26	右侧	100	100	90	90	
					左侧	/	100	100	90	

图 11-9　声导抗报告单

【操作后健康教育】

1. 询问受试者检查后有无不适，如有不适，请告知医护人员。

2. 告知受试者携带检查结果找医生就诊。

3. 告知受试者自行保留检查结果，以便复诊时医生进行结果对比。

二、听觉诱发电位

听觉脑干反应

【定义】

听觉脑干反应（ABR）是听觉诱发电位的一种，所谓听觉诱发电位是指给予听觉系统一定的声音刺激后，10ms 以内中枢神经系统出现生物电反应，统称为听觉诱发电位。从头皮记录到的 ABR 是一组波，正常人有 7 个波，分别以罗马数字 I~Ⅶ 进行命名，常用的波是 I 波、Ⅲ波和V波。通过V波的反应阈值测定有助于听力水平的客观评估。

【检查目的】

1. 客观评价听力损失程度。

2. 用于听觉神经传导通路的神经或中枢病变检查。

3. 进行听力筛查。

【操作前健康教育】

1. 了解受试者配合程度。

2. 向受试者讲解检查的目的及过程，取得患者的同意及配合。

3. 婴幼儿受试者需在睡眠状态下进行。

【操作前准备】

1. 环境准备 此检查需在屏蔽室内进行。

2. 询问病史 了解受试者的病史，婴幼儿患者需了解药物过敏史。

3. 受试者准备 成人患者对需粘贴电极片的部位进行脱脂，婴幼儿患者需口服镇静药物并对安放电极的部位进行脱脂。

4. 用物准备 听觉诱发电位仪、检查床、酒精、电极片及摩擦膏。

5. 环境准备 此项检查需在隔音屏蔽室内进行。

【操作流程】

1. 连接电极，佩戴耳机。

2. 选择测试项目，按需测量。

3. 观察显示器波形，确认波形是否正常。

4. 记录数值。

5. 打印结果报告，见图 11-10。

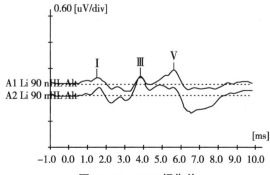

图 11-10 ABR 报告单

（1）分析强度：即在较高刺激声强度时，分析Ⅰ波、Ⅲ波和Ⅴ波的潜伏期和它们之间的峰间期的变化，为病变的定位诊断提供依据。

（2）阈值：常用Ⅴ波来判断ABR的阈值，最后引出ABRⅤ波的声音强度即为ABR阈值。ABR阈值与纯音测听的听阈有很好的相关性，所以常用来评估纯音听阈。Ⅴ波出现的最小刺激声强度为20dB，因此ABR阈值为20dB，见图11-11。

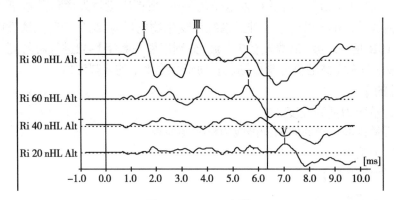

图11-11　ABR阈值

因ABR具有客观、无创、不需要受试者主动配合、不受镇静剂影响等优点，因此常用于婴幼儿、孤独症儿童、难测试的儿童、弱智者的听力检测和评估。

【操作后健康教育】

1. 询问受试者检查后有无不适，如有不适，请告知医护人员。

2. 观察患儿使用镇静剂后的意识状态，嘱患儿家属给患儿多饮水，促进药物排出体外。

3. 告知受试者家属按要求的时间取结果，之后携结果找医生就诊。

4. 告知受试者家属自行保留检查结果，以便复诊时医生进行结果对比。

40Hz 听觉诱发电位

听觉诱发电位（AEP）是指给予受试者声音刺激，在头皮上所记录的由听觉神经通路所产生的电位。一种稳态听觉诱发电位，其刺激声的给声速率为40次/s，记录到的波形类似正弦波。40Hz AEP有较好的频率特异性，尤其适合低频听力的判断，但40Hz AEP易受被试者状态、睡眠、镇静药物及麻醉的影响，镇静及深度睡眠会造成振幅下降，此项检查可用于成人及年龄较大儿童的客观听力评估。

【检查目的】

客观评估听力损失的程度，用于听觉神经传导通路的神经或中枢病变的检查，或进行听力筛查。

【检查前准备】

1. 环境准备　此检查需在屏蔽室内进行。

2. 受试者准备　对患者需粘贴电极片的部位进行脱脂。

3. 用物准备　听觉诱发电位仪、检查床、酒精、电极片及摩擦膏。

【操作流程】

1. 连接电极，佩戴耳机。

2. 选择测试项目,按需测量。

3. 观察显示器波形,确认波形是否正常。

4. 记录数值。

5. 打印结果报告。

（1）40Hz AEP 图形:见图 11-12。

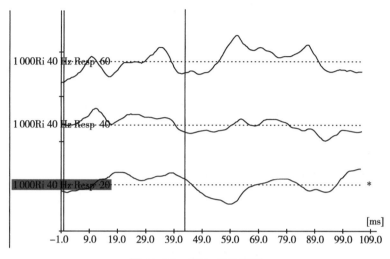

图 11-12　40Hz AFP 图形

（2）40Hz AEP 报告单:40Hz AEP 的报告与 ABR 报告不同,40Hz AEP 的报告仅报告阈值即可。

【操作后健康教育】

1. 询问受试者检查后有无不适,如有不适,请告知医护人员。

2. 告知受试者携检查结果找医生就诊。

3. 告知受试者自行保留检查结果,以便复诊时医生进行结果对比。

听觉稳态诱发电位

听觉稳态诱发电位（ASSR）与 40Hz AEP 的不同之处在于刺激速率在 40 次 /s 左右或更高,因频率特异性好,且不受睡眠及年龄的影响,常用于婴幼儿的听力评估。ABR 及 40Hz AEP 均需要有经验的听力工作者来识别波形并出具报告,而 ASSR 是测试设备客观测试客观分析结果。

三、耳声发射

【定义】

耳声发射（OAE）是一种产生于耳蜗,经听骨链及鼓膜传导释放入外耳道的音频能量。耳声发射产生于外耳蜗外毛细胞,因此能反映耳蜗的生理功能和特性。畸变产物耳声发射（DPOAE）是 OAE 的一种,因具有频率特异性,因此在临床应用较广泛。

【操作目的】

评价耳蜗外毛细胞的生理功能。

【操作前健康教育】

1. 了解受试者的配合程度。

2. 向受试者讲解检查的目的及过程,取得患者的同意及配合。

3. 婴幼儿受试者需在睡眠状态下进行。

【操作前准备】

1. 环境准备 测试环境尽量安静,或在隔声室中进行。

2. 受试者准备 清除耳道内耵聍,保持耳道通畅,婴幼儿可在自然睡眠中测试或使用镇静剂后测试。

3. 用物准备 耳声发射仪完好且处于备用状态,酒精消毒纱布。

【操作流程】

1. 开启仪器,检查仪器运行是否正常。

2. 将探头置于外耳道并充分密闭,保证探头顶端正对鼓膜。

3. 按不同方式给声,并由高灵敏度麦克风收集耳声发射信号,经过处理后来提高信噪比,以频域或时域的形式显示及记录。

【操作后健康教育】

1. 询问受试者有无不适,如有不适,及时告知检查者。

2. 婴幼儿受试者需服用镇静药物,检查后观察患儿意识状态,嘱患儿家属给患儿多饮水,促进药物排出体外。

3. 告知受试者家属按通知的时间取检查结果,之后携结果找医生就诊。

4. 告知受试者家属自行保留检查结果,以便复诊时医生进行结果对比。

(孟 超)

第三节 前庭功能检查

前庭位于耳蜗与半规管之间,为一个不规则的椭圆形空腔,是骨迷路中部的结构,有5个孔与3个半规管相通。前庭神经的中枢联系可引起一系列必要的姿势调整,以维持平衡。因此前庭神经及其中枢联系是本体感觉系的基本部分。

人在日常活动中靠前庭、视觉和本体感觉三个系统的协调作用来维持身体的平衡,有人将这三个系统统称平衡三联。其中前庭系统最为重要。前庭系统的功能障碍可导致平衡失调。由此可见前庭功能检查有助于眩晕的诊断及鉴别诊断,是临床必不可少的检测方法之一。

平衡功能检查是通过观察前庭自发性或诱发性体征,根据其结果判断前庭系统的功能状态及病变程度和部位。眼震是临床上各种前庭反应中最明显、最重要的体征之一。是一种不自主、无意识而多数为有节律的眼球往返震荡运动。可分为自发性和诱发性两种,前庭系统受到病理性刺激所引起的眼震称为自发性眼震,自发性眼震多属于病态表现。在前庭器官接受冷热或旋转等生理刺激之后所诱发的眼震反应,称之为诱发性眼震。

视觉眼震电图检查法是以眼震为观察指标的一种客观的前庭功能检测方法,采用红外视频技术,观察和记录分析各种眼动影像,直观地从显示器观察水平、垂直及旋转型眼震,为临床中枢性眩晕的定位诊断提供了全新的诊断依据。

前庭系统包括外周及中枢两部分,主司人体平衡。外周部分即前庭终器,位于内耳。不论病理或生理刺激作用于前庭终器均可引起眩晕、眼震、躯体肌肉张力反应以及自主神经反应等症状和体征。前庭功能检查分两大类:前庭脊髓反射系统的平衡功能和前庭眼动反射弧的眼震现象。临床常用的有眼震电图、冷热试验、旋转试验、平衡功能检查等。

【检查目的】

1. 了解前庭系统本身的功能状态。

2. 观察治疗效果。

3. 进行职业的选择。

4. 有助于肿瘤的定位。

5. 科学研究功能试验有时需用前庭作观察。

【操作前健康教育】

1. 测试前告知患者检查的名称、目的及配合方法,使患者尽量放松。

2. 嘱患者检查前门诊就诊取出外耳道耵聍并检测听力。

3. 检查当天需携带病历及相关报告单。

4. 老年及身体虚弱者或者儿童需家人陪同。

5. 询问患者病史,特殊情况告知检查人员,避免头晕急性期及心脑血管发作期做此项检查。

6. 告知患者检查前24h不要独用中枢兴奋剂及抑制剂,避免饮用含酒精的饮料。

7. 检查需空腹进行,避免引起不适。

8. 检查当日不要化眼妆,尤其是画眼线及刷睫毛膏,同时避免佩戴隐形眼镜。

9. 检查中要配合检查者更换体位。

【操作前准备】

1. 受试者均需要到耳科门诊就诊,检查外耳道,清理干净,去除耵聍栓塞、检查鼓膜是否完整。

2. 受试者在检查前24h内禁止服用中枢神经兴奋或抑制类药物,避免饮用含酒精的饮料,防止因药物所致的前庭激惹或抑制现象出现。

3. 检查前受试者尽量空腹避免刺激后恶心呕吐。

4. 检查当天受试者不要化妆,尤其化眼妆,避免眼影、眼线及睫毛膏类。

5. 检查者必须了解受检者的耳部情况、身体状况及各种检查的结果。

6. 向患者解释清楚检查项目名称、目的、检查过程中要求及如何配合以及检查中可能出现的不适,消除患者紧张取得配合。

【操作流程】

1. 检查过程分成两步 首先为患者戴上眼罩,坐位检查,然后仰卧位检查。整个检查过程患者要保持放松状态,勿紧张。

2. **坐位检查** 戴上眼罩,头位保持不动,眼睛注视前方屏幕上的光点,当光点移动时,眼睛跟着移动,切记不要超前,也不要落后。

3. **仰卧位检查** 将头枕在斜面枕上,医师将用气流冲击耳道,没有任何损伤。第一次用的气稍微凉一些,第二次用的气稍微热一些。

提示:

(1)通过冷热气冲击耳道而刺激左右侧水平半规管,使迷路内的内淋巴液因温度变化而产生物理性变化,这时根据单侧刺激时眼震反应的潜伏期、眼震强度、持续时间、眼震方向及两侧反应之差区别大小来判断左右半规管的功能。这需要患者很好的配合,因为由于温度刺激后出现的眼震持续时间只有 1~2min,故应抓紧这短短的时间,才能完成检查。耳朵充完气后,眼睛要睁开,眼球不要任意转动,同时按医师的要求口算或数数(让受试者数数是为了保持头脑清醒,使眼震的幅度不被抑制),并大声念出。

(2)告知患者耳朵充完气后,会出现不同程度的头晕、旋转感,有一部分患者还会出现恶心,上述情况时不要紧张,这是一种正常的生理反应,1~2min 就会缓解。

4. 检查后,受检者还会有些眩晕感,不能马上离开检查室,做起来休息片刻后,检查者才能安全送受检者离开检查室,要保证患者的安全。

5. 老年及体弱患者务必将受试者交给家属,以确保患者安全。

【操作后健康教育】

1. 受试者在检查完毕会有不同程度的眩晕感,有的会出现恶心的症状,需观察 30min 待症状减轻再离开检查室。

2. 特殊患者需交给家属,避免跌倒的发生。

3. 若症状严重可服用药物缓解症状。

4. 告知受试者携带检查报告找医生就诊。

5. 告知受试者保留好报告以便日后复诊医生进行结果的对比。

(孟 超)

第四节 颞骨斜前位检查

【定义】

颞骨斜前位,用于判断人工耳蜗植入术后耳蜗植入深度及植入体位置的检查方法。

【检查目的】

检查植入部件埋入耳蜗后有无打折或断裂。

【操作前健康教育】

1. 告知患儿家属检查的名称、目的及意义。

2. 此项检查常规在人工耳蜗植入术后的第 4~5 天进行。

3. 检查前患儿要少睡觉,以便使患儿更好地配合检查。

4. 不能配合的患儿遵医嘱给予镇静药物。

【操作前准备】

1. 受试者准备 告知患儿家长此检查为人工耳蜗术后的常规检查,以减轻患儿的紧张情绪。

2. 询问病史 了解受试者的简要病史,了解安装人工耳蜗的手术时间及位置。

3. 配合指导 告知受试者测听过程中的配合方法,讲解测试基本要求。

4. 环境准备 按放射科相关检查环境进行准备。

【操作流程】

1. 患者采取坐位,坐在垂直的装置前。

2. 电子耳蜗植入侧的前额、鼻和颧骨贴近胶片(成像接收器)以固定头部,调整正中矢状面与胶片成 50°角,可用量规帮助测定角度。

3. 屈颈使两眶下裂形成的水平平面垂直于胶片,需要有一个精确定位焦距的球管和一个小的定位用的圆锥。

4. 球管的中心射线穿过枕部无须改变角度,在接近胶片的外耳道上方 0.7cm 和外耳道向后 3cm 处出颅骨。

5. 焦距和物体间的距离为 90cm,物体和图像间的距离为 38cm,对于成年人,用高清晰度的胶片,采用的投照条件是 80mAs 和 80kV。

6. 图像无须用网格。采用图像放大技术可以显示电子耳蜗的植入电极。

【操作后健康教育】

1. 询问受试者检查后有无不适,如有不适,请告知医护人员。

2. 观察患儿使用镇静剂后的意识状态,嘱患儿家属给患儿多饮水,促进药物排出体外。

3. 告知受试者家属按告知的时间取检查结果,之后携结果找医生就诊。

4. 告知受试者家属自行保留检查结果,以便复诊时医生进行结果对比。

(孟 超)

第五节 嗅觉功能检查

嗅觉是人体原始的感觉功能之一,人体的嗅区黏膜分布在鼻腔顶中部,向下至鼻中隔上部及鼻腔外侧壁等嗅裂区域。嗅觉具有辨别气味、增进食欲、识别环境及报警等作用。

【检查目的】

检查鼻腔嗅觉功能,了解患者嗅觉损失的程度。

【操作前健康教育】

1. 告知受试者放松心情,无须做特殊准备。

2. 检查前告知受试者检查的名称、目的及配合方法。

3. 检查前充分了解患者的病史,有特殊病史应及时告知检查人员。

【操作前准备】

1. 受试者准备 取坐位,保持安静并放松,等待检查。

2. 询问病史 了解受试者的简要病史,以便测试后进行准确的判断。

3. 配合指导 告知受试者测听过程中的配合方法,讲解测试基本要求。

4. 用物准备 不同的试剂装在同样式、同色的小瓶内,以免患者看见试剂,影响检查结果的可靠性。

5. 环境准备 温度适宜,门窗关闭,并请相关人员回避。

【操作流程】

1. 患者取坐位,放松心情,等待检查。

2. 根据不同的检测方法操作方法如下:

(1)简易法:用不同的气味如香精、醋、樟脑油、煤油做嗅觉检查时,以水作为对照剂。将各种嗅剂分别装于同样式、同色的小瓶中,受检者随意选瓶自持,手指堵住同一侧鼻孔,以另一侧鼻孔嗅之,并说明气味的性质,依次检查完毕。此法只能测试患者有无嗅觉功能,适用于集体体格检查。

(2)嗅阈检查法:以多数人可以嗅到的最低嗅剂浓度为嗅觉单位,按 1、2、3、4、5、6、7、8、9、10 嗅觉单位配成 10 瓶。欧洲学者 Druek 规定 7 种嗅剂,共配成 70 瓶,检查时测出对 7 种物质的最低辨别阈,用小方格 7×10 标出,称为嗅谱图。某一嗅素缺失时,则在嗅谱图上出现一条黑色的失嗅带。

(3)宏观的呼吸反应嗅觉检查法:当正常人呼吸含有吡啶的空气时,呼吸立刻停止数秒钟;如果嗅觉缺失,则呼吸节律无任何改变。据此可进行如下检查:用布蒙住双眼,用呼吸面具罩于鼻部,将记纹鼓连于胸腹部,以记录受检者的呼吸。戴面具后形成轻度缺氧,呼吸运动增强,但有规则。当吸气时面具内注入 20ml 含吡啶的空气,如有微弱感觉,呼吸立即停止 2~3s,如嗅觉缺失则无改变。

【操作后健康教育】

1. 询问受试者检查后有无不适,如有不适,请告知医护人员。

2. 告知受试者携检查结果找医生就诊。

(孟 超)

第六节 鼻 阻 力

气体通过鼻腔的流速与压力的关系以阻力表示称为鼻阻力。测试原理是通过内置的压差传感器,同时测量鼻呼吸流速和鼻咽压力差,然后通过公式计算出鼻阻力值,鼻阻力 = 压力差/流速。

【检查目的】

1. 衡量鼻通气度的客观指标 主要是判定鼻气道阻力大小、鼻气道狭窄部位以及鼻气道有效通气横截面积等,对判定受试者病情、指导治疗方案均有重要作用。

2. 对患者的手术疗效进行评估。

3. 及时、有针对性地给药。

【操作前健康教育】

1. 充分了解患者的合作程度,告知患者此检查的目的、意义及操作过程。

2. 充分了解患者的病情、鼻腔通气情况及用药情况。

3. 指导患者在检查当日晨起不喷鼻腔减充血剂(如氯麻滴鼻剂、可麻滴鼻剂等)或抗过敏的药物(如盐酸西替利嗪、氯雷他定等),避免影响检查结果。

【操作前准备】

1. 受试者准备　受试者在检查前应静坐 15min,摘去眼镜。观察并指导受试者,使受试者放松心情,勿紧张。

2. 询问病史　了解受试者的简要病史及鼻部通气情况,清除鼻腔分泌物,告知受试者若有鼻腔黏膜破损要提前告知检查者。

3. 配合指导　告知受试者测听过程中的配合方法,讲解测试基本要求。

4. 用物准备　仪器处于备用状态。

5. 环境准备　室温适宜,关闭门窗,请无关人员回避。

【操作流程】

1. 受试者在检查前应静坐 15min,摘去眼镜。

2. 开机,填写患者一般信息,选择窗口,出现操作界面。

3. 选择合适大小的鼻塞,既不能漏气又不能使鼻翼变形,塞入非测量侧的前鼻,然后将面罩严密扣住口鼻,勿挤压鼻翼及鼻腔的其他部位。

4. 嘱受试者正常平静呼吸,选择"left",点击红点按钮测左侧,设置 4 次呼吸过程约25s 左右,自动停止,同样方法测右侧,结束后回到分析页面,挑选正确的曲线形成检查结果。

5. 如需多次测量,则在一次测量结束后,再打开另一个窗口,继续重复以上测量步骤,测量完全结束后,挑选测试曲线,形成检查结果,再一并保存、打印。

6. 保存并打印结果。

【操作后健康教育】

1. 询问受试者检查后有无不适,如有不适,请告知医护人员。

2. 告知受试者携带检查结果找医生就诊。

3. 告知受试者保留鼻阻力的测试结果,以便复诊时医生进行结果对比。

(孟　超)

第七节　鼻声反射

鼻声反射主要用于定量判断鼻腔及鼻咽腔容积、最小横截面积,进而对鼻腔及鼻咽部疾病的病变程度、疗效,甚至疾病性质作出客观的评价。

【检查目的】

鼻声反射为一种客观的测定方法,可以准确反映鼻腔的几何形态。

【操作前健康教育】

1. 告知患者放松,不需要特殊准备。

2. 向患者解释此项检查的名称及意义。

3. 充分了解患者的病情、鼻腔通气情况以及用药情况。

4. 指导患者在检查当日晨起不喷鼻腔减充血剂(如氯麻滴鼻剂、可麻滴鼻剂等)或抗过敏的药物(如盐酸西替利嗪、氯雷他定等),避免影响检查结果。

【操作前准备】

1. 受试者准备 受试者在检查前应静坐 15min,摘去眼镜。观察并指导受试者,使受试者放松心情,勿紧张。

2. 询问病史 了解受试者的简要病史及鼻部通气情况,清除鼻腔分泌物。告知受试者若有鼻腔黏膜破损,要提前告知检查者。

3. 配合指导 告知受试者测听过程中的配合方法,讲解测试基本要求。

4. 用物准备 相关仪器准备好。

5. 环境准备 室温适宜,关闭门窗,请无关人员回避。

【操作流程】

1. 开机,校正机器。

2. 受试者保持相对稳定的体位及头位(面向测试者,坐正),测量时保持不动;同一受试者重复测量时应尽量保持相同的体位及头位。

3. 选择合适大小的鼻腔探头,为避免声波泄漏,必要时可使用密封胶,不能挤压鼻孔使之变形。

4. 为了使鼻腔探头与前鼻孔密切接触,可适当调整声波管的方向和角度,但声波管的长轴应尽量与鼻梁保持平行;同一受试者重复测量时应尽量保持波管的方向不变。

5. 嘱受试者先深吸气后再呼出一半的吸入气,然后屏住呼吸。

6. 测量开始,声波反射至少发生 4 次后停止。

7. 必要时可重复测量,连续两次的测量结果之间的变异系数应小于 5%。

8. 保存并打印检查结果。

【操作后健康教育】

1. 询问受试者检查后有无不适,如有不适,请告知医护人员。

2. 告知受试者携带检查结果找医生就诊。

3. 告知受试者保留鼻声反射的检查结果,以便复诊时医生进行结果对比。

(孟 超)

第八节 皮肤点刺试验

皮肤点刺试验是将少量高度纯化的变应原液体滴于患者前臂,再用特制点刺针轻轻刺入皮肤表层。如患者对该变应原过敏,则会于 15min 内在点刺部位出现类似蚊虫叮咬的红肿块,出现瘙痒的反应,或皮肤颜色上有改变,据此我们基本上就能够比较确定过敏性疾病的存在。皮肤点刺试验现为欧洲国家及美国公认最方便、经济、安全、有效的变应原诊断方法,其优点为安全性及灵敏度均高,患者无痛楚,就如被蚊叮一样,而且患者及医生可以立刻知道检查结果。

　　皮肤点刺试验的原理是当有某种变应原进入皮肤时,对某些物质有速发型过敏反应的患者,立即特异性地引起皮肤内的肥大细胞脱颗粒,释放组胺等活性物质,导致局部毛细血管扩张(红斑)、毛细血管通透性增强(水肿、风团),阳性者表示对该变应原过敏。该方法采用组胺做阳性对照,以计算相对的反应强度,是一种有效测定过敏性皮肤病特应性(对一种或多种变应原敏感)的方法。

【检查目的】

用于 IgE 介导的变应性疾病的诊断,与患者病史相结合,可确诊变应原。

【操作前健康教育】

1. 告知患者检查的名称、意义以及点刺试验的方法,取得患者的配合。

2. 了解患者的病情,以及患者手臂皮肤有无破损、瘢痕、红肿及硬结等。

3. 询问患者病情,告知患者需在没有过敏症状的时候进行测试。

4. 告知患者测试前 3d 内禁止服用抗组胺的药物。

5. 告知患者测试前 1d 不可使用皮质激素,避免在点刺部位涂抹皮质激素油膏。

6. 告知患者若有特殊病史在试验前告知检查者。

【操作前准备】

1. 受试者准备　充分暴露皮肤,避免衣物过紧,做好检查准备。

2. 检查者　询问病史,简单了解患者病史。

3. 检查配合　向患者讲解检查的基本要求,告知受试者检查过程中的配合方法。

4. 用物准备　生理盐水、点刺试验用的液体(以下简称试液)、组胺液、酒精及点刺针。

5. 环境准备　温度适宜,关闭门窗,减少人员走动,无关人员回避。

【操作流程】

1. 操作时患者充分暴露前臂掌侧受试部位的皮肤,嘱患者放松,将前臂平置于桌面上。

2. 若遇室外温度极低或极高时,请患者休息并适应室内温度后再开始测试。用清水或酒精清洁测试部位的皮肤,清洁后等待至少 2min 以使血流恢复正常。

3. 为确定皮肤反应性,必须用生理盐水和组胺进行对照试验。每次用吸管吸一滴试液,滴在皮肤的标记线旁,相邻标记部位距离 4cm,见图 11-13。

4. 用点刺针,垂直通过滴在皮肤上的试液,快速地刺入皮肤(图 11-14);或者用点刺针,成锐角通过滴在皮肤上的试液,平刺入皮肤,然后稍微提起针尖,使针尖下面有少量试液进入皮肤。尽可能避免点刺出血。

5. 残留试液,在皮肤反应正常时,可在 5~10min 后拭去;如皮肤反应强烈,应立即拭去。

6. 点刺后 20~30min 记录试验结果。

　　结果判断:如果出现皮肤丘疹、周围有红斑,为阳性反应;皮肤反应强度与组胺相似时标以 +++;皮肤反应较强时,标以 ++++;皮肤反应较弱时,标以 + 或 ++;阴性对照反应,标以(-)。

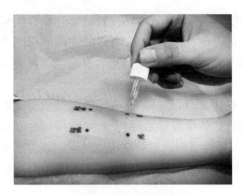

图 11-13　滴药液

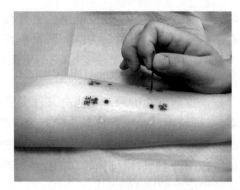

图 11-14　皮肤点刺试验示意图

【操作后健康教育】

1. 询问受试者检查后有无不适,如有不适,请告知医护人员。

2. 告知受试者携带检查结果找医生就诊。

(孟　超)

第九节　嗜酸性粒细胞检查

鼻腔分泌物涂片检查是变应性鼻炎常用的检查方法之一,方法为取受试者鼻腔分泌物进行涂片,查找嗜酸性粒细胞。

【检查目的】

查找嗜酸性粒细胞,阳性结果支持变应性鼻炎。

【操作前健康教育】

1. 向受试者详细说明嗜酸性粒细胞检查的目的、操作方法及注意事项,取得受试者的配合。

2. 告知受试者检查 24h 内不能口服抗过敏药物,次日晨做检查。

【操作前准备】

1. 受试者准备　嘱受试者清理鼻腔,做好检查准备。

2. 询问病史　了解受试者简单病史。

3. 配合指导　告知受试者检查过程中的配合方法,讲解检查的基本要求。

4. 用物准备　0.5% 伊红溶液、1% 亚甲蓝溶液、95% 无水乙醇、棉拭子。

5. 环境准备　关闭门窗,调节室温,请无关人员回避。

【操作流程】

1. 用棉拭子刮取中鼻道、下鼻甲(主要部位)前端分泌物,将其均匀地涂抹在准备好的载玻片上,待染色。

2. 用吸管吸取 0.5% 伊红溶液,滴在标本表面等待 15~20s,清水冲洗标本,用 95% 无水乙醇脱色。

3. 吸管吸取1%亚甲蓝溶液,滴在标本表面等待15~20s,清水冲洗标本,用95%无水乙醇脱色。

4. 清水冲洗标本,将水渍擦干,标本晾晒后即可观察细胞。

5. 待涂片自然干燥后,用10~40倍显微镜镜头进行镜检。

【操作后健康教育】

1. 询问受试者检查后有无不适,告知受试者如有不适,请告知医护人员。

2. 检查结果　阴性结果表示为(－),阳性结果表示为(+~+++)。

3. 告知受试者取到嗜酸性粒细胞检查的报告后尽快就医。

(谢常宁　任晓波)

第十节　多导睡眠呼吸监测检查

美国睡眠医学会用于诊断、评价睡眠呼吸暂停的检查分为4个级别。Ⅰ级:标准多导睡眠仪检查,此检查是公认的金指标(主要介绍此项检查方法);Ⅱ级:全指标便携式多导睡眠仪检查;Ⅲ级:改良便携式睡眠呼吸暂停检查;Ⅳ级:单或双生物指标持续记录。

【检查目的】

1. 诊断睡眠呼吸暂停低通气综合征,并判断其类型及程度。

2. 监测受试者睡眠结构及睡眠呼吸紊乱指数。

3. 判断受试者是否有睡眠相关疾病,如发作性睡病、睡眠行为异常、睡眠期癫痫、下肢不宁综合征和睡眠周期性肢体运动、伴有失眠症状的抑郁症等。

【操作前健康教育】

1. 向受试者详细说明多导睡眠呼吸监测检查的目的、操作方法及注意事项,取得受试者的配合。

2. 受试者检查前保持1周以上的规律睡眠;避免上呼吸道感染;检查前洗澡、洗头发,洗发后避免应用发胶等,男性应刮胡子,女性不要涂指甲油;检查当日不午睡,适量活动,禁止饮酒及喝浓茶、咖啡、可乐等兴奋性饮料,禁止自行服用安眠类药物。

【操作前准备】

1. 受试者准备　受试者填写睡眠呼吸障碍评估问卷,熟悉睡眠监测房间及周围环境,受试者在安装完所有脑电电极后做好睡前准备(洗漱、如厕等)。

2. 询问病史　简单了解受试者的病史。

3. 配合指导　告知受试者检查过程中的配合方法,讲解监测基本要求。

4. 用物准备　睡眠监测用的电极、导电膏、磨砂膏、胶布、尺子、标记笔等用物。

5. 环境准备　周围环境安静,房间温湿度适宜。

【操作流程】

1. 备齐所有监测用物后进入受试者房间。

2. 按照10-20系统电极放置法确定脑电电极位置,正确安装电极,包括脑电、眼电、下颏肌电等。脑电图、眼动电图和颏下肌群肌电图：用于监测睡眠情况，判定受试者睡眠结构、睡眠有效率及睡眠觉醒指数。睡眠觉醒指数：即每小时睡眠觉醒次数，其指数高低对受试者白天的精神状态有直接影响。睡眠觉醒指数 >20 次 /h，具有临床意义。正常人的睡眠分期应包括非快速眼动睡眠期（NREM 期）和快速眼动睡眠期（REM 期），非快速眼动睡眠期还包括浅睡眠期（Ⅰ、Ⅱ 期）和深睡眠期（Ⅲ 期）。

3. 连接其余监测设备，如心电、口鼻气流、血氧饱和度、胸腹运动及胫前肌肌电的传感器等。心电图：一般采用标准 Ⅱ 导的导联，主要用于观察呼吸暂停是否导致或加重心律失常，根据临床或科研需要可增加导联。口鼻气流和胸腹活动度监测仪器用于测定有无呼吸暂停或低通气，并可区分呼吸暂停的类型，如中枢性呼吸暂停、阻塞性呼吸暂停和混合性呼吸暂停。血氧饱和度：用于监测与呼吸暂停相关的血氧饱和度（SaO_2）下降的情况，SaO_2 也是睡眠监测的重要指标之一。SaO_2 正常值 ≥90%，85%~89% 为轻度夜间低氧血症，65%~84% 为中度夜间低氧血症，<65% 为重度夜间低氧血症。胫前肌肌电：用于鉴别不宁腿综合征，因为不宁腿综合征患者夜间反复、规律的腿动可引起多次睡眠觉醒，导致白天嗜睡。

4. 所有信号连接完毕后开机调试设备。

5. 完成设备定标、生理定标后，开始采集所有数据信号。监测过程中严密观察受试者呼吸、血氧饱和度的变化，避免出现过长呼吸事件，造成严重低氧而引发意外；注意心电图的情况，发现有严重心律失常时，应立即请相关科室会诊，避免意外发生；注意受试者睡眠情况，可增加床挡或利用监测系统观察，避免发生坠床等意外事件；注意所有采集信号是否正常，如有异常随时调整，以免影响第二天的结果分析。

6. 分析监测结果进行诊断　呼吸暂停低通气指数（sleep- related apnea-hypopnea index, AHI）是诊断睡眠呼吸暂停低通气综合征的金指标，AHI 指睡眠期间每小时发生呼吸暂停和低通气的次数。正常值是 AHI<5 次 /h；轻度：5≤AHI<15 次 /h；中度：15≤AHI<30 次 /h；重度：AHI≥30 次 /h。

【操作后健康教育】

1. 检查受试者后填写睡眠评估问卷，了解受试者主观睡眠情况。

2. 告知受试者养成良好的生活习惯，应减肥、戒烟、戒酒、侧卧位睡眠等。

3. 告知受试者取到多导睡眠呼吸监测检查报告后尽快就医。

（任晓波）

第十一节　压力滴定检测

压力滴定检测包括自动压力滴定和手动调压两种。自动压力滴定：应用自动持续正压通气治疗仪，并监测心电、血氧饱和度、胸腹运动度等信号。手动调压：进行多导睡眠监测同时佩戴持续正压通气治疗仪，由技术员根据多导睡眠监测实时情况为受试者进行手动压力滴定。

【检查目的】

受试者长期佩戴持续正压通气治疗仪前,测定出可以使受试者上呼吸道通畅及消除呼吸暂停、低通气、缺氧所需要的理想压力。

【操作前健康教育】

1. 向受试者详细说明压力滴定检测的目的、操作方法及注意事项,取得受试者的配合。

2. 受试者检查前保持1周以上的规律睡眠;避免上呼吸道感染;检查前洗澡、洗头发,洗发后避免应用发胶等,男性应刮胡子,女性不要涂指甲油;检查当日不午睡、适量活动,禁止饮酒及喝浓茶、咖啡、可乐等兴奋性饮料,禁止自行服用安眠类药物。

3. 告知受试者压力调整过程中可测定出整夜最适压力水平,改善夜间呼吸情况和缺氧状态。

【操作前准备】

1. 受试者准备　检查受试者上呼吸道情况,特别是鼻腔及鼻咽部通气情况及鼻周围皮肤有无损伤等。如果鼻腔通气差,应给予相应治疗后再进行压力滴定。

2. 询问病史　简单了解受试者的病史。

3. 配合指导　告知受试者检查过程中的配合方法,讲解检查基本要求。

4. 用物准备　监测用的电极、导电膏、磨砂膏、胶布、尺子、湿化装置,为受试者选择合适的面罩(或鼻罩)。

5. 环境准备　周围环境安静,房间温湿度适宜。

【操作流程】

1. 携压力滴定用物到受试者房间。

2. 手动调压需按照10-20系统电极放置法安装脑电电极,包括脑电、眼电、下颌肌电的电极。

3. 安装完所有脑电电极后,为受试者试戴面罩(或鼻罩)。

4. 连接其余监测设备,如心电、血氧饱和度、胸腹运动、胫前肌肌电的传感器等。

5. 连接压力滴定所用治疗仪,为受试者试戴机器,让其感受佩戴机器的过程。

6. 所有信号连接完毕后开机,调试设备。

7. 完成设备定标和生理定标后开始采集所有数据信号。

【操作后健康教育】

1. 压力滴定后评价受试者佩戴机器后的自我感觉,询问是否有腹胀或胸闷等不适,若有上述不适,告知受试者是因为佩戴机器过程中吞气所致,勿紧张。

2. 面罩不合适、漏气可导致结膜炎,患者对面罩材质过敏可出现接触性皮炎、鼻部及面部红肿破溃等,检查后告知受试者若出现上述不适,及时通知医护人员。

3. 告知受试者取到压力滴定检测报告后按照处方上标注的压力调试呼吸机,并定期随诊。

(任晓波)

第十二节　咽喉酸碱度监测检查

【检查目的】

1. 鉴别反流性质，为酸性反流还是非酸性反流。

2. 明确各种咽喉部疾病与食管反流的关系。

3. 用于抗酸药物治疗前后的评估。

【操作前健康教育】

1. 向受试者详细说明咽喉酸碱度监测检查的目的、操作方法及注意事项，取得受试者的配合。

2. 告知受试者检查前 7d 停用质子泵抑制剂、H_2 受体拮抗剂、抗酸剂（奥美拉唑肠溶胶囊、铝碳酸镁片等）、胃肠促动力剂、钙通道阻滞剂、镇静剂等影响酸度及食管运动的药物，以免因药物因素影响检查结果。

3. 告知受试者检查当日保持日常饮食习惯，勿过饱，禁食油腻、辛辣刺激及酸性食物，禁止饮酒、吸烟。

4. 携带监测仪时禁止淋浴。

【操作前准备】

1. **受试者准备**　检查前 0.5h 内禁食，睡眠时只垫一个枕头，签署 pH 监测知情同意书，填写咽喉反流症状指数量表。

2. **询问病史**　了解受试者免疫化验结果。

3. **配合指导**　告知受试者检查过程中的配合方法，讲解检查基本要求。

4. **用物准备**　双通道 pH 传感器（近端传感点和远端传感点距离相差 10~15cm，见图 11-15）、定标液、胶布、润滑剂等。监测前对传感器及仪器定标（使用 pH=4、pH=7 的定标液分别定标）。

5. **环境准备**　房间温湿度适宜。

【操作流程】

1. 受试者取坐位。

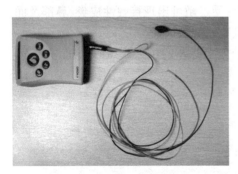

图 11-15　咽喉 pH 监测设备

2. 操作者将 pH 导管经一侧鼻腔插入食管，远端在下食管括约肌（LES）上 5cm 处（需食管测压定位），近端放置在上食管括约肌（UES）上 2cm 处（可在纤维喉镜直视下定位）。

3. 操作者将导管固定在鼻部及颊部后开始监测，记录时间为 24h。

4. **反流判定标准**　pH 降至 4 以下为酸性反流，pH 在 4 以上为非酸性反流。24h 的 pH 监测反流次数等于或超过 3 次，或近端食管 pH 小于 4 的总时间等于或大于 1%,都有临床意义。24h 咽喉部 pH 监测总反流次数 >6.9 次或反流面积指数(RAI)>6.3 可诊断为病理性咽喉反流。

【操作后健康教育】

1. 监测 24h 内,告知受试者认真记录睡眠(包括平卧)起止时间、进食起止时间、食物内容及不适症状出现和消失时间。

2. 告知受试者取到咽喉酸碱度监测检查报告后尽快就医。

(任晓波)

第十三节　频闪喉镜检查

频闪喉镜检查目前在临床嗓音功能评估及咽喉、嗓音疾病诊断中发挥着重要的作用,其最大优势在于通过对快速声带振动的"慢相"的观察,获得声带振动特征的多种信息。频闪喉镜所需的光源为频闪光源,或者说是具有固定频率并间断闪烁的光源,其照在振动的声带上,可以获得声带缓慢振动的图像。

【检查目的】

1. 观察病变的形态与范围。

2. 观察声带振动,初步判断病变性质。

3. 动态观察病变的变化情况。

4. 评估治疗效果,判断预后。

【操作前健康教育】

1. 向受试者详细说明频闪喉镜检查的目的、操作方法及注意事项,取得受试者的配合。

2. 对于有恐惧心理的受试者,检查前做好充分的解释工作,消除受试者的恐惧。

【操作前准备】

1. **受试者准备**　检查前 1h 内可禁食水。对于咽反射比较敏感的受试者(如刷牙时容易出现干呕者)或者体型较肥胖的受试者,检查前 1h 需禁食;对于咽反射不敏感的受试者,可适当饮食,勿过饱。

2. **询问病史**　了解受试者免疫化验结果及咽反射情况。多数受试者不需要应用局部麻醉药物,对于咽反射比较敏感的受试者,可于口咽部行局部麻醉。

3. **配合指导**　告知受试者检查过程中的配合方法,讲解检查基本要求。

4. **用物准备**　频闪喉镜系统(图 11-16)由频闪光源、硬质内镜(70° 或 90°)或纤维喉镜、麦克风、脚踏开关、录像系统及显示系统组成。

5. **环境准备**　环境安静,光线较暗。

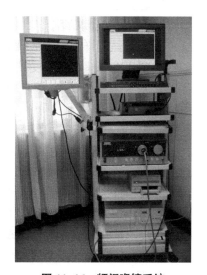

图 11-16　频闪喉镜系统

【操作流程】

1. 受试者取坐位。

2. 麦克风固定于甲状软骨表面或直接连接在喉镜上,将喉镜深入受试者的口咽部(使用 70°镜时,镜头接近咽后壁;使用 90°镜时,镜头则应位于硬腭、软腭交界处,平行于声带),可通过加热及涂固体防雾剂等方法,防止镜头起雾。

3. 受试者平静呼吸,旋转镜头使其对准喉腔。

4. 检查时嘱受试者发"i"音,检查者可通过脚踏开关启动并控制声脉冲与闪光光源间的相位差,从 0°~360°连续可调,从而观察声带振动过程中任何瞬间的动相(缓慢振动)及静止相。

【操作后健康教育】

1. 告知受试者检查后 0.5~1h 内禁食水或遵医嘱。

2. 告知受试者取到频闪喉镜检查报告后尽快就医。

(任晓波)

第十四节　喉肌电图检查

喉肌电图是通过检测喉部在发音(不同音调)、呼吸、吞咽等不同生理活动时喉肌生物电活动的状况,以判断喉神经、肌肉功能状态,对神经性喉疾患、吞咽障碍、痉挛性发音困难、插管后喉关节损伤及其他喉神经肌肉病变的诊断、治疗提供科学依据。研究最多的喉肌是甲杓肌、环杓后肌及环甲肌。

【检查目的】

通过喉肌电检测和神经诱发电位检测,判断喉部神经及肌肉的功能是否存在异常,有定性和半定量的作用。

【操作前健康教育】

1. 向受试者详细说明喉肌电图检查的目的、操作方法及注意事项,取得受试者的配合。

2. 对于有恐惧心理的受试者,检查前做好充分的解释工作,消除受试者的恐惧。

3. 对于老年受试者,检查前告知受试者由于环状软骨板骨化,电极针有可能不能通过而致检查失败。

【操作前准备】

1. 受试者准备　受试者需进行血常规、凝血功能、免疫化验检查,检查结果 3 个月内有效。

2. 询问病史　简单了解受试者病史:对于长期服用抗凝药物的受试者不建议行喉肌电图检查;有喉痉挛的受试者慎用该项检查,因电极针刺激有诱发喉痉挛的可能;双侧声带麻痹伴呼吸困难的受试者不宜行该项检查,因电极针刺激、喉部分泌物增多等原因会加重呼吸困难,甚至导致受试者出现生命危险。

3. 配合指导　告知受试者检查过程中的配合方法,讲解检查的基本要求。

4. **用物准备**　喉肌电图仪（图 11-17），主要包括电极、放大器、记录装置等。

5. **环境准备**　环境安静,温度适宜,请无关人员回避。

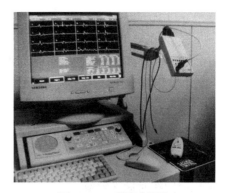

图 11-17　喉肌电图仪

【操作流程】

1. 受试者取仰卧位或坐在倾斜的椅子上,颈部伸展。

2. 将电极经皮插入喉肌（甲杓肌、环杓后肌及环甲肌均经环甲膜插入,行环杓后肌检查时需先经环甲膜滴入 1% 丁卡因,行喉腔表面麻醉）。肥胖的受试者、颈部短粗者、甲状腺手术后环甲间隙标志不清者、按正常角度进针较困难者,应注意适当调整进针角度。

3. 检查完毕后拔出电极针,用棉球压迫电极针刺入部位片刻,检查有无渗血或血肿。

【操作后健康教育】

1. 检查后,若电极针刺入处出现小血肿,告知受试者是因为电极针穿破小血管所致,可冷敷或待其自行吸收,检查后 24h 内勿热敷。

2. 告知受试者取到喉肌电图检查报告后尽快就医。

（任晓波）

第十五节　脑血管数字造影检查

【检查目的】

1. 了解肿瘤的血管供应情况及肿瘤与周围血管的位置关系。

2. 术前对血运丰富的肿瘤血管进行栓塞,防止术中出血。

【操作前健康教育】

1. 向受试者详细说明脑血管数字造影检查的目的、操作方法及注意事项,取得受试者的配合。

2. 检查当日受试者更换清洁病服,不穿内裤及袜子,不佩戴发卡、饰物、义齿及眼镜（包括隐形眼镜）。

3. 检查前 6h 禁食水,防止检查过程中呕吐物误入气管引起窒息。

【操作前准备】

1. **受试者准备**　检查前一日做好皮肤准备（备皮范围:上至脐部,下至膝关节以上,两侧至大腿外侧腋中线,包括会阴部皮肤）;检查前晚做好个人卫生（洗澡、剪指甲等）。

2. **询问病史**　了解受试者有关检查及化验结果,如 CT、MRI、B 超、血常规的检查结果,以及凝血功能、肝功能等。

3. **配合指导**　告知受试者检查过程中的配合方法,讲解检查的基本要求。

4. 用物准备　遵医嘱准备相关物品备用。

5. 术前补液　遵医嘱给予受试者术前静脉补液。

6. 环境准备　环境安静,房间温度适宜,注意保护受试者隐私。

【操作流程】

病房与导管室医务人员完成受试者核对及物品交接,并由导管室医务人员完成该项检查。

【操作后健康教育】

1. 检查后受试者返回病房,穿刺处伤口给予敷料/装置进行加压包扎,由医生根据所需加压时间按时撤除敷料。

2. 受试者穿刺处伤口压迫时间、患侧肢体制动时间及卧床时间应遵医嘱执行,做好受试者解释工作。

3. 询问受试者检查后有无头晕、头痛、恶心、呕吐等不适,告知受试者若有以上不适及时告知医护人员。

4. 告知受试者,医护人员会按时观察穿刺处伤口加压敷料/装置固定是否牢固,伤口有无渗血,以及穿刺侧肢体皮肤温度、颜色、足背动脉搏动情况。术后 6h 内,至少 1h 观察一次穿刺处伤口及足背动脉搏动情况,足背动脉测量每次至少 1min。

5. 检查后遵医嘱给予受试者静脉补液,嘱其多饮水,有利于造影剂排出。

(任晓波)

第十二章 耳鼻咽喉头颈外科
专项管理与护理科研概述

学习目标

完成本章内容学习后,学生将能:
1. 掌握耳鼻喉科各个专项管理的具体内容。
2. 理解护理科研及循证护理的基本内涵;循证护理基本步骤。

第一节 专项管理概述

一、耳鼻咽喉头颈外科相关管路管理

(一)耳鼻咽喉头颈外科相关管路管理的总体原则

临床护理中常见的管路繁多,各种管路具有不同的功能。根据管路的作用不同,可将管路大体分为供给性管路、排出性管路、监测性管路、综合性管路四大类。对于耳鼻咽喉头颈外科专科护士而言,在临床上最常见的管路包括气管切开套管、鼻饲胃管、伤口负压引流管等。对于各种管路的管理总体上来说,需遵守以下护理原则:

1. **妥善固定原则** 各种管路需采用牢固的固定方式,以维持其良好的位置;各种管路需妥善安全放置,避免管路脱出;为患者实施护理操作及患者翻身、排便、下床等体位改变时,应注意保护各管道,防止管路滑脱。

2. **保持通畅原则** 各种管路功能的发挥,需建立在管路通畅的基础上,管路不通畅不仅起不到其应有的作用,而且容易误导观察结果。护士在管路护理过程中,需经常检查各管道是否有扭曲、移位、堵塞、脱落、受压等。为患者实施各种护理操作及患者体位改变时,应注意避免上述现象。

3. **预防感染原则** 对于侵入性有创操作置入的管路,在护理操作过程中应严格执行无菌操作,防止逆行感染,保持管路周围皮肤清洁,及时拔除有拔管指征的管路,减少因留置管路而引起的医源性感染。

4. **严密观察原则** 护士应熟悉各种管路置入的目的及可能发生的并发症,密切观察患者管路置入后的病情变化,对于排出性管路,要注意观察引流物的颜色、性质,并准确记录引流量。

5. **其他注意事项** 对各种管路应标志分明,根据各医院相关制度要求标注其留置及更换时间，对患者进行整体管路风险评估，做好相应护理记录。对管路滑脱危险因素较高的患者，要采取加强巡视、做好警示标志、进行风险提示等护理措施。

（二）气管切开套管的管理

1. **概述**　气管切开术是一种以解除上呼吸道梗阻、吸出下呼吸道分泌物及给氧、预防术后呼吸道阻塞为目的，使患者通过重新建立的通道进行呼吸的一种手术，是建立人工气道的常用方法。气管切开术后患者需佩戴气管套管。临床上常见的气管套管有金属（不锈钢）、塑料、硅胶等不同材质，一般的气管套管组成部件包括底板、内套管、外套管和管芯。

2. **气管套管的清洁与消毒**　对于佩戴气管套管的患者需按时为患者清洗内套管，清洗次数一般为 2~3 次 /d，儿童气管套管或气道分泌较多的患者需适当增加清洗次数，堵管患者可以每日清洗消毒 1 次内套管。气管套管的清洗消毒流程详见第八章第十二节气管内套管清洗消毒法。除浸泡消毒的方式外，对于耐湿、耐热的金属套管，在条件允许的情况下，还可以选择压力蒸汽灭菌或煮沸的方式进行消毒。对于不耐热、不耐湿的塑料和硅胶气管套管，则应根据其产品说明书，选择适宜的消毒方式。

3. **保持气管套管通畅**　气管切开术后早期，需经气管切开吸痰及时清理患者呼吸道分泌物，吸痰频次应按需进行，当患者可闻及痰鸣音或气管造瘘口可见痰液时应及时给予患者吸痰，如患者出现血氧饱和度不断下降、气道呼出气流减少等也需及时进行吸痰。经气管套管吸痰法具体操作流程详见第八章第十三节。对于长期佩戴气管套管的患者，还应指导患者正确清理呼吸道分泌物，指导患者避免异物进入气管套管等，以保持气管套管通畅。

4. **气管套管的固定**　气管套管的固定材料有棉布带、聚氯乙烯、硅胶等，常见的传统固定方法为系带固定法，对于系带固定的患者需每日检查套管系带的松紧度，以能放入一手指为宜。随着新材料和固定方式的不断研发，在临床上也可见魔术贴、利用固定扣固定等方法，在使用过程中要注意对固定装置按时检查，避免材质老化、使用不当等导致脱管的发生。

5. **其他注意事项**　患者留置气管套管期间要按时评估，除上述几点外，还应评估患者气管套管有无移位及脱管，对于气囊套管还应评估气囊压力、患者对气管套管的耐受状况等。对于带有管芯的气管套管，要指导患者将其放在固定位置，以便发生紧急状况时拿取。

（三）鼻饲胃管的管理

1. **概述**　鼻饲法是指将导管经鼻腔插入胃内，从管内灌注流质食物、水分和药物的方法，是最常用的肠内营养管饲途径。它主要适用于昏迷、有口腔疾患、手术后等不能经口进食的患者，有吞咽障碍的患者，有肠炎等内科消化系统疾病的患者，以及需营养支持的患者。鼻饲管可由聚氯乙烯（PVC）、硅胶、橡胶等材料制成，近年来，带金属导丝的胃管已成为临床上常使用的护理装置。

2. **鼻饲胃管的置入**　留置胃管是指将胃管经鼻腔插入胃内的过程，在留置胃管前需评估患者病情、年龄、意识状态以及患者的自理、合作程度，还需评估患者鼻腔状况，以确定有无操作禁忌证等。胃管的选择应依据患者的自身条件，选择适当粗细、软硬度、型号的胃管。留置胃管前，应检查胃管是否通畅，并准确测量胃管插入的长度（成人 45~55cm，儿童 14~18cm）。测量方法为：①由耳垂到鼻尖再到剑突的距离。②前发际到剑突的距离。用石蜡油纱布润滑胃管后，将胃管沿患者一侧鼻孔轻缓插入，插入会厌部（胃管约 15cm）时指导患者头前倾，做深呼吸及吞咽动作，同时将胃管送下，插入至测定的长度。插管过程中，若患者出现恶心，应暂停片刻，指导其做深呼吸或吞咽动作，随后迅速将胃管插入。插入不畅时应检查胃管是否盘在口中,若患者出现呛咳、呼吸困难、发绀等情况,表示误入气管,应立即拔出。检查胃管是否在胃内,可用以下方法证实:①回抽注射器,有胃液抽出。②将胃管末端放入盛水的碗内,无气体逸出。如有大量气体逸出,表示误入气管。③置听诊器于胃部,用注射器从胃管注入 10ml 气体,听诊胃部有气过水声。

3. **鼻饲胃管的固定**　临床上最常用的胃管固定方法包括胶带固定法和系带固定法。胶带固定法选用加压固定胶带,纵向剪成 Y 字形,末端保留 3cm 不要剪开,将未剪开的部分粘贴于鼻梁上,将剪开的胶带的一端顺着胃管从上而下环绕固定,末端打个反折,将另一端胶带以相反方向顺着胃管从上而下环绕固定,末端打个小反折。系带固定法则将系带系于胃管插入的刻度上,并将系带环绕于患者头部,并于一侧耳后打结固定。对于管路滑脱风险较高的患者,还可采用胶带固定和系带固定联合的双重固定的方式。

4. **保持胃管通畅**　要根据患者病情选择适当的肠内营养乳或肠内营养粉,如瑞能、瑞代、安素等,或选择由专门的营养科配制的膳食,如匀浆膳等。患者胃肠功能正常,选择蔬菜汁、果汁、米汤等进行营养补充时,需注意进行过滤,鼻饲药物时需将药物研磨溶解,避免食物或药物残渣堵塞胃管。鼻饲前后需用温开水冲洗胃管。

5. **其他注意事项**　鼻饲操作时需一手反折胃管末端加以固定,鼻饲完毕后需将胃管末端密封塞塞紧,或将胃管开口端抬高反折,用纱布固定并用小线系紧,避免大量空气进入患者胃内引起不适。鼻饲时需协助患者取半卧位或坐位,鼻饲结束后需指导患者适当下地活动。

(四)伤口负压引流管的管理

1. **概述**　留置头颈部伤口负压引流管的目的主要是保持引流通畅,及时引流出头颈部伤口的渗血及渗液,预防感染;维持有效负压,促进头颈部伤口愈合;有利于观察头颈部伤口引流液的颜色、性质、量。头颈部伤口负压引流管常见于喉部肿瘤切除术后、甲状腺肿瘤切除术后、颈淋巴结清扫术后的患者。

2. **伤口负压引流管的固定**　头颈部手术中放置伤口负压引流管后,专业医师一般会在伤口处给予缝线固定,并给予伤口敷料覆盖。对于负压引流管的外露部分,可使用胶布采取"高举平台法"进行导管固定,在医院有条件的情况下,还可采用导管固定敷料进行外固定。对于负压引流管下接的负压引流装置可根据装置本身的特点采用别针、夹子等进行固定。

3. **保持负压引流管通畅及维持有效负压**　术后应评估患者负压引流管的数量及位置,观察负压引流管是否通畅,观察负压引流器是否处于负压状态,指导患者活动或体位改变时勿牵拉引流管,勿使引流管受压、扭曲、打折,防止引流管脱出,保持引流管通畅,当发现引流管堵塞时,可采取用手挤压的方法进行处理,挤压时需注意从伤口近端到远端进行,防止逆行感染。指导患者保持引流器的密闭性,勿拔除引流器上的密封塞,如发现引流器无负压或漏气时应及时进行处理,引流液较多时应及时为患者处理引流液。

4. **预防伤口感染**　指导患者注意妥善固定负压引流器,引流器的接口需低于伤口平面,更换负压引流器时需用止血钳将引流管夹闭,以防止逆行感染。在更换负压引流器或倾倒负压引流液时,应严格执行无菌操作,保持管路周围皮肤清洁,及时更换伤口敷料。

5. **严密观察**　要注意观察引流物的颜色、性质,并准确记录引流量,注意观察负压引流管留置期间患者的生命体征及病情变化,如有异常应及时通知医生进行处理。

6. **其他注意事项**　留置负压引流管期间,应协助患者抬高床头或取半卧位,指导患者适当下地活动,以利于负压引流。对伤口愈合良好、引流液颜色逐渐变淡、引流量逐日减少、有拔管指征的患者应协助医生及时给予患者拔除引流管,减少因留置管路而引起的医源性感染。

（田梓蓉　李秀雅）

二、耳鼻咽喉头颈外科相关皮肤管理

（一）气管切开周围皮肤管理

气管切开处皮肤每日至少换药1次,渗出液多时增加换药频次;建议使用带剪口的非黏性泡沫敷料代替常规的剪口纱布,预防浸渍和感染,也可避免雾化吸入时打湿敷料。若使用普通剪口纱布,在雾化吸入过程中需要用防水、防潮的保护罩或塑料薄膜对敷料进行保护。套管系带松紧适合,以伸入一指为宜,渗出多时可用非黏性泡沫敷料包裹套管系带,起到防浸渍和减压的作用。

（二）鼻饲管固定与皮肤保护

可使用系带系于一侧耳后,耳郭上方放置棉垫或泡沫敷料,系带松紧以伸入一指为宜,系带湿后及时更换;可使用胃管固定敷料或"高举平台法"固定胃管,注意观察鼻饲管固定情况和局部皮肤状况。

（三）鼻腔黏膜保护

在为鼻部手术患者备皮过程中,注意鼻腔黏膜的保护,清洁鼻腔要轻柔,剪刀剪鼻毛时注意勿损伤鼻黏膜,使用剪鼻毛器时前需要将鼻毛剪短,防止鼻毛过长缠绕牵拉引起患者疼痛和黏膜受损;撤除鼻腔填塞物之前,可点石蜡油,加强鼻腔的润滑,防止填塞物与鼻腔黏膜粘连,引起损伤和出血。

（四）耳科手术伤口皮肤保护

为避免患耳皮肤受压,患者应取健侧卧位或平卧位;小耳畸形需要行肋骨取出术时,胸部伤口使用胸带加压包扎,教会患者腹式呼吸的方法,告知患者活动时用手轻压胸带,稍弯腰,以不牵拉胸部伤口为宜,以减轻疼痛,促进伤口愈合。

（五）静脉炎的预防及护理

静脉炎是由于长期输入浓度较高、刺激性较强的药液,或静脉内放置刺激性大的塑料管时间过长,引起局部静脉壁的化学炎性反应,或在输液过程中无菌操作不严,导致局部静脉感染。静脉炎分为化学性静脉炎、机械性静脉炎、细菌性静脉炎。

1. 静脉炎的预防

（1）化学性静脉炎的预防:①充分稀释药液;②合理选择输液工具;③刺激性的药物输注后及时进行冲管。

（2）机械性静脉炎的预防:①满足输液的前提下,选择最细、最小的导管;②避开关节部位穿刺;③稳定固定导管和输液管,减少导管和输液管的移动;④必要时可使用手臂固定支具或其他固定辅助工具。

（3）细菌性静脉炎的预防:①严格无菌操作;②严格消毒程序;③采用密闭式固定;④避免二次穿刺。

2. 静脉炎的分级

0级:没有症状。

1级:穿刺部位发红,伴有或不伴有疼痛。

2级：穿刺部位疼痛，伴有发红和／或水肿。

3级：穿刺部位疼痛，伴有发红，有条索状物形成，可触摸到条索状的动脉。

4级：穿刺部位疼痛，伴有发红，有条索状物形成，可触摸到条索状的静脉，其长度大于1英寸（2.54cm），有脓液流出。

3. 静脉炎的处理原则　停止患肢输液；热敷、抬高患肢；促进静脉炎处组织的血液循环，如进行物理治疗、使用药物等。

（1）物理治疗

1）冰敷使血管收缩，减轻水肿和局部药液扩散。使用4~6℃冰袋，每次20~30min，每6h 1次，注意防止冻伤。

2）热敷使血管扩张，减轻疼痛。热敷时水温为39~41℃，每次20~30min，每6h 1次。热敷只能改善早期缺血情况，不能用于已经发生严重缺血的外渗；可用于血管收缩剂如去甲肾上腺素、肾上腺素的外渗；糖尿病患者慎用热敷。

3）其他特殊物理治疗方法：常见的有红外线热疗、微波理疗等，可产生热效应，起到镇痛、抗感染、改善血液循环、加快代谢等作用，促进外渗药液的吸收和排出。

（2）药物疗法

1）25%~50%硫酸镁湿敷常用于静脉输液外渗的局部湿敷，常用于化疗药物、氯化钾、多巴胺等药物外渗。

2）75%~95%酒精外敷用于渗漏性损伤的组织，因其能抑制皮肤表面微生物的活性，促进网状内皮系统的吞噬作用，提高细胞免疫功能，增强机体抵抗力，抑制炎症。

3）其他药物治疗：可选的药物有喜疗妥、皮炎平、烧伤膏、金黄散、双柏散、赛肤润等。

（3）其他处理：马铃薯切成透明薄片外敷在外渗部位，用胶布固定，1~2h更换一次，可起到消炎、止血、消肿作用。使用水胶体敷料或薄型泡沫敷料应用于输液时引起的局部反应，对于消除红、肿、痛效果明显。

（六）保护性约束处的皮肤保护

对于实施保护性约束的患者，要防止约束处皮肤的损伤，必要时使用泡沫敷料局部减压。

（七）压力性损伤的预防及护理

1. 压力性损伤的定义　压力性损伤是指局部皮肤或皮下软组织的损伤，通常发生在骨隆突处或与医疗器械相关的位置。

2. 压力性损伤的分期　使用国际NPUAP–EPUAP（欧洲压力性损伤顾问小组－美国压力性损伤顾问小组）压力性损伤分类系统进行分类。

1期压力性损伤：有指压不变白的红斑，皮肤完整。

2期压力性损伤：部分皮层缺失伴真皮层暴露。

3期压力性损伤：全层皮肤缺失，可见脂肪、肉芽组织、边缘内卷、腐肉和／或焦痂。

4期压力性损伤：全层皮肤和组织缺失，可见或触及筋膜、肌肉、肌腱、韧带、软骨或骨头。

不可分期压力性损伤：全层皮肤和组织缺失，损伤程度被掩盖。

深部组织压力性损伤：持续的指压不变白，颜色为深红色、栗色或紫色。

医疗器械相关性压力性损伤（该概念描述了损伤的原因）：指由于使用用于诊断或治疗的医疗器械而导致的压力性损伤，损伤部位形状通常与医疗器械形状一致。此类损伤可以根据上述分期系统进行分期。

黏膜压力性损伤：由于使用医疗器械导致相应部位的黏膜出现的压力性损伤。此类损伤无法进行分期。

3. 压力性损伤的预防

（1）压力性损伤的风险评估：根据患者的病情和所处的环境，可以选用某些量表对患者的压力性损伤发生风险进行评估。

（2）压力性损伤的预防措施

1）轻度风险：要勤翻身，促进移动最大化，保护足跟，提供减压支撑面，加强潮湿管理、营养管理及摩擦力和剪切力的管理（潮湿管理：使用防潮屏障、吸收垫、提供便器、处理潮湿；营养管理：请营养师会诊，增加蛋白质的摄入，根据需要增加热量的摄入，提供多种维生素，如维生素 A、维生素 C、维生素 E；摩擦力和剪切力管理：头部抬高不超过 30°，半坐位保持时间尽量小于 30min，移动患者时尽量减少皮肤与床单的摩擦，保护暴露于摩擦状态的肘部、足跟、骶尾部、枕部）。

2）中度风险：经常翻身，最大限度地加大患者的活动程度，注意保护足跟。提供减压垫，提供楔形泡沫垫用于 30° 斜侧卧位，并注意管理潮湿、营养、摩擦力和剪切力。

3）高度风险：增加翻身频率，小幅度多次翻身。促进患者移动，注意保护足跟。使用减压垫，提供楔形泡沫垫用于 30° 斜侧卧位，并注意管理潮湿、营养、摩擦力和剪切力。

4）极度风险：为高风险患者制订预防计划，患者翻身时存在难以处理的或严重的疼痛，应增加减压面。

（3）卧位管理

1）平卧位：背部、膝部、踝部垫薄软枕，足底部给予软枕顶住，两小腿之间放软枕。

2）侧卧位：使人体与床成 30° 角，并垫软枕，用手检查患者的骶骨是否离开床面。

3）半卧位：床头摇高不超过 30°，若因病情需要摇高床头超过 30°，要先摇高床尾一定高度，再摇高床头，以降低骶尾部的剪切力。

4）仰卧位：胸部、膝部垫软枕。

5）足跟悬空：将足跟减压工具（软枕）放于整条小腿下，保持关节弯曲 5°~10°，减压工具不可放于跟腱。

6）在椅子或轮椅上的患者，每隔 15min 更换体位 1 次，或每隔 1h 由护士帮助患者更换体位或转换支撑点的压力。

7）不易翻身的患者：病情危重暂不宜翻身者，每 1~2h 用约 10cm 厚的软枕垫于肩胛、腰骶、足跟部。

（4）敷料保护：无法移动的患者或者床头必须抬高超过 30° 时，在骶尾部贴一片聚氨酯泡沫敷料；对于存在足跟压力性损伤的高危患者，使用足跟部减压装置或者聚氨酯泡沫敷料；医疗器械下放置薄型泡沫敷料或者透气敷料；骨性突起部位（如足跟、骶尾）使用聚氨酯泡沫敷料，预防经常受到摩擦力和剪切力作用的人体部位压力性损伤的发生。

（5）皮肤的日常保护：入院后尽早检查患者全身皮肤（入院 8h 内）；每天至少检查一次皮肤有无压力性损伤的征兆，尤其是指压不变白的红斑；评估受压点，以及医疗器械下的皮肤；注意观察肤色、皮温以及与周围皮肤有无差异。使皮肤湿润，有助于识别皮肤颜色的变化；尿、便失禁后立即清洁皮肤；使用能够保持皮肤酸碱平衡的清洗剂；干燥皮肤每天使用皮肤保湿产品；避免将患者置于皮肤红斑或者压力性损伤受压的体位；避免频繁、过度清洁皮肤;避免用热水或酒精等消毒剂擦拭皮肤;避免冰敷,避免使用吹风机和烤灯;避免涂抹凡士林、氧化锌膏等油性剂;避免按摩骨隆突处;避免独自搬动危重患者。

(6)水肿患者难免压力性损伤的预防

1)避免局部组织长期受压,按时翻身,一般 2~3h 翻身一次,最长不超过 4h,必要时每小时翻身 1 次,翻身时取侧卧位,使患者身体和床成 30°,时间 <30min,使用翻身靠垫支撑体位,避开骨隆突处,分散压力。

2)翻身时,至少由 2 人同时协助患者翻身,避免拖、拉、拽的动作,以免损伤皮肤。水肿和肥胖者不宜使用气圈,以免影响血液循环。

3)保持床单清洁、平整、无褶皱,不可让患者直接卧于橡胶单或塑料布上。

4)对身体受压部位擦洗时,水温适宜,用力得当,避免擦伤皮肤。

5)可以通过留置尿管的方式避免尿液对皮肤产生刺激,留置尿管可避免尿失禁造成皮肤被浸泡而出现溃烂情况。

6)患者在用便盆时不能使患者皮肤与便盆接触,使用便盆时间不宜过长,应控制在30min 以内。

7)护理人员应制订并实施翻身卡制度。

8)水肿患者可给予利尿药减轻水肿,给予营养支持治疗。

4. 压力性损伤的护理

(1)1 期:完全减压,选择大于病变面积 2~3cm 的水胶体或泡沫敷料保护,并促进淤血吸收和硬结软化。

(2)2 期:完全减压,小水疱(直径 <5mm)应减少和避免摩擦,使未破的小水疱自行吸收。大水疱(直径 >5mm)用针头沿边缘抽出液体,并用透明敷料覆盖。

(3)3 期:完全减压,用生理盐水清洗伤口,刮去或剪除腐肉,使用水凝胶 + 泡沫敷料,或银离子敷料 + 泡沫敷料。经过以上处理,伤口床变为红色后,渗出液较少时使用水凝胶和粘连性泡沫敷料覆盖。渗出液较多时使用藻酸盐敷料、藻酸盐银敷料或亲水纤维银敷料填充,外层覆盖泡沫敷料。

(4)4 期:完全减压,生理盐水清洗伤口、外科清创或在骨骼、肌腱、肌肉暴露部位使用清创胶保湿。无感染但有焦痂、渗液少的伤口可使用水凝胶和水胶体;无感染但渗液多的伤口,可使用水凝胶和泡沫敷料;有感染的伤口可使用银离子敷料 + 泡沫敷料。

(八)失禁性皮炎的护理

1. 定义 失禁相关性皮炎(incontinence associated dermatitis, IAD)是指由于暴露于尿液或粪便所造成的皮肤损伤,是一种发生在大小便失禁患者身上的接触性刺激性皮炎,任何年龄阶段均可发生,其影响的范围不限于会阴部位。

2. 失禁性皮炎的表现

(1)皮肤红斑:最初的症状是皮肤红斑,颜色包括粉红色、红色等。红斑常没有清晰的界限,可以是不完整的斑块,也可以是连续的一大片。红斑通常呈镜面效应,左右对称。

(2)皮温升高。

(3)皮肤破损。

(4)继发感染。

(5)其他症状:烧灼、疼痛、瘙痒或刺痛感。

3. 失禁性皮炎的分类

0级：无IAD。皮肤完好，无发红；与其他身体部位皮肤比较无差别。

1级：轻度IAD。皮肤发红，完整；有红斑或水肿。

2级：中重度IAD。皮肤发红、受损；有水肿、水疱或大疱、皮肤糜烂、皮肤剥脱、感染。

4. 失禁性皮炎的预防与处理

（1）失禁管理：避免尿液或粪便与皮肤接触。

1）对患者进行全面评估，明确失禁发生的原因，与医生沟通，针对病因采取措施。

2）营养、液体摄入管理。

3）可以应用纸尿裤之类的产品，避免皮肤潮湿。

4）尿失禁患者可根据需要留置导尿管。

5）有水样便的患者可用粪便处理系统或粪便收集袋，不建议使用肛管。

（2）清洗皮肤

1）每天或在每次大便失禁之后清洗。

2）清洗力度温和，尽量减少摩擦，避免用力擦洗皮肤。

3）避免使用碱性肥皂。

4）选择温和的pH接近正常皮肤的免冲洗皮肤清洗液或含有清洗液的湿巾。

5）尽可能使用柔软的一次性无纺布清洗皮肤。

6）清洗之后若有必要则用温和的方式使皮肤变干。

（3）保护皮肤：使用皮肤保护剂来维持皮肤的屏障功能，避免或尽量减少皮肤暴露于尿液、粪便和摩擦。

（4）预防和处理失禁性皮炎的流程见图12-1。

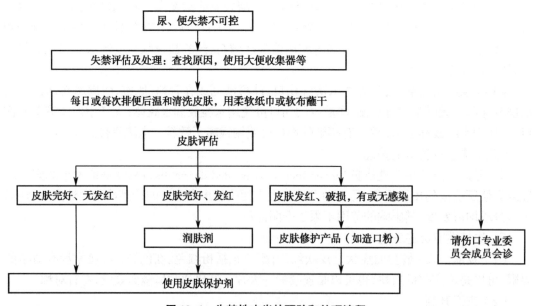

图12-1　失禁性皮炎的预防和处理流程

5. 注意事项

（1）采用自然通风法保持会阴及臀部皮肤干爽，不使用电吹风及烤灯。

（2）有压力性损伤风险时,选择合适的减压工具;保持床单清洁、平整,注意搬运手法。

（3）必要时,请皮肤科护士或造口专科护士会诊。

（4）液体皮肤保护剂使用注意事项如下:

1）使用前须清洁并擦干皮肤。

2）涂抹大腿间或臀部皱褶处,须将皱褶处拨开后涂抹,待干后再放回。

3）视病情需要,每 24~72h 重复涂抹。

4）勿与乳液、乳霜、油药膏等一同使用。

5）涂抹后需待完全干燥后再涂抹第二层,以加强效果。

（5）造口粉不宜涂抹过多,只需一薄层,外喷液体皮肤保护剂即可。

（韩 杰 田梓蓉）

三、疼痛管理

疼痛是组织损伤或潜在组织损伤所引起的不愉快感觉和情感体验。早在 1995 年,全美保健机构评审联合委员会正式将疼痛确定为继体温、脉搏、呼吸、血压之后的第五大生命体征。疼痛对患者的生理及心理均具有较大的影响,再加上诸多心理社会因素,严重影响了患者的生存质量。疼痛管理是每一个现代护理工作者的重要工作责任之一。耳鼻咽喉科相较其他科室病种繁多,病情复杂,多系统疾病并存,治疗方法复杂多样,因此,耳鼻咽喉科的疼痛管理也是一个相对复杂的过程。加之耳鼻咽喉科涉及的解剖位置特殊,疼痛直接关系到饮食与呼吸。大部分疼痛可通过药物及其他现代护理手段得到减轻。护士对疼痛管理的认知、知识储备、态度决定了疼痛管理的实行效果。耳鼻咽喉科常见疼痛类型如下:

1. 疾病本身引起的慢性疼痛

（1）炎症性疼痛:常见于耳前瘘管、急性化脓性中耳炎引起的反复发作的耳痛,慢性鼻窦炎引起的头痛,慢性扁桃体炎、会厌炎引起的咽痛等。此类疼痛往往反复发作或持续存在,疼痛较剧烈,患者易出现焦虑、恐惧等负性情绪。护士应对患者的疼痛症状给予关注,安抚患者,指导患者转移注意力,讲解引起疼痛的原因以及缓解的方法,增加患者对于痊愈的信心。治疗上通常以使用药物抗感染、对症处理为主,待急性炎症消退再行下一步治疗。因此,护士予以患者细心的药物指导尤为重要。评估患者疼痛的程度、性质,遵医嘱给予患者适当的口服止痛药物即可。对于咽部的疼痛,饮食护理显得尤为重要,指导患者以温凉流食为主,适当食用冷饮可稍缓解疼痛。

（2）癌痛:常见于各种耳鼻咽喉部位的恶性肿瘤,如鼻咽癌、中耳癌、颅底肿物等。癌性疼痛的病因大致有三个来源,约 75% 为肿瘤直接压迫导致的疼痛,约 20% 为肿瘤治疗引起的疼痛,约 5% 为肿瘤引起的其他部位的疼痛。对于肿瘤患者来说,越来越严重的疼痛意味着复发、转移、治疗无效,成为他们最恐惧的问题。癌痛造成的身体变化和精神压力,又反过来影响和加重病情。未能满意控制的剧痛是癌症患者自杀的主要原因。这就要求现代护理人员转变观念,将整体护理、人文关怀等理念融入每天的工作中。

护士应熟练使用各种疼痛评估工具,评估患者疼痛的程度、性质、部位等。药物治疗是目前缓解癌痛的主流。临床普遍推行 WHO 的三阶梯疗法,WHO 等推荐盐酸吗啡缓释片为第三阶梯首选药。对于阿片类止痛药的使用,许多患者及其家属对药物成瘾和药物副作用过分恐惧,护士应做好用药指导,缓解患者及其家属的不安情绪。另外,心理护理和临终关怀也是癌痛患者疼痛管理的重要内容,建立良好的护患关系,增加患者的信任感,增强沟通交流和疏导,分散患者注意力等方式可以从另一个侧面缓解癌症患者的疼痛感。

2. 术后急性疼痛

(1)伤口痛:常见于头颈部大手术后伤口疼痛,术后3d内明显,3d后可逐渐减轻。伤口疼痛可引起机体各系统发生相应的改变,从而引起一系列内脏反应,对生理功能影响很大。针对近些年耳鼻咽喉科大手术的发展,静脉自控镇痛泵的应用也越来越普遍,通常由麻醉师评估患者的疼痛程度、对止痛药的需求度等,由患者自持手柄控制给药时间,静脉自控镇痛泵对患者的术后镇痛效果较为确定。另外,适当地静脉和口服给药,可以有效缓解患者疼痛,对减轻患者心理负担、保证充足睡眠、促进伤口恢复有重要意义。

(2)吞咽痛:常见于扁桃体切除术后、腭咽成形术后等。由于咽喉的特殊解剖部位,术后伤口的水肿、疼痛直接影响患者的进食过程,造成体液不足、体温升高等一系列护理问题。护士应密切关注吞咽痛患者的饮食情况,术后每天评估患者液体入量,监测体温变化。遵医嘱适当予以药物止痛,可起到明显效果。嘱咐患者少食多餐,严格冷流质饮食,适量食用冷饮,可有效缓解疼痛感。另外,冰袋冷敷颌下可稍减轻咽部疼痛感。

(3)鼻腔填塞疼痛:鼻腔填塞是功能性鼻内镜手术后利用填塞物压迫血管,达到止血及支撑等目的常用方法。鼻腔填塞可导致患者产生一系列不耐受症状,如经口呼吸引起的咽痛、大脑缺氧引起的头痛、局部压迫引起的鼻痛等,患者往往产生一定的焦虑情绪。临床上常适当给予口服药物止痛、持续低流量氧气吸入、局部冰敷等方法改善疼痛症状,效果明显。另外,可尝试转移患者注意力,予以鼻腔填塞相关健康指导,缓解患者的焦虑情绪,待填塞物被取出,疼痛可自行缓解。

(蔡永华　吴海彤)

四、心理健康管理

心理健康是运用科学的理论和方法,对个体心理状态进行有效的干预,促进和维护个体在躯体、心理和社会功能方面的健康,从而提高个体的生活质量。目前我们运用"生物－心理－社会－环境"的四维医学模式来改善人们的心理状况和生活质量。心理健康已越来越被人们所重视,其中心理评估尤为重要。

【心理评估】

心理评估前需要根据患者的情绪状态选择合适的测量工具,国际通用的心理评估量表种类繁多,分为自评量表和他评量表。自评量表包括抑郁自评量表、焦虑自评量表、患者健康抑郁症状群量表、广泛性焦虑量表、自杀态度调查问卷、匹兹堡睡眠质量指数量表、90项症状清单、患者健康问卷躯体症状群量表等。他评量表包括汉密尔顿抑郁量表、汉密尔顿焦虑量表等。他评量表是由心理学专业的人员进行测评,结果的分析较为复杂。本章节重点介绍的是一些适用于我国且常用于非精神科、使用简便、信效度高的自评量表,方便临床科室的医务人员筛查患者的不良情绪,也可用来监测患者的情绪变化。

1. 心理自评量表

(1)抑郁自评量表(self-rating depression scale, SDS):适用于具有抑郁症状的成年人。

该量表可评定抑郁症状的轻重程度和治疗中的变化,特别适用于发现抑郁症状的患者。SDS评估患者最近1周实际的主观感受,含有20个反映抑郁主观感受的条目,其中10个条目为正向评分,10个条目为反向评分,按症状出现的频度分为4级评分。

(2)焦虑自评量表(self-rating anxiety scale, SAS):适用于具有焦虑症状的成年人。该量表可评定焦虑症状的轻重程度和治疗中的变化,适用于发现焦虑症状的患者。SAS评估患者最近1周实际的主观感受,含有20个反映焦虑主观感受的条目,其中15个条目为正向评分,5个条目为反向评分,按症状出现的频度分为4级评分。

(3)患者健康问卷抑郁症状群量表(patient health questionnaire, PHQ-9):适用于成人筛查和评估抑郁症状,也可以用于成人抑郁症的严重程度评估。该量表评估患者最近2周的实际主观感受,含有9个反映焦虑主观感受的项目,按症状出现的频度分为4级评分。

(4)广泛性焦虑量表(generalized anxiety scale, GAD-7):适用于广泛性焦虑的筛查及焦虑症状严重程度的评估。评估患者最近2周的实际主观感受,含有7个反映焦虑主观感受的项目,按症状出现的频度分为4级评分。

(5)自杀态度调查问卷(suicide attitude questionnaire, QSA):适用于测查有自杀倾向的患者,从而进行积极预防和救助;也可以作为公众的普遍性态度问卷,了解人们对生命与自杀的认识,及时发现问题。该量表分为4个维度,5级评分,共29个项目,包括16个正向评分,13个反向评分。4个维度包括:对自杀行为性质的认识,共9项;对自杀者的态度,共10项;对自杀者家属的态度,共5项;对安乐死的态度,共5项。当发现患者有自杀倾向时,可应用QSA问卷进行评估。

2. 评估时机及使用要求

(1)入院时或当发现患者有不良情绪时选择合适的量表,筛查患者不良情绪。

(2)初评分为重度情绪不良的患者,1周后需复评。

(3)视力下降者、不识字者,由医务人员边询问边代为答题。

(4)以下患者可不做心理评估:认知功能低下无法理解问卷者;有精神病史者;拒绝配合填写问卷的患者。

【护理措施】

1. 建立分级干预机制 轻度及以上的情绪不良的患者需要核实其量表分数的准确性。

(1)无情绪不良的患者:观察患者情绪变化,如有变化立即处理。

(2)轻度情绪不良的患者:医生和护士加强对患者的关注及心理支持,注意沟通技巧,并做好记录。

(3)中度情绪不良的患者:关注患者的心理问题及潜在的问题,比如自杀或其他消极观念;签署医患沟通表,明确告知家属相关风险;请精神科医生会诊,判断患者是否有抑郁综合征;护士做好记录,严格交接班,要加强对患者的关注及心理支持。

(4)重度情绪不良的患者:关注患者的心理问题及潜在的问题;签署医患沟通表,明确告知家属相关风险风险;请精神科医生会诊;护士要做好记录,严格交接班,加强对患者的关注及心理支持,告知家属要贴身陪护;1周后复评相应量表。

2. 常用治疗药物

(1)常用抗焦虑药物

1)以苯二氮䓬类为主,包括地西泮、氟西泮、奥沙西泮、三唑仑等。

2）5-HT$_{1A}$受体激动剂：丁螺环酮。

（2）常用抗抑郁药物

1）三环类抗抑郁药（TCAs）：阿米替林、氯丙咪嗪、多塞平。

2）选择性5-羟色胺再摄取抑制剂（SSRIs）：氟西汀（百优解）、帕罗西汀（赛乐特）、舍曲林（左洛复）、氟伏沙明（兰释）、西酞普兰（喜普妙）、艾司西酞普兰（来士普）。

3）选择性5-羟色胺及去甲肾上腺素再摄取抑制剂（SNRIs）：文拉法辛等。

3. 用药护理

（1）用药之前需了解药物的基本作用和不良反应。

（2）遵医嘱定时、定量给药，确保患者准确服药。

（3）告知患者药物的不良反应及处理方法。

（4）注意事项

1）抗焦虑药物不宜长期用药，以免产生耐药性，用药时间一般不超过2周。如病情需要时，可采用药理作用相近的抗焦虑药物交替使用。

2）三环类抗抑郁药的禁忌证：严重心、肝、肾疾病；癫痫；窄角性青光眼；过敏者；正在使用单胺氧化酶抑制剂者。<12岁的患者及孕妇慎用。

3）多数药物的不良反应轻微，通常在7~10d消失，出现严重不良反应时，应及时就医。

4）按时、按量服药，不能随意增减药物剂量。

4. 心理治疗 心理治疗是在治疗师与来访者建立良好关系的基础上，由经过专业训练的治疗师运用心理治疗的有关理论和技术，对来访者进行帮助的过程。目的是激发和调动来访者改善心理状况的动机和潜能，以消除或缓解来访者的心理问题与障碍，促进其人格的成熟和发展。

（余 蓉 胡丽茎）

五、肿瘤患者化学治疗、放射治疗管理

肿瘤患者化学治疗管理

化学治疗，简称化疗，是头颈部恶性肿瘤辅助治疗的重要手段之一，但抗癌药物在杀伤或者抑制癌细胞的同时，对机体正常细胞和组织器官也会造成一定损伤。因此，在化疗期间护士应为患者提供全方位的管理，帮助患者减轻身心不适。

【常见的护理诊断/问题】

1. 组织完整性受损 与口腔黏膜改变、手术创伤、化疗不良反应有关。

2. 营养失调：低于机体需要量 与肿瘤消耗、手术创伤影响进食、化疗不良反应有关。

3. 自我形象紊乱 与手术造成器官缺损、化疗造成皮肤黏膜反应有关。

4. 有感染的危险 与癌症、手术、化疗使机体防御功能受损有关。

5. 焦虑/恐惧 与对化疗毒副作用的恐惧、担心预后有关

6. 吞咽困难 与肿瘤侵犯、手术创伤、化疗反应有关。

7. 潜在并发症：皮肤黏膜损伤、骨髓抑制、器官损害。

【化疗的护理措施】

1. 化疗前的护理

（1）充分评估：充分了解患者体格检查、实验室及影像学检查结果；饮食及营养状况；精神、心理及社会支持情况，患者及其家属的配合度及对疾病和治疗的认知程度；肿瘤病史、家族史、既往史、合并症等；是否存在肿瘤引起的不适症状，如疼痛、发热、呼吸困难等；既往治疗中是否出现过不良反应及出现的时间、持续的时间、严重程度、处理措施及效果。

（2）心理护理：患者对化疗可能造成的毒副作用存在较多的顾虑和恐惧，可有不同程度的焦虑、抑郁心理。护士应运用各种评估工具，如焦虑评量表、抑郁自评量表等科学评估患者的心理状态，制订相应的护理计划，帮助患者克服消极心理，积极配合治疗。

（3）建立静脉通路：评估患者的血管条件，科学合理地选择血管。一般采用中心静脉导管给药以减少静脉炎的发生，对于不能或拒绝中心静脉置管的患者，护士在进行外周静脉穿刺时需注意选择合适型号的留置针，选择前臂大静脉，避免在靠近肌腱、韧带、关节的地方，以及曾经做过放疗、存在淋巴水肿、24h 内有穿刺史的部位穿刺，防止药物外渗或静脉炎的发生。

2. 化疗中的护理

（1）由经过专业培训的护士按照标准流程进行操作，操作前需双人核对医嘱，无误方可进行输注。

（2）根据药物性质调节滴速，建议采用输液泵控制输液速度。

（3）输液时加强巡视，严格交接班，观察药物的毒副作用，及时处理并上报医生；对于有心脏毒性的药物（如紫杉醇），输液过程中应予心电监护；保证管路通畅。

（4）注意观察穿刺处有无红肿、疼痛、渗出等。

3. 化疗反应的观察及处理

（1）化疗性静脉炎、药物外渗：护士应充分了解药物的性质、对局部组织及静脉的刺激程度，尽量选用中心静脉导管输注化疗药物；告知患者发生静脉炎、外渗的风险及注意事项；经外周静脉输注化疗药物时可预防性使用硫酸镁或中药湿敷；外周静脉输注化疗药物后使用生理盐水或葡萄糖溶液充分冲洗；对于已经发生静脉炎或外渗的患者，应立即停止在该静脉继续输注化疗药物，评估损伤程度及范围，根据化疗药物种类采取相应处理措施。

（2）胃肠道毒性反应：化疗所致恶心、呕吐是化疗药物引起的最常见的毒副反应，护士应提前评估患者的呕吐风险，协助医生制订预防性止吐方案；持续、密切评估止吐效果及不良反应；关注患者营养状况，指导患者少食多餐，饮食宜清淡、高营养、易消化，增加热量摄入，避免油腻及刺激性食物；指导患者充分卧床休息，转移注意力；患者出现呕吐时，指导其侧卧以防误吸；呕吐后及时更换衣服及被褥，清理污物，用温开水漱口；开窗通风，保持室内空气清新。

食欲减退的患者应遵医嘱及时应用止吐药物；指导患者合理安排饮食，注意食物的色、香、味和进食环境的整洁；进行适当的心理干预，帮助患者认识到进食的重要性；必要时给予肠内或肠外营养治疗。

加强口腔卫生，饭前饭后用清水或漱口液漱口；定期检查口腔情况，保持口腔清洁和湿润，预防化疗引起的口腔炎；对已发生的口腔溃疡对症处理，宜进食常温流质饮食及无刺激的饮食；大面积口腔炎或食管炎的患者考虑肠外营养。

（3）骨髓抑制：多数化疗药物都有不同程度的骨髓抑制，护士应严格掌握化疗的适应证，化疗前检查血象及骨髓情况。化疗期间定期复查血常规，关注各类血细胞计数变化。

白细胞过低时要预防感染的发生,加强病房消毒隔离,减少探视,严密监测体温变化。白细胞低于$1 \times 10^9/L$时,应采取保护性隔离措施。密切关注血小板变化及是否有出血或出血倾向,如牙龈出血、鼻出血、皮肤瘀点和瘀斑等。同时指导患者保持大便通畅,拔除输液管道后延长按压时间,避免同时服用抗凝药物。嘱患者卧床休息,防止跌倒、坠床,必要时吸氧。

（4）肝、肾毒性:化疗前后定期进行肝、肾功能检查,遵医嘱给予保肝药物,清淡饮食,适当增加蛋白质、维生素的摄入量。对可能存在肾损伤的患者,嘱其大量饮水,饮水量>3 000ml/d,充分水化与利尿,同时观察尿液的颜色、量,出入水量及水电解质平衡情况。

4. 营养支持治疗　几乎所有的化疗药物都可能导致营养相关不良反应。化疗可以直接影响新陈代谢,并且引起胃肠道毒性反应而间接影响营养物质的摄入,在肿瘤引起代谢异常的基础上进一步加重机体营养不足。营养不良会降低患者对化疗的耐受程度,影响生活质量、治疗效果及预后。

化疗患者不推荐常规进行营养支持治疗,护士可使用营养风险筛查 2002（NRS2002）和患者参与的主观全面评定（PG–SGA）等工具,判断患者是否存在营养风险或营养不良,当患者每日摄入能量低于 60% 目标能量的情况超过 10d,或预计患者将有 7d 或以上不能进食,或体重丢失 >5% 时,即开始营养治疗。

营养支持途径推荐首选肠内营养,如果患者发生化疗相关胃肠道黏膜损伤或不能耐受肠内营养,可以采用短期的肠外营养。口服营养补充（ONS）可以帮助非主观因素致体重丢失的肿瘤患者稳定体重。肠内免疫调节配方（含有谷氨酰胺、精氨酸、核苷酸等）可能会减轻化疗所致黏膜炎、腹泻的发生率。当化疗患者发生严重感染等重度应激情形时可采用免疫调节配方。

5. 化疗后护理及健康指导

（1）保持良好的卫生习惯,如餐后漱口,用温生理盐水冲洗鼻腔以保持鼻腔清洁等。

（2）如患者有气管切开,应做好气管切开术后的护理,指导患者有效咳痰,出院时教会患者气管切开的自我护理。对于携带经外周静脉穿刺的中心静脉导管（PICC）出院的患者,应告知居家注意事项及居住地附近可以进行导管维护的医疗机构。

（3）加强营养,保证充足的热量摄入,可少量多餐,饮食应清淡、易消化。

（4）外出时戴口罩,防止感冒,避免交叉感染。

（5）定期复查血象。根据出院医嘱按时复查,如有头痛、呕吐、视力或听力改变等,及时就诊。

肿瘤患者放射治疗管理

放射治疗简称放疗,是头颈部肿瘤综合治疗中重要的方法之一,但放疗在治疗显效的同时,常造成局部或全身反应。护士在放疗期间应指导和帮助患者减轻放疗的毒副作用,使其安全地完成放疗计划。

【放疗的护理措施】

1. 放疗前护理

（1）心理护理:评估、了解患者心理状态及情绪反应,分析不良心理及情绪产生的原因,并给予针对性的心理支持。

（2）身体准备

1）摘除金属物质,包括首饰、金属牙套、皮带、手表等,气管切开的患者应将金属套管换成塑料套管或硅胶管,避免造成损伤。

2）口腔预处理：头颈部病变特别是照射野包含口腔时，必须做好口腔处理，如洁齿、充填龋齿、拆除金属义齿，拔除残根、残冠及阻生智齿。活动义齿需在放疗结束后一段时间再佩戴。

3）改善全身状况：给予患者高蛋白、高热量、高纤维素饮食，增强体质，纠正贫血、脱水及电解质紊乱；戒烟酒，忌食辛辣刺激、过热、过硬的食物；如有伤口，一般待伤口愈合后开始放疗。

2. 放疗中护理

（1）放射性皮肤炎的护理：指导患者穿柔软宽松、吸湿性强的纯棉内衣；照射野区域皮肤用温水和软毛巾擦洗，禁用碱性肥皂或热水浸浴；禁涂酒精、碘酊等刺激性消毒剂；局部严禁贴胶布，禁冷敷或热敷；宜用电动剃须刀，以防皮肤损伤；外出时带遮阳伞或围巾，防止皮肤灼伤；保持照射野皮肤的清洁、干燥；局部照射野遵医嘱应用皮肤保护剂；评估患者放射性皮炎的程度，根据损伤程度进行相应处理。放疗结束后 3~10 个月内，由于放疗使颈部淋巴回流发生障碍，仍需继续注意放射野皮肤的保护。

（2）放射性口腔黏膜炎的护理：口咽黏膜反应主要表现为口干、味觉迟钝、口腔黏膜炎、放射性龋齿和放射性颌骨坏死。放疗前戒烟酒，常规行口腔预处理，如有骨组织暴露的创面，要等待创面愈合后才能进行放疗；保持口腔清洁，教会患者正确的漱口液使用方法。观察并记录患者口咽黏膜反应的程度。

（3）放射性颞颌关节障碍的护理：头颈部颞颌关节功能障碍表现为张口困难，颈部活动受限。放疗期间指导患者坚持颞颌关节和咀嚼肌群的功能锻炼，通过被动张口、支撑、咬合等动作预防颞颌关节强直和咀嚼肌萎缩。

（4）营养支持：所有头颈部肿瘤放疗患者入院后应常规进行综合测定和营养状况评估。营养支持首选经口进食，梗阻性头颈部肿瘤患者或放疗过程中出现重度口腔/口咽黏膜炎影响吞咽功能患者，可经管道给予肠内营养。不能耐受肠内营养且需要营养治疗的患者，可考虑实施肠外营养，待病情好转后尽早改为肠内营养；饮食品种应丰富，搭配合理，禁烟酒，忌冷、硬、过热食物，忌油腻、辛辣食品；味觉改变、口干、口咽疼痛等症状出现时，建议给予易消化的软食或半流食；鼓励患者多饮水，每天 3 000ml 以上，以增加尿量，促进机体内毒素的排出。

3. 放疗后护理与健康指导　告知患者注意照射野皮肤的保护，避免感染、损伤及物理性刺激，防止风吹雨淋、阳光暴晒；养成良好的口腔卫生习惯，预防龋齿，放疗后 2~3 年内不能拔牙；预防感冒；坚持张口训练；其余内容同化疗后健康指导。

（侯军华　王芳）

第二节　护理科研与循证护理概述

一、护理科研

（一）护理研究概述

护理既是一门科学又是一门艺术，护理学具有自然科学和社会科学的双重属性。科学研究是以严密的方法去探索某项事实或原理而获得正确可靠的结果。护理研究（nursing research）是指用科学的方法反复地探索、回答和解决护理领域的问题，直接或间接地指导护理实践的过程。护理研究有利于护理专业化的形成和发展，能够使护理实践更加有科学依据和说服力。

（二）护理研究的基本步骤

1. 形成研究问题阶段　研究问题的提出可以源于临床遇到的问题，也可以源于文献阅读、经验交流等，要求所研究的问题具备一定的临床意义，此外，还需要具备创新性，可以是当前研究的空白领域，或是已有相关研究，需进一步补充和解决的问题，或是国外已有研究，但是国内尚且薄弱，需要本土化的研究。

2. 研究设计阶段　此阶段需要研究者确定运用什么方法来解决研究问题，例如量性研究方法、质性研究方法或混合方法。对整个研究方案进行设计，如选择量性研究方法，需要确定研究对象、设计抽样计划、确定研究变量及具体措施、确定评价指标等，这些方法学的确定在很大程度上关系到研究结果的真实性。

3. 研究实施阶段　此阶段需要研究者将研究设计付诸实践，收集相关资料，为资料分析做准备，此阶段是耗时最长的阶段。

4. 分析结果阶段　将收集到的资料进行分析并解释，是否解决了研究问题，在分析阶段需要至少双人录入分析数据，以进一步保证数据的准确。

5. 传播阶段　此阶段是指将研究结果以研究报告、研究论文等方式发表，或者申请专利、参加学术交流等，将研究结果转化为产品或应用于临床护理实践中。

（三）伦理问题

1. 基本伦理原则

（1）有益的原则：要求研究要为研究对象带来益处，研究者有义务将伤害减至最低，使研究对象获得最大益处。

（2）尊重人的尊严的原则：是指研究者要尊重研究对象及其做出的理性决定，研究对象有自主决定权和认知的权利。

（3）公平的原则：指研究对象被公平对待并享有隐私权。

2. 伦理原则的实施

（1）风险/益处评估：研究者要评估研究对象可能存在的风险和获得的利益，在整个研究过程中，要求风险要小于益处。将评估结果告知研究对象，让其自主选择是否参与研究。

（2）知情同意：是指研究对象理解研究相关的信息，有能力决定是否参与研究。研究者应向研究对象提供完整的知情同意书。

（3）保密程序：尽可能隐藏研究对象的信息，可以将研究对象编码，研究者需要签署保密协议。

（4）保护弱势群体：研究中尽量不涉及弱势群体，除非情况特殊，常见的弱势群体有孕妇、儿童、精神障碍者、残疾者等。

（5）伦理审查委员会：对研究项目的科学性及伦理原则进行审查，研究过程中研究方案的任何修改及不良事件均需要向伦理审查委员会报告。

（李 野 孟 超）

二、循证护理

循证医学的理论雏形可追溯至 18 世纪的英国。相关的阐述在 *To Improve the Evidence of Medicine：the 18th Century British Origins of a Critical Approach* 一书即有所体现。1972 年,英国著名的流行病学家及内科医生 Cochrane 著书 *Effectiveness And Efficiency：Random Reflections on Health Services*,该书奠定了现代循证医学的哲学基础。1992 年 Gordon Guyatt 牵头成立了循证医学工作组,并在 JAMA 上撰文 *Evidence-based medicine. A new approach to teaching the practice of medicine*,标志着循证医学(evidence-based medicine, EBM)正式诞生,由此引发了全世界范围内医学实践模式的深刻变革。几乎是同一时期,循证护理(Evidence-based nursing, EBN)随之诞生,并于 21 世纪初引入中国。复旦大学护理学院于 2004 年 11 月成立国内第一个循证护理中心。循证护理是对信息进行组织、整理、分类、筛选、评价和有效利用。证据是循证护理的基石,遵循证据是循证护理的本质所在。

（一）实施循证护理的步骤

实践循证护理的过程主要包括 5 个步骤:凝练科学问题、检索最佳证据、评价证据真实性、实施证据和后效评价;前 3 个步骤为通过系统评价“检索并整合证据”的过程,后 2 个步骤为根据证据指导临床实践的“应用和转化”的过程。

（二）循证护理资源的检索

1. 明确循证问题,界定检索式　临床上,大多数的护理人员并不缺少在工作中发现问题、提出疑问的能力,但将临床问题提炼成科学问题正是临床护士面临的最实际的困难。循证问题的界定应符合 PICO 原则,首先应该界定特定的人群(population),其次,干预或暴露(intervention/exposure)因素是什么? 对照组或另一种可用于比较(control/comparator)的干预措施是什么? 结局指标(outcome)是什么? 将临床问题分解成上述四个要素之后就可以清晰地制订检索式,准确地检索回答这些问题的最好证据。

2. 根据证据类型,查询文献资源

（1）首先检索经过循证评鉴的资源

1）文献类型:即对原始研究证据进行处理加工的二次研究证据,在选定证据之前,需进行整理和质量评估。此类文献包括系统评价(systematic review, SR)、Meta 分析(Meta-analysis)及临床指南(guideline)等。

2）常用数据库:Cochrane library、JBI 循证卫生保健中心、RNAO(加拿大安大略省注册护士协会网站)以及临床各领域专家协会(组)。

（2）其次检索原始研究证据

1）文献类型:随机对照试验(randomized controlled trail, RCT)文献。

2）常用数据库:中国生物医学文献数据库(CBM)、中国知网、万方、维普等中文数据库;Medline、PubMed、Embase 等英文数据库。

（席淑新　吴沛霞）

参 考 文 献

［1］韩杰,席淑新. 耳鼻咽喉头颈外科护理与操作指南［M］. 北京：人民卫生出版社,2019.

［2］田梓蓉,韩杰. 耳鼻咽喉头颈外科护理健康教育与康复手册［M］. 北京：人民卫生出版社,2019.

［3］吴欣娟,李佳倩,李真,等. 加强专科护士培养与使用 助力专科护理跨越式发展［J］. 中国护理管理,2017,17（7）：872-874.

［4］孙虹,张罗. 耳鼻咽喉头颈外科学［M］. 9 版. 北京：人民卫生出版社,2018.

［5］韩杰,杜晓霞. 耳鼻喉头颈外科护理工作指南［M］. 北京：人民卫生出版社,2014.

［6］中国抗癌协会,中国抗癌协会肿瘤营养与支持治疗专业委员会,中国抗癌协会肿瘤康复与姑息治疗专业委员会,等. 鼻咽癌营养治疗专家共识［J］. 肿瘤代谢与营养电子杂志,2018,5（1）：30-32.

［7］广东省护理学会. 手术科护理学基本知识与技能［M］. 北京：中国医药科技出版社,2015.

［8］何引,殷海,刘莹莹,等. 嗓音训练在嗓音疾病患者中的应用效果［J］. 微创医学,2018,13（6）：36-38.

［9］黄永望,傅德慧,潘静. 实用临床嗓音疾病矫治学［M］. 天津：天津科技翻译出版有限公司,2018.

［10］韩杰. 眼耳鼻咽喉头颈外科特色护理技术［M］. 北京：科学技术文献出版社,2011.

［11］郭爱敏,周兰姝. 成人护理学［M］. 3 版. 北京：人民卫生出版社,2017.

［12］胡夕春,王杰军,常建华,等. 癌症疼痛诊疗上海专家共识（2017 年版）［J］. 中国癌症杂志,2017,27（4）：312-319.

［13］李慧莉,朱玲玲. 肿瘤科护士规范操作指南［M］. 北京：中国医药科技出版社,2016.

［14］中国抗癌协会肿瘤营养与支持专业委员会肿瘤放疗营养学组. 头颈部肿瘤放疗者营养与支持治疗专家共识［J］. 中华放射肿瘤学杂志,2018,27（1）：1-6.

［15］李峥,刘宇. 护理学研究方法［M］. 2 版. 北京：人民卫生出版社,2013.

［16］胡雁. 循证护理学［M］. 北京：人民卫生出版社,2012.